当代中医精准诊治疑难危重内科病

总主编◎王殿祥
主　编◎蔡宏波　徐京育　陈波

世界图书出版公司

图书在版编目（CIP）数据

当代中医精准诊治疑难危重内科病 / 蔡宏波，徐京育，陈波主编．-- 北京：世界图书出版公司，2022.3
ISBN 978-7-5192-9373-4

Ⅰ．①当… Ⅱ．①蔡… ②徐… ③陈… Ⅲ．①中医内科—疑难病—中医治疗法②中医内科—险症—中医治疗法 Ⅳ．① R25 ② R278

中国版本图书馆 CIP 数据核字 (2022) 第 009332 号

书　　名	当代中医精准诊治疑难危重内科病
（汉语拼音）	DANGDAI ZHONGYI JINGZHUN ZHENZHI YINAN WEIZHONG NEIKEBING
主　　编	蔡宏波　徐京育　陈　波
总 策 划	吴　迪
责任编辑	韩　捷
装帧设计	付红雨
出版发行	世界图书出版公司长春有限公司
地　　址	吉林省长春市春城大街 789 号
邮　　编	130062
电　　话	0431-86805559（发行）　0431-86805562（编辑）
网　　址	http://www.wpcdb.com.cn
邮　　箱	DBSJ@163.com
经　　销	各地新华书店
印　　刷	长春市伟艺印务有限公司
开　　本	787 mm × 1092 mm　1/16
印　　张	25
字　　数	348 千字
印　　数	1—1 000
版　　次	2022 年 6 月第 1 版　　2022 年 6 月第 1 次印刷
国际书号	ISBN 978-7-5192-9373-4
定　　价	98.00 元

编委会

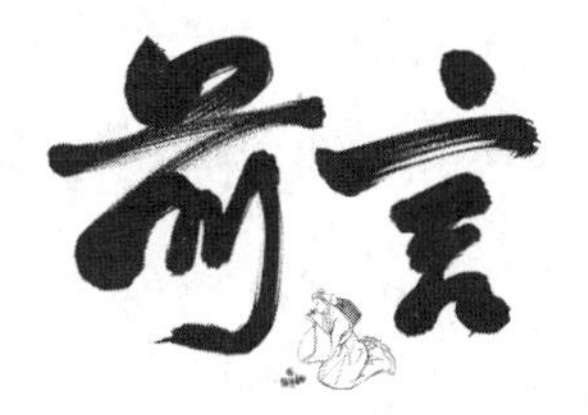

面对纷繁复杂的内科疾病，如何运用现代诊疗技术，做出正确的诊断并实施有效的治疗是每一位临床医生日常所面临的重要问题。在临床工作中，每位医生都会遇到疑难急危重症，这时就考验临床医生的理论和实践水平，更需要临床医生对病症进行精准诊治。本书概述了疾病的病因病机，然后进入辨病思路以及中医临床治疗。重点介绍中医病名中包括哪些西医疾病，避免出现差错，采用辨证与辨病相结合，尽量使中西医学的两种思维模式在临床中达到某种程度的协调一致。

武汉新冠肺炎疫情以来，再次充分体现了中医药的救治优势，历次大疫也屡屡验证了国医国药与西医确能做到优势互补。要充分发挥中国中医急危重症专家的才能，更好地攻坚克难、传承发展，使中医学走向世界、发扬光大。王殿祥教授行医 60 年，曾任黑龙江中医药大学温病（急症）教研室主任和黑龙江中医药大学附属第一医院急症病房（70 张床位）主任，同时兼门诊急救中心主任、省急症学科学术委员会主任，擅长使用纤支镜、呼吸机、肺功能小气道等仪器和心包、心肺、脑等各种穿刺注射，精准采用中西医结合治疗方法救治了很多病人。工作室传承人之一王若晖是三甲医院 ICU 的资深医生，新冠肺炎疫情期间多次随队抢救病人，在电视台及院内开展新冠肺炎防治讲座。

中医学源远流长，薪火相传。习近平总书记说：“要促进中医药传承创新发展，坚持中西医并重和优势互补，建立符合中医药特点的服务体系，服务模式，人才培养模式，发挥中医药的独特优势”。中医人将不忘初心，勇担重任，仁心仁术，奋发有为，为百姓健康保驾护航，充分发挥中医药防治独特优势，在治疗上宜中则中，宜西则西，充分体现中西医药叠加效应，应学尽学，发挥“古为今用、洋为中用”的科学技术手段，绝不故步自封。

本书以临床病症为切入点，密切结合新理论、新技术，介绍诊断及治疗疾病的思路和方法，辨证与辨病相结合，把辨病思路中的每一个病与症，用中医理法方药去衡量，精准处理，使中西医学的两种临床思维模式协调应用，以期提高临床医生的诊疗水平，提高医疗质量，保证医患安全。由于内科学涉及面广、分支繁多、知识浩瀚、发展迅猛，而作者因为专业所限，遗漏和不足在所难免，恳请读者和同道们批评指正。在此，特向关心和支持本书出版的专家和同仁们致以诚挚的感谢！

黑龙江省第一批名中医传承工作室导师

王殿祥

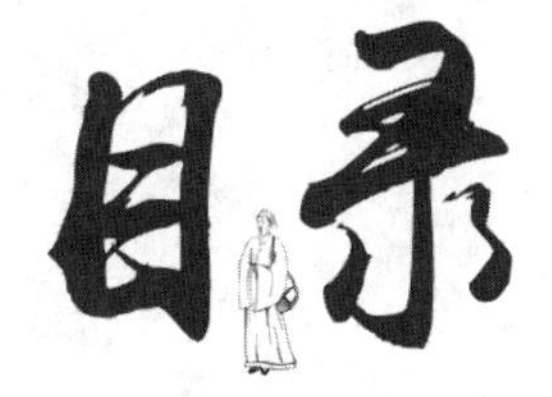

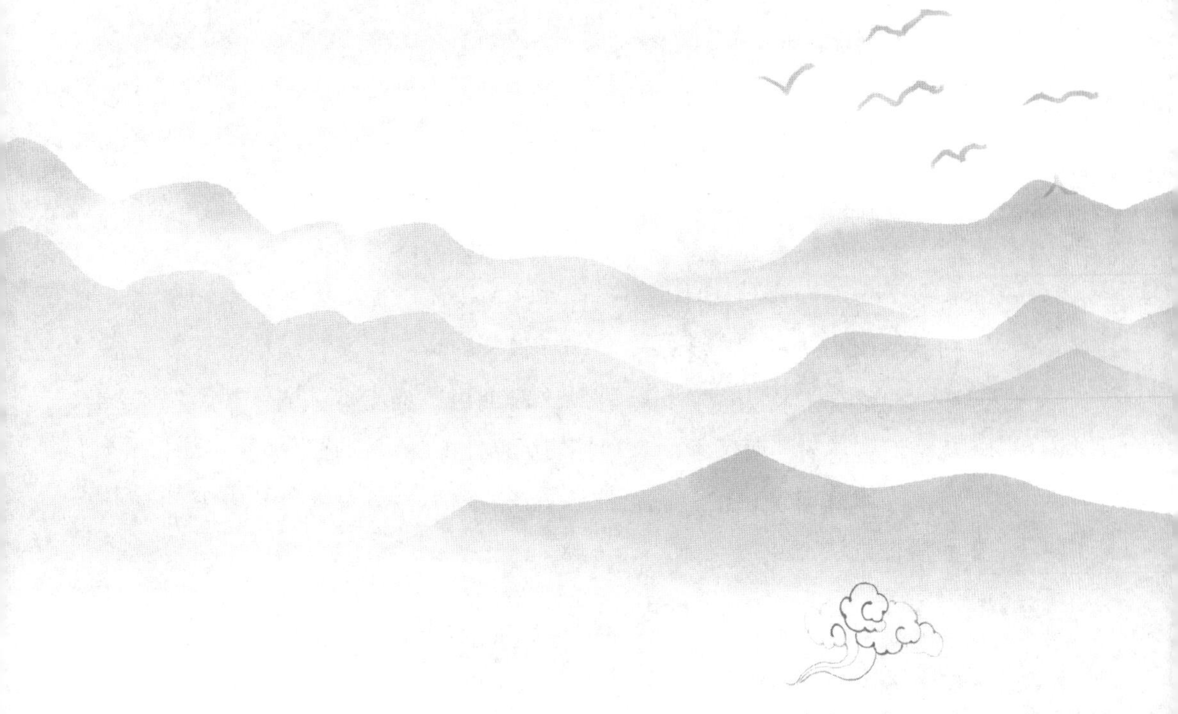

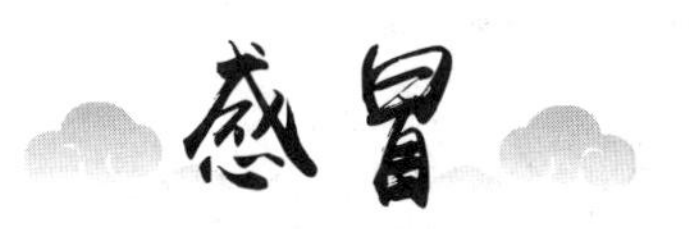

感冒

感冒是临床常见的外感疾病。在人体卫外功能减弱，不能调节应变之时，六淫之邪、时行病毒从皮毛、口鼻入侵，邪犯肺卫，卫表不和而致病。辨证属于表实，但必须根据证情，求其病邪的性质，区别风寒、风热和暑湿兼夹之证。治疗以解表发汗为主，风寒宜于辛温，风热当用辛凉，暑湿则当清暑祛湿。一般均忌用补敛之品，以免留邪。临床寒热二证，宜分辨清，不能误治，如见偏寒偏热俱不明显，可予辛平轻剂；表寒里热杂见者，当解表清里，宣肺泄热。时行感冒传染力强，症状重，辨证以风热为多见，应重用清热解毒之品。对有并发症和夹杂症者应适当兼顾。

感冒是感受六淫及时行病毒，导致邪犯肺卫、卫表不和的常见外感疾病，临床表现以鼻塞、流涕、喷嚏、咳嗽、头痛、恶寒、发热、全身不适、脉浮为特征。本病四季均可发生，尤以春冬两季为多。病情轻者多为感受当令之气，称为伤风、冒风、冒寒；病情重者多为感受非时之邪，称为重伤风。在一个时期内广泛流行、证候相类似者，称为时行感冒。西医学的普通感冒、急性上呼吸道感染属于本病范畴，可参照本病辨证论治；流行性感冒属于时行感冒范畴，可部分参考本病辨证论治。

【病因病机】

感冒是由于六淫、时行之邪，乘人体御邪能力不足之时，侵袭肺卫皮毛，致使肺失宣肃，卫表失和。

1. 外感六淫

风为主因，风为六淫之首，流动于四时之中，故外感为病，常以风为先导。因四时六气各有偏盛，故风邪常与当令之气相合伤人，而表现为不同证型。如深秋冬令季节，风与寒合，多为风寒证。春夏温暖之时，风与热合，多见风热证。夏秋之交，暑多夹湿，每又表现为风暑夹湿证候。但一般以风寒、风热证为多见，暑湿证次之。至于梅雨季节之夹湿、秋季兼燥等，亦每可见之。

2. 时行疫毒伤人

若时行疫毒伤人，则病情重而多变，往往相互传染，造成广泛的流行，且不限于季节性。如隋代巢元方《诸病源候论·时气病诸候》说："夫时气病者，此皆因岁时不和，温凉失节，人感乖戾之气而生，病者多相染易。"

感冒的基本病机是邪犯肺卫，卫表不和。外邪侵犯肺卫的途径有二，或从口鼻而入，或从皮毛内侵。病理性质总属表实证，但有寒热之异。本病因感受外邪，病位在表，当属表实证。由于四时六气不同，以及体质的差异，故有寒热之异。感受风寒湿邪，则皮毛闭塞，邪郁于肺，肺气失宣；感受风热暑燥，则皮毛疏泄不畅，邪热犯肺，肺失清肃。如感受时行疫毒则病情多重，甚或有变生它病者。在病程中且可见寒与热的转化或错杂。

【辨证要点】

本病邪在肺卫，故属表实证。但须究其病邪的性质，区别风寒、风热及其兼夹。

1. 辨风寒风热

一般而言，风寒感冒以恶寒重，发热轻，头痛身痛，鼻塞流清涕为特征；风热感冒以发热重，恶寒轻，头痛，口渴，鼻塞流黄稠涕，咽痛或红肿为特征。其中咽部肿痛与否，常为风寒风热辨证主要依据。亦有初起属风寒感冒，数日后出现咽喉疼痛，流涕由清转为黄稠，此为寒邪郁而化热。

2. 辨不同兼夹

夹湿者多见于梅雨季节，以身热不扬，头胀如裹，骨节痛重，胸闷，口淡或甜等为特征；夹暑者多见于炎夏，以身热有汗，心烦口渴，小便短赤，舌苔黄腻等为特征；夹燥者多见于秋季，以身热头痛，鼻燥咽干，咳嗽无痰或少痰，口渴，舌红等为特征。

3. 辨偏实偏虚

一般而言，发热、无汗、恶寒、身痛者属表实，发热、汗出、恶风者属表虚。至于虚体感冒，往往反复发作，缠绵不愈。

【辨病思路】

1. 过敏性鼻炎

主要表现为喷嚏频作，鼻涕多，呈清水样，鼻腔水肿、苍白，分泌物中有较多嗜酸性粒细胞。发作常与外界刺激有关，常伴有其他过敏性疾病，如荨麻疹等。

2. 急性传染病前驱期

麻疹、脊髓灰质炎、流行性脑脊髓膜炎、流行性乙型脑炎、伤寒、斑疹伤寒、白喉等，在患病初期可伴有上呼吸道症状。

【鉴别诊断】

1. 风温

本病与诸多温病早期症状相类似，尤其是风热感冒与风温初起颇为相似。但风温病势急骤，寒战发热甚至高热，汗出后热虽暂降，但脉数不静，身热旋即复起，咳嗽胸痛，头痛较剧，甚至出现神志昏迷、惊厥、谵妄等传变入里的症候。而感冒发热一般不高或不发热，病势轻，不传变，服解表药后，多能汗出脉静身凉，病程短，预后良好。

2. 鼻渊

鼻渊与感冒均流涕，感冒多清涕，无腥臭味，且伴有寒热表证，急性发作，病程短，而鼻渊多流浊涕，味腥臭，一般无恶寒发热的表证，病程长，反复发作，而且眉额骨处胀痛、压痛明显。

【辨证论治】

临症分型为：风寒束表证、风热犯表证、暑湿伤表证、气虚感冒、阴虚感冒、阳虚感冒。

感冒的病位在肺系卫表，治疗上应因势利导，从表而解，宜采用解表达邪的治疗原则。风寒证治以辛温发汗，风热证治以辛凉清解，暑湿夹杂者又当清暑祛湿解表。

（一）实证感冒

1. 风寒束表

症状：恶寒重，发热轻，无汗，头痛，肢体酸楚，甚则疼痛，鼻塞声重，打喷嚏，时流清涕，咽痒，咳嗽，痰白稀薄，舌苔薄白，脉浮或浮紧。

治法：辛温解表，宣肺散寒。

方药：荆防败毒散。若恶寒甚，可加麻黄、桂枝；若鼻塞流涕重者，加辛夷、苍耳子；若周身酸痛，加独活；若头项强痛，加白芷、葛根；若咽痒，咳嗽明显，加细辛、金沸草；若兼有胸闷痞满，不思饮食，舌苔白腻，可加广藿香、苍术、厚朴。

2. 风热犯表

症状：身热较著，微恶风，汗泄不畅，咽干，甚则咽痛，鼻塞，流黄稠涕，头胀痛，咳嗽，痰黏或黄，口干欲饮，舌尖红，舌苔薄白干或薄黄，脉浮数。

治法：辛凉解表，疏风清热。

方药：银翘散。若发热甚，加黄芩、石膏、大青叶；若头胀痛甚，加桑叶、菊花、蔓荆子；若咽喉肿痛，加山豆根、玄参；若咳嗽，痰黄稠，加黄芩、浙贝母、瓜蒌皮；若口渴多饮，加天花粉、知母。

3. 暑湿伤表

症状：发热，微恶风，身热不扬，汗出不畅，肢体困重或酸痛，头重如裹，胸闷脘痞，纳呆，鼻塞，流浊涕，心烦口渴，大便或溏，小便短赤，舌苔白腻或黄腻，脉濡数或滑。

治法：清暑祛湿解表。

方药：新加香薷饮。若暑热偏盛，加黄连、青蒿、鲜荷叶清暑泄热；若肢体酸重疼痛较甚，加藿香、佩兰；若胸闷，脘痞，腹胀、便溏，加苍术、草豆蔻、法半夏、陈皮；若小便短赤，加滑石、甘草、赤茯苓。

（二）虚证感冒

1. 气虚感冒

症状：恶寒较甚，或发热，鼻塞，流涕，气短，乏力，自汗，咳嗽，痰白，咳痰无力，平素神疲体弱，或易感冒，舌淡苔薄白，脉浮无力。

治法：益气解表，调和营卫。

方药：参苏饮。若乏力，自汗，动则加重，可加黄芪、白术、防风；若畏寒，四肢欠温，加细辛、熟附子。

2. 阴虚感冒

症状：身热，微恶风寒，无汗或微汗或盗汗，干咳少痰，头昏，心烦，口干，甚则口渴，舌红少苔，脉细数。

治法：滋阴解表。

方药：加减葳蕤汤。若心烦口渴较甚，加沙参、栀子、天花粉；若盗汗明显，加煅牡蛎、糯稻根；若咳嗽痰少，加百部、炙枇杷叶；若纳差食少，加神曲、炒麦芽、鸡内金。

3. 阳虚感冒

症状：恶寒重，发热轻，头痛身痛，无汗，面色白，语声低微，四肢不温，舌质淡胖，苔白，脉沉细无力。

治法：助阳解表。

方药：麻黄附子细辛汤。若咳嗽痰白，咳痰无力，可加苦杏仁、干姜、法半夏；若全身酸痛，头重如裹，可加苍术、薏苡仁、羌活、独活。

典型病例一：

患者肖某，男，35 岁。

初诊：2018 年 10 月 5 日。

主诉：流清涕不止 1 天。

现病史：患者 1 天前外出感寒受凉后出现流清涕不止，鼻塞声重，打喷嚏，恶风寒，无汗，咽痒，二便常，纳可，寐可。

门诊查体：舌淡红、苔薄白，脉浮紧。

中医诊断：感冒（风寒束表）。

西医诊断：感冒。

治法：辛温解表，宣肺散寒。

方药：荆防败毒散加减。荆芥 10g，防风 10g，杏仁 10g，金银花 20g，羌活 10g，前胡 10g，连翘 10g，牛蒡子 10g，贯众 10g，辛夷 20g，桔梗 10g，苍耳子 15g。3 剂，水煎服，日 1 剂，早晚饭后两次温服。

二诊：诸症均消失。

典型病例二：

患者田某，女，25 岁。

初诊：2018 年 3 月 17 日。

主诉：鼻塞流涕、咽痛 5 天。

现病史：患者 5 天前未见明显诱因出现鼻塞流涕、咽痛，自行服用感冒软胶囊、蒲地蓝消炎片等，症状未见明显好转。现自觉微恶风、身热（体温 36.5℃），汗泄不畅，鼻塞，流黄稠涕，咽痛，头胀痛，目赤，偶有咳嗽伴少痰，痰黏或黄，口干欲饮，纳差，寐差，小便黄，大便稍干。

门诊查体：舌尖红，苔薄黄中有裂纹，脉浮数。

诊断：感冒（风热犯表）。

治法：辛凉解表，疏风清热。

方药：银翘散加减。金银花 20g，连翘 10g，前胡 10g，牛蒡子 10g，板蓝根 15g，黄芩 15g，玄参 10g，野菊花 10g，苦杏仁 10g，桔梗 15g，甘草 10g，蒲公英 20g，淡竹叶 10g，麦冬 15g，川芎 10g，浙贝母 15g 。5 剂，水煎服，日 1 剂，早晚饭后两次温服。

二诊：诸症均消失。

感冒的其他治疗方法：

1. 中成药

风寒感冒可选用荆防颗粒、感冒清热颗粒等，外感风寒初起、流感初起、上呼吸道感染可选用正柴胡饮颗粒等，外感风寒夹湿可选用九味羌活丸等，风热感冒可选用疏风解毒胶囊、银翘解毒片、羚翘解毒片、桑菊感冒片、维 C 银翘片、银黄颗粒等，外寒内热、大便秘结者可用防风通圣丸，暑湿感冒可用藿香正气丸（片、水、软胶囊）、保济丸等，时行感冒或风热感冒热甚可用板蓝根颗粒、银柴颗粒、莲花清瘟胶囊等，气虚感冒可用玉屏风颗粒、参苏丸。

2. 单方验方

（1）姜葱糖水：生姜 10 ~ 30g，将其捣烂，加适量红糖，葱白 2 段，水煎，趁热服，服后盖被取微汗出，每日 1 剂。适用于风寒感冒夹湿。

（2）紫苏叶茶：紫苏叶 16g，晒干揉成粗末，沸水冲泡，加红糖适量，代茶频饮。适用于风寒感冒初期。

（3）藿荷饮：鲜藿香叶 10g，鲜荷叶 15g，冰糖适量，煎水饮。适用于暑湿感冒。

（4）金菊薄荷茶：金银花 15g，菊花 10g，薄荷 3g，放入茶杯中，用沸水冲泡，闷泡 10 ~ 15 分钟即可，代茶频饮。适用于风热感冒。

（5）薄荷茶：薄荷 10g，沸水冲泡，代茶频饮。适用于风热感冒初期。

3. 针灸

主穴取风池、大椎、曲池。风寒者加列缺、迎香、风门，风热者加鱼际、内庭、外关、尺泽，阳虚加足三里、膏肓俞，阴虚、血虚加三阴交、肺俞、血海、复溜。风寒、风热、暑湿者均用泻法，风寒、阳虚、气虚者并可加灸，阴虚、血虚者针用补法。每日 1 次，每次 5 ~ 6 穴，留针 20 ~ 30 分钟。

4. 刮痧拔罐

用边缘平滑的陶瓷小汤匙蘸润滑油（花生油或麻油等植物油）刮颈背。颈部自风池穴而下，刮背部从脊柱两旁自上而下，刮时用力均匀，不要太重，防止刮破皮肤，刮至出现紫色出血点为止。对风寒、风热、暑湿感冒均可适用。

在颈椎、胸椎附近选大椎、大杼、肺俞拔罐，留罐 5 ~ 10 分钟起罐，或用闪罐法。适用于风寒感冒。

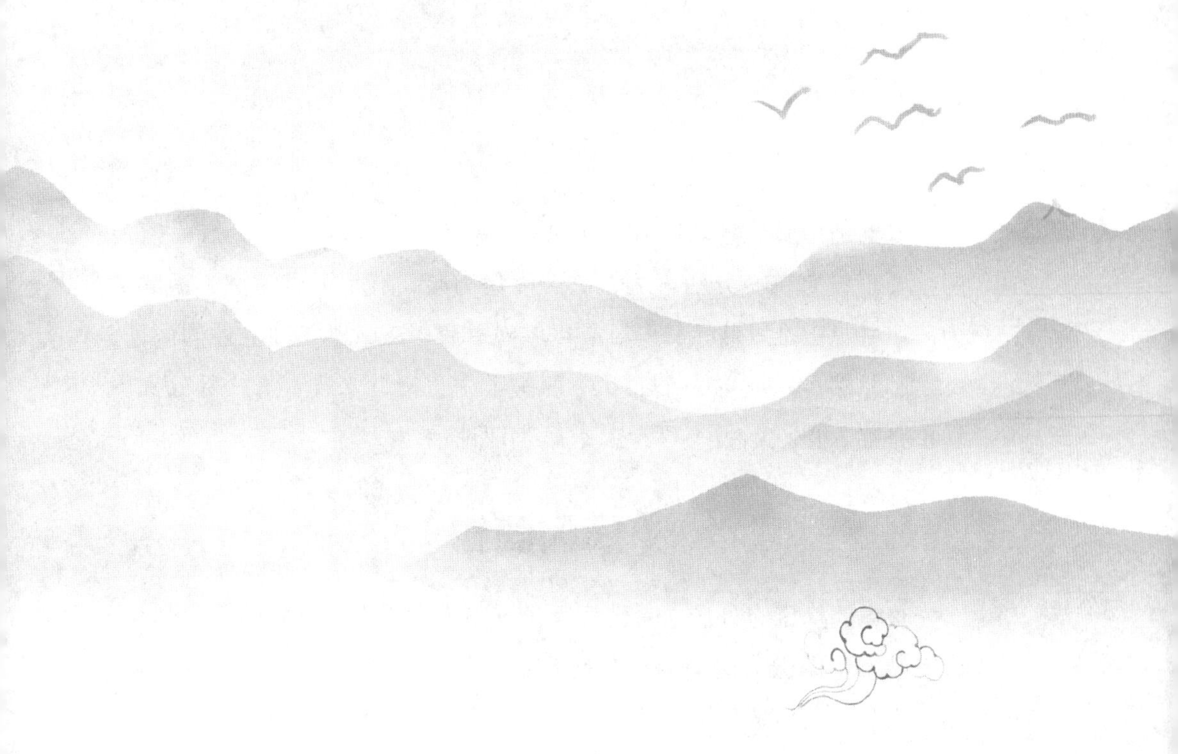

咳嗽

咳嗽是人体祛邪外达的一种病理表现，分外感与内伤两种。外感咳嗽为六淫犯肺所致，内伤咳嗽为脏腑功能失调使肺失宣肃、肺气上逆所致。治疗绝不能单纯见咳止咳，需按照不同的病因辨证治疗。对于外感新病邪实者，治应祛邪利肺；内伤久病邪实正虚者，治应祛邪止咳，扶正补虚。对于咳嗽的预防，应注意气候变化，做好防寒保暖，避免受凉，饮食不宜甘肥、辛辣及过咸，戒烟酒，适当参加体育锻炼，以增强体质，提高抗病能力。内伤咳嗽在缓解期间，应坚守“缓则治其本”的原则，补虚固本以图治根。

咳嗽是指肺失宣降，肺气上逆作声，咳吐痰液而言，为肺系疾病的主要证候之一。分别言之，有声无痰为咳，有痰无声为嗽，一般多为痰声并见，难以截然分开，故以咳嗽并称。咳嗽既是独立性的病证，又是肺系多种疾病的一个症状。西医学中急慢性支气管炎、部分支气管扩张症、慢性咽炎等可参考本病辨证论治。

【病因病机】

咳嗽的病因有外感、内伤两大类。外感咳嗽为六淫外邪侵袭肺系，内伤咳嗽为脏腑功能失调，内邪干肺。不论邪从外入，还是自内而发，均可引起肺失宣肃，肺气上逆作咳。

1. 外感六淫

外感咳嗽为六淫之邪从口鼻或皮毛而入，侵袭肺系，或因吸入烟尘、异味气体，肺气被郁，肺失宣降。多因起居不慎，寒温失宜，或过度疲劳，肺的卫外功能减退或失调，以致在天气冷热失常、气候突变的情况下，外邪入客于肺导致咳嗽。《河间六书·咳嗽论》谓："寒、暑、燥、湿、风、火六气，皆令人咳。"由于四时主气不同，因而人体所感受的致病外邪亦有区别。风为六淫之首，其他外邪多随风邪侵袭人体，所以外感咳嗽常以风为先导，或夹寒，或夹热，或夹燥，表现为风寒、风热、风燥相合为病。张景岳曾倡："六气皆令人咳，风寒为主。"其认为以风邪夹寒者居多。

2. 内邪干肺

内伤咳嗽总由脏腑功能失调、内邪干肺所致，可分其他脏腑病变涉及于肺和肺脏自病两端。它脏及肺由于饮食不调者，可因嗜烟好酒，烟酒辛温燥烈，熏灼肺胃；或因过食肥甘辛辣炙煿，酿湿生痰；或因平素脾运不健，饮食精微不归正化，变生痰浊，肺脉连胃，痰邪上干，乃生咳嗽；或由情志不遂，郁怒伤肝，肝失条达，气机不畅，日久气郁化火，因肝脉布胁而上注于肺，故气火循经犯肺，发为咳嗽；或因肾气衰弱，气化失常，则水气渍溢为饮，上凌为饮，而为咳嗽。肺脏自病者，常因肺系疾病迁延不愈，阴伤气耗，肺的主气功能失常，以致肃降无权，肺气上逆作咳。

咳嗽的主要病机为邪犯于肺，肺气上逆。因肺主气，司呼吸，上连气道、喉咙，开窍于鼻，外合皮毛，内为五脏华盖，其气贯百脉而通它脏，不耐寒热，称为“娇脏”，易受内外之邪侵袭而致宣肃失司。肺脏为了祛除病邪外达，以致肺气上逆，冲激声门而发为咳嗽。

【辨病思路】

咳嗽是临床中常见的症状，又是一种独立的疾病。当呼吸道黏膜发生炎症或受异物、气体等刺激时均可引起咳嗽。如支气管炎、感冒、哮喘、肺不张、肺炎、咽炎等。凡上述疾病出现以咳嗽为主症时，均可参照本病进行治疗。

1. 慢性支气管炎

慢性支气管炎最初表现为干咳，干咳后逐渐出现咳痰，其他症状包括呼气相延长、气喘、呼吸困难、辅助肌协助呼吸、桶状胸、发绀、呼吸急促、湿啰音和散在的干啰音，杵状指（趾）在晚期可能出现。

2. 肺炎

细菌性肺炎通常早期表现为干咳，剧烈咳嗽迅速发展为咳痰。其他症状包括寒战、头痛、高热、呼吸困难、胸痛、呼吸急促、心动过速、呼吸音粗、鼻翼扇动、呼吸音减弱、细小湿啰音、干啰音和发绀，胸部叩诊呈浊音。支原体肺炎在干咳出现 2 ~ 3 天后开始出现头痛、咳嗽（咳嗽呈阵发性）、咽痛、胸骨后痛，患者还常出现发热，一般为中等发热。病毒性肺炎可导致干咳，干咳并逐渐出现头痛、食欲不振并有低热。

3. 哮喘

哮喘通常在夜间发作，表现为干咳、轻度气喘，严重时可见明显的呼吸困难、喘息、胸闷和咳黏稠痰，其他症状包括恐惧感、干啰音、呼气相延长、吸气时肋间隙和锁骨上窝凹陷、辅助肌协助呼吸、鼻翼扇动、呼吸急促、心动过速、出汗、面部发红或发绀。

4. 肺不张

患肺不张时，随着肺组织缩小，它刺激咳嗽受体引起咳嗽，患者还可能有胸膜性胸痛、焦虑、呼吸急促、心动过速、呼吸音减弱、发绀。胸部叩诊呈浊音，并可能出现吸气滞后，胸骨上凹或肋间隙凹陷、触觉语颤减弱、气管向患侧移位。

5. 喉炎

急性喉炎导致咳嗽与局部疼痛（特别是当患者吞咽或说话时），以及发热、咳嗽等症状，还会出现轻度声音嘶哑，甚至完全失音。

6. 气胸

气胸可能危及生命，可出现干咳和呼吸窘迫症状，如严重的呼吸困难、心动过速、呼吸急促和发绀。发生气胸时，患者的病情突然急剧恶化，胸痛，呼吸时加剧，皮下气肿，叩诊呈过清音或鼓音，语音震颤减弱，病变部位呼吸音减弱或消失。

7. 肺水肿

本病最初可致干咳、运动性呼吸困难、夜间阵发性呼吸困难、端坐呼吸、心动过速、呼吸急促，听诊呈湿啰音，心电图呈现室速。如果肺水肿严重，患者的呼吸变得浅快和困难，咳粉红色泡沫样痰，听诊可呈弥漫性湿啰音。

【鉴别诊断】

1. 肺痨

本病因感染痨虫所致，以咳嗽、咯血、潮热、盗汗以及身体逐渐消瘦为主症，而咳嗽以发出咳声或伴有咳痰为主要临床表现，多不伴有咯血、消瘦等。

2. 肺胀

本病多见于老年人，有慢性肺系疾患病史，以咳嗽、咳痰、喘息气促、胸部膨满、憋闷如塞、面色晦暗为特征，或见唇舌紫绀，颜面四肢浮肿，症状反复发作，时轻时重，经久不愈。咳嗽则不同年龄均可罹患，症状以咳嗽、咳痰为主，病程可长可短，但咳嗽日久可发展为肺胀。

【辨证论治】

咳嗽临床辨证分为风寒袭肺证、风热犯肺证、风燥伤肺证、痰湿蕴肺证、痰热郁肺证、肝火犯肺证、肺阴亏耗证。

咳嗽的治疗应分清邪正虚实。外感咳嗽多为实证，应祛邪利肺，按病邪性质分风寒、风热、风燥论治。内伤咳嗽多属邪实正虚。标实为主者，治以祛邪止咳；本虚为主者，治以扶正补虚。临证时按本虚标实的主次酌情兼顾。同时，除直接治肺外，还应从整体出发，注意治脾、治肝、治肾等。

（一）外感咳嗽

1. 风寒袭肺证

症状：咳嗽声重，气急，咽痒，咳痰稀薄色白，常伴鼻塞，流清涕，头痛，肢体酸楚，或见恶寒发热，无汗等表证，舌苔薄白，脉浮或浮紧。

治法：疏风散寒，宣肺止咳。

方药：三拗汤、止嗽散加减。胸闷、气急等肺气闭实之象不著，而外有表证者，可去麻黄，加荆芥、苏叶、生姜以疏风解表；若夹痰湿，咳而痰黏，胸闷，苔腻，加半夏、厚朴、茯苓以燥湿化痰；咳嗽迁延不已，加紫菀、百部温润降逆，避免过于温燥辛散伤肺；表寒未解，里有郁热，热为寒遏，咳嗽音哑，气急似喘，痰黏稠，口渴，心烦，或有身热，加生石膏、桑皮、黄芩以解表清里。

2. 风热犯肺证

症状：咳嗽频剧，气粗或咳声嘶哑，喉燥咽痛，咳痰不爽，痰黏稠或黄，咳时汗出，常伴鼻流黄涕，口渴，头痛，身楚，或见恶风、身热等表证，舌苔薄黄，脉浮数或浮滑。

治法：疏风清热，宣肺止咳。

方药：桑菊饮加减。肺热内盛，身热较著，恶风不显，口渴喜饮，加黄芩、知母清肺泄热；热邪上壅，咽痛，加射干、山豆根、挂金灯、赤芍清热利咽；热伤肺津，咽燥口干，舌质红，加南沙参、天花粉、芦根清热生津；夏令夹暑者，加六一散、鲜荷叶清解暑热。

3. 风燥伤肺证

症状：干咳，连声作呛，喉痒，咽喉干痛，唇鼻干燥，无痰或痰少而黏连成丝，不易咯出，或痰中带有血丝，口干，初起或伴鼻塞、头痛、微寒、身热等表证，舌质红干而少津，苔薄白或薄黄，脉浮数或小数。

治法：疏风清肺，润燥止咳。

方药：桑杏汤加减。津伤较甚，干咳，咳痰不多，舌干红少苔，配麦冬、北沙参滋养肺阴；热重不恶寒，心烦口渴，酌加石膏、知母、黑山栀清肺泄热；肺络受损，痰中夹血，配白茅根清热止血。

另有凉燥证，乃燥证与风寒并见，表现干咳少痰或无痰，咽干鼻燥，兼有恶寒发热，头痛无汗，舌苔薄白而干等症，用药当以温而不燥，润而不凉为原则，方取杏苏散加减。药用苏叶、杏仁、前胡辛以宣散，紫菀、款冬花、百部、甘草温润止咳。若恶寒甚，无汗，可配荆芥、防风以解表发汗。

（二）内伤咳嗽

1. 痰湿蕴肺证

症状：咳嗽反复发作，咳声重浊，痰多，因痰而嗽，痰出咳平，痰黏腻或稠厚成块，色白或带灰色，每于早晨或食后则咳甚痰多，进甘甜油腻食物加重，胸闷脘痞，呕恶食少，体倦，大便时溏，舌苔白腻，脉象濡滑。

治法：燥湿化痰，理气止咳。

方药：二陈平胃散合三子养亲汤加减。咳逆气急，痰多胸闷，加白前、苏子、莱菔子化痰降气；寒痰较重，痰黏白如沫，怯寒背冷，加干姜、细辛、白芥子温肺化痰；久病脾虚，神疲，加党参、白术、炙甘草。病情平稳后可服六君子丸以资调理，或合杏苏二陈丸标本兼顾。

2. 痰热郁肺证

症状：咳嗽，气息粗促，或喉中有痰声，痰多质黏厚或稠黄，咳吐不爽，或有热腥味，或咳血痰，胸胁胀满，咳时引痛，面赤，或有身热，口干而黏，欲饮水，舌质红，舌苔薄黄腻，脉滑数。

治法：清热肃肺，豁痰止咳。

方药：清金化痰汤加减。痰热郁蒸，痰黄如脓或有腥臭味，加鱼腥草、金荞麦根、浙贝母、冬瓜子、薏苡仁等清热化痰；痰热壅盛，腑气不通，胸满咳逆，痰涌，便秘，配葶苈子、大黄、风化硝泻肺通腑逐痰；痰热伤津，口干，舌红少津，配北沙参、天冬、花粉养阴生津。

3. 肝火犯肺证

症状：上气咳逆阵作，咳时面赤，咽干口苦，常感痰滞咽喉而咯之难出，量少质黏，或如絮条，胸胁胀痛，咳时引痛，症状可随情绪波动而增减，舌红或舌边红，舌苔薄黄少津，脉弦数。

治法：清肺泄肝，顺气降火。

方药：黛蛤散合加减泻白散加减。肺气郁滞，胸闷气逆，加瓜蒌、桔梗、枳壳利气降逆；胸痛，配郁金、旋覆花、丝瓜络理气和络；痰黏难咯，加海浮石、知母、贝母清热豁痰；火郁伤津，咽燥口干，咳嗽日久不减，酌加北沙参、麦冬、天花粉、诃子养阴生津敛肺。

4. 肺阴亏耗证

症状：干咳，咳声短促，痰少黏白，或痰中带血丝，或声音逐渐嘶哑，口干咽燥，或午后潮热，颧红，盗汗，日渐消瘦，神疲，舌红少苔，脉细数。

治法：滋阴润肺，化痰止咳。

方药：沙参麦冬汤加减。肺气不敛，咳而气促，加五味子、诃子以敛肺气；阴虚潮热，酌加功劳叶、银柴胡、青蒿、鳖甲、胡黄连以清虚热；阴虚盗汗，加乌梅、瘪桃干、浮小麦收敛止涩；肺热灼津，咳吐黄痰，加海蛤粉、知母、黄芩清热化痰；热伤血络，痰中带血，加丹皮、山栀、藕节清热止血。

典型病例一：

患者罗某，男，65岁。

初诊：2018年9月9日。

主诉：咳嗽、咳痰3月余。

现病史：患者3月前因受凉感冒后出现流涕、咳嗽，感冒痊愈后仍有咳嗽、咳痰。曾服复方枇杷止咳糖浆、沐舒坦等药，但咳嗽症状不减，且影响睡眠，故来就诊。现咳嗽、咳痰，痰黄且多而质黏，胸胁胀痛，咽痒，欲饮水，寐差，二便可。舌质红，苔黄腻，脉弦滑数。

中医诊断：咳嗽（痰热郁肺证）。

西医诊断：咳嗽。

治法：清热肃肺，豁痰止咳。

方药：清金化痰汤加减。清半夏10g，胆南星15g，金银花15g，牛蒡子10g，桑白皮15g，全瓜蒌20g，鱼腥草15g，苦杏仁10g，浙贝母15g，陈皮15g，茯苓15g，玄参15g，枇杷叶10g，连翘10g，百部10g，蝉蜕10g，生黄芪20g，桔梗10g，甘草10g。7剂，水煎服，日1剂，早晚饭后两次温服。

二诊：咳嗽症状明显减轻，咳痰减少，咽痒好转，口干，舌质红、苔薄黄，脉弦细。继续服上方7剂。

三诊：患者服药后咳嗽已止，诸症均消失。

典型病例二：

患者王某，女，31 岁。

初诊：2019 年 10 月 6 日。

主诉：咳嗽反复发作 2 周余。

现病史：患者 2 周前着凉后出现咳嗽，1 周前自服咳特灵、强力枇杷露等药效果不佳。现咳嗽伴胁痛，咳时引痛加剧，症状可随情绪波动而增减，口苦，咽痛，少痰，无明显恶寒、口渴症状，纳减，寐可，二便调。舌红苔黄，脉弦数。

中医诊断：咳嗽（肝火犯肺证）。

西医诊断：咳嗽。

治法：清肺泄肝，顺气降火。

方药：加减泻白散加减。北柴胡 10g，生白术 10g，苦杏仁 10g，桑白皮 15g，丝瓜络 15g，浙贝母 15g，合欢皮 15g，白芍 15g，延胡索 10g，枳壳 10g，陈皮 10g，香附 6g，郁金 15g，桔梗 15g，炙甘草 6g。7 剂，水煎服，日 1 剂，早晚饭后两次温服。

二诊：患者咳嗽明显减轻，咳时胁部偶有隐痛。继续服用前方 5 剂。

三诊：患者咳止。

咳嗽的其他治疗方法：

1. 中成药

（1）风寒袭肺：三拗片、半夏露、小青龙口服液、苏黄止咳胶囊。

（2）风热犯肺：急支糖浆、肺力咳、百咳净。

（3）风燥伤肺：金果饮、润肺膏、川贝枇杷糖浆（膏）。

（4）痰湿蕴肺：橘红痰咳液、二陈丸。

（5）痰热咳嗽：金荞麦片、祛痰灵。

（6）肝火犯肺：丹栀逍遥片。

（7）肺阴亏耗：百合固金丸、川贝枇杷膏。

2. 单方验方

（1）枇杷叶茶：夏前采叶，刷毛洗净、切碎，净锅炒燥，入瓶密收，用以代茶常饮。适用于风温、温热、暑燥诸邪在肺者，或湿温、疫疠、秽毒之邪在胃者。

（2）桑叶煎：嫩桑叶 30 ~ 60g，水煎服，每日 2 ~ 4 次。适用于燥热咳嗽。

（3）百合款冬花饮：百合 30 ~ 60g，款冬花 10 ~ 15g，冰糖适量。水煎，饮水食百合，宜晚饭后睡前食用。适用于燥热咳嗽。

（4）川贝母蒸梨：雪梨或鸭梨 1 个，川贝母 6g，冰糖 20g。将梨挖空去核，川贝母粉装入雪梨内，放大碗中加入冰糖，加少量水，隔水蒸半小时左右，食梨和川贝母。适用于久咳不愈，咳嗽有痰。

（5）杏仁萝卜汤：苦杏仁 6 ~ 10g（打碎），生姜 3 片，白萝卜 100g，切块，水煎服，可加少量白糖，每日 1 ~ 2 次。散寒化痰止咳，适用于风寒咳嗽。

（6）橘皮粥：橘皮研细为末，每次 3g，加入粳米 30 ~ 60g，同煮沸食用，或调入稀粥，可加白糖调味。适用于痰湿咳嗽。

3. 针灸

主穴选肺俞、合谷，痰多配丰隆，咽痒而咳刺天突，胸膺憋闷刺内关、膻中，久咳体弱者温灸肺俞、肾俞、脾俞。外感咳嗽宜浅刺，用泻法；内伤咳嗽用平补平泻法，并可配合灸法。

4. 刮痧拔罐

背部刮痧，或循手少阴肺经刮痧，适用于外感咳嗽。

取大椎、肺俞、风门、膏肓等穴，行拔罐治疗，适用于外感咳嗽。

5. 穴位敷贴

取穴大椎、天突、定喘、膻中、风门、肺俞，以麝香跌打风湿膏敷贴，每日 1 次，每次贴敷约 6 小时，适用于发作日久的虚寒性咳嗽。

6. 蒸气吸入

处方：生薏苡仁 30g，连翘 25g，蝉蜕 15g，防风、厚朴、桔梗各 12g，乌梅、白果、诃子各 10g，僵蚕 9g，甘草 7g。每日 1 剂，煎煮后吸入蒸汽，每日 3 次，7 天为 1 个疗程，适用于慢性咽炎咳嗽。

7. 耳针

选用神门、肺、气管、交感等，用中等刺激，留针 10 ~ 20 分钟，每日 1 次，或用耳穴压豆法，适用于任何咳嗽。

咳血

咳血是指血由肺及气管外溢，经口咳出，表现为痰中带血，或痰血相兼，或纯血鲜红，兼夹泡沫，亦称为嗽血或咳血。咳血总由肺络受损所致，感受热邪，热伤肺络，是咳血最常见的原因。其次为情志郁结，郁久化火，肝火犯肺，以及肺肾阴虚，虚火内炽，损伤肺络而致。治则为清热润肺，凉血止血，但应据其分属外感、内伤、实火、虚火的不同，采用不同的方药。此外咳血大多伴有咳嗽，因而不同程度兼夹肺失清肃、宣降失调的病变，治疗时应予兼顾。

咳血见于多种疾病，许多杂病及温热病都会引起咳血。内科范围的咳血，主要见于呼吸系统疾病，如支气管扩张症、急性气管－支气管炎、慢性支气管炎、肺炎、肺结核、肺癌等。其中由肺结核、肺癌所致者，尚需参阅本书的肺癌部分。此外，温热病中的风温、暑温也可能导致咳血。

【病因病机】

引起咳血的原因较多，但不外外感、内伤两大类。外感以风热燥邪为主，内伤多与酒热辛肥、抑郁忧思、体虚久病等有关。

1. 风热燥邪，侵犯脏腑

风热燥邪，侵犯于肺，或肺经素有燥热，复感外邪，邪热熏蒸，灼伤肺络，而致咳血。外感风热燥邪多为急性病出血的原因，亦可为慢性病出血的诱因。

2. 情志过极，气乱血溢

郁怒忧思、情志过极，则气机逆乱，迫血妄行，溢于脉外，而成血证。肝火循经犯肺，木火刑金，肺络损伤，则咳血。

3. 体虚久病，统血无权

劳倦纵欲太过，或久病体虚，导致心、脾、肾气阴不足，血不循经而致咳血。若损伤于气，则气虚不能摄血，以致血液外溢而见咳血；若损伤于阴，则阴虚火旺，迫血妄行致咳血；若久病入络，使血脉瘀阻、血行不畅、血不循经，亦可致咳血。

归纳起来，咳血病机可分为虚、实两大类。虚证主要是气虚不能摄血和阴虚火旺灼伤血络，血溢脉外而出血；实证主要是气火亢盛，血热妄行而致出血。此外，出血后的“留瘀”也使血脉瘀阻、血行不畅、血不循经，成为出血不止或反复出血的原因之一。

【辨病思路】

本病通常为小量咳血，有时可大量咳血而致死亡，体征均与肺动脉高压和右心室负荷增加有关，常见疾病有：

1. 主动脉瘤的破裂

本病较少见，主动脉瘤破裂后进入气管、支气管，可引起咳血及猝死。

2. 肺部冲击伤

患者在经受此种外伤后通常无明显的胸腔外部损伤，但有时会表现出内部损伤的症状，如咳血。经受了肺部冲击伤之后，应明确患者是否有胸痛、发绀、呼吸困难及喘鸣等典型症状及体征。治疗时应监测患者的血容量及血氧度以保证组织的灌流量。

3. 支气管腺瘤

本病在 30% 的患者身上表现为反复的咳血，并伴有慢性咳嗽及局部喘鸣。

4. 支气管扩张

本病因支气管表面的红肿及支气管血管壁的侵蚀可引起咳血，且咳出物由淡血色痰液到血性液体形式多变（大约在 20% 患者身上出现）。患者的典型症状有慢性咳嗽并伴有大量气味难闻的脓痰，还可出现粗湿啰音、杵状指（晚期症状）、发热、体重减轻、疲劳、乏力、萎靡不振及用力时的呼吸困难。

5. 慢性支气管炎

此病的典型初始症状为超过 3 个月的咳痰。尽管痰中可带有血丝，但大量咳血是不常见的。其他的呼吸系统表现有呼吸困难、呼气相延长、喘鸣、散在的干啰音、辅助呼吸肌的使用、桶状胸、呼吸急促及杵状指（晚期症状）。

6. 凝血系统疾病

血小板减少症及弥散性血管内凝血等凝血系统疾病可引起咳血、多系统出血（例如胃肠道出血及鼻出血）及皮肤紫癜样改变。

7. 喉癌

本病可出现咳血，但声音嘶哑通常为本病的起始症状，其他的表现有吞咽困难、呼吸困难、喘鸣、颈部淋巴结肿大及颈部疼痛。

8. 肺脓肿

50% 的肺脓肿患者可出现痰中带血丝的症状，考虑由气管溃疡、坏死及肉芽组织引起。常见的伴随症状有咳嗽伴大量气味难闻的脓痰，发热伴寒战、多汗、厌食、体重减轻、头痛、乏力、呼吸困难、胸膜炎样疼痛、胸部钝痛及杵状指。听诊可有管样呼吸音、深大呼吸音及啰音，叩诊患侧可呈浊音。

9. 肺癌

支气管的溃疡通常可引起反复的咳血（早期症状），咳出物形式从淡血色痰液到血性液体多变。相关的症状有咳痰、呼吸困难、发热、厌食、体重减轻、喘鸣及胸部疼痛（晚期症状）。

10. 鼠疫

耶尔森菌急性感染常累及肺部，可引起咳血、咳痰、胸痛、呼吸急促、呼吸困难、呼吸窘迫导致肺心病，通常以突发的寒战、发热、头痛及肌肉痛起病。

11. 肺炎

感染克雷白杆菌的患者中多达 50% 会产生深棕色或红色（浆果样）果冻样痰液，因其痰液黏性较大，故患者通常较难排出痰液。此种肺炎通常以突发的寒战、发热、呼吸困难、咳痰及严重的胸膜炎样胸痛起病，相关的症状有发绀、虚脱、心动过速，听诊可闻及呼吸音降低及湿啰音。

支原体肺炎可引起发粉红色或铁锈色黏液样痰液，以突发的寒战、体温快速升高起病，超过 80% 的患者有心动过速及呼吸急促的症状。在数小时内，患者会出现典型的咳痰、剧烈的胸膜炎样胸痛，并引起浅快呼吸。查体可见患者呼吸困难、辅助呼吸肌使用、湿啰音，叩诊患侧可呈浊音。患者还会出现高热并伴有萎靡不振、虚弱、肌肉痛及虚脱的相关症状。

12. 肺动静脉瘘

本病为遗传性疾病，年轻人高发，可引起间断性咳血并伴有发绀、杵状指、轻度呼吸困难、疲劳、眩晕、晕厥、意识模糊及语言、视野的损伤。患者还会出现鼻腔、口腔或唇的出血，还可在脸部、舌头、皮肤、黏膜及甲床处出现 Ruby 红斑。

13. 肺挫伤

胸部钝伤通常可引起咳嗽及咳血。其他症状及体征有可持续数小时的呼吸困难、呼吸急促、胸痛、心动过速、低血压、湿啰音及患侧的呼吸音减低或消失，严重者可出现呼吸窘迫，伴有难以忍受的呼吸困难、鼻翼扇动、辅助呼吸肌的使用、异常的焦虑、发绀及多汗。

14. 肺水肿

严重的心源性或非心源性肺水肿通常可引起咳含气泡的淡血色或粉红色痰液，伴有严重的呼吸困难、端坐呼吸、气喘、焦虑、发绀、弥散性湿啰音、心室奔马律及皮肤湿冷，还可出现心动过速、昏睡、心律失常、呼吸急促、低血压及线样脉搏。

15. 肺栓塞伴坏死

咳血是本病的常见症状，但大量咳血还是少见的。典型的初始临床症状有呼吸困难、心绞痛及胸膜炎样胸痛，其他常见临床症状有心动过速、呼吸急促、低热及多汗，较为少见的症状有呼吸动度减低、腿部水肿、发绀、晕厥及颈静脉怒张。查体可见呼吸音降低、胸膜摩擦音、湿啰音、弥漫性喘鸣，叩诊呈浊音。本病症状特征为循环衰竭表现（乏力、脉搏快及低血压）、大脑缺血表现（短暂的意识缺失及失神发作）及血氧不足表现【烦躁不安（老年人常见）、偏瘫及相应的神经症状】。

16. 原发性肺动脉高压

咳血、劳力性呼吸困难及疲劳通常为本病的晚期症状。劳力后通常有心绞痛样疼痛并放射至颈部，但不放射至上肢。其他的症状有心律失常、晕厥、咳嗽及声音嘶哑。

17. 肺结核

痰中带血丝或淡血色痰为本病常见症状，空洞性肺结核时可出现大量咳血的症状。伴随的呼吸系统症状和体征有慢性咳痰、咳嗽后的湿啰音、呼吸困难、叩诊呈浊音、触觉语颤增强及呼吸音空洞。患者还会出现夜间盗汗、萎靡不振，疲劳、发热、厌食、体重减轻及胸膜炎样胸痛。

18. 砂肺

这种慢性疾病可引起咳黏液样脓痰，晚期可为淡血色痰，有时也可出现大量咳血。其他症状有吸气末相的肺底湿啰音、劳力性呼吸困难、呼吸急促、体重减轻、疲劳及乏力。

19. 系统性红斑狼疮

50% 的本病患者都合并有胸膜炎及肺炎，可引起咳血、咳嗽、呼吸困难、胸膜炎样胸痛及湿啰音。相关的症状有急性期的蝶形红斑、非变形性的关节疼痛及坚硬、光敏感、雷诺现象、失神发作或精神症状、厌食、体重减轻及淋巴结病变。

20. 气管外伤

气管黏膜的撕裂可引起咳血、嘶哑、吞咽困难、颈部疼痛、气道堵塞及呼吸窘迫。

21. 韦氏肉芽肿病

脉管的肉芽肿样坏死可引起多系统的疾病。症状有咳血、胸痛、咳嗽、喘鸣、呼吸困难、鼻出血、严重的鼻窦炎及皮肤出血样损害。

22. 其他原因

诊断性检查如气管镜、喉镜、纵隔镜检查及肺部活检可造成肺部及气道的损伤、出血，从而出现咳血的症状。

【鉴别诊断】

咳血与吐血、口腔出血

血液均从口而出，但咳血之血由肺而来，咳血之前多有咳嗽、胸闷、喉痒等症状，血色多鲜红，经气道随咳嗽而出，常混有痰液；大量咳血后，可见痰中带血数天；少量咳血或没有将较多咳到口腔的血吞咽入胃则粪便不呈黑色。吐血之血自胃而来，吐血之前多有胃脘不适或胃痛、恶心等症，血经呕吐而出，常夹有食物残渣，色鲜红或紫暗，粪便多呈黑色，吐血之后无痰中带血。口腔出血是鼻咽部、齿龈及口腔其他部位的出血，常为纯血或随唾液而出，血量少，并有口腔、鼻咽部病变的相应症状可寻，无伴咳嗽，可与咳血相区别。

【辨证论治】

1. 燥热伤肺

症状：喉痒咳嗽，痰中带血，口干鼻燥，或有身热，舌质红，苔薄黄少津，脉数。

治法：清热润肺，宁络止血。

方药：桑杏汤。本方由桑叶、栀子、淡豆豉、沙参、梨皮、贝母、杏仁组成。风热犯肺兼见发热、头痛、咳嗽、咽痛等症，加金银花、连翘、牛蒡子；津伤较甚而见干咳无痰，或痰黏不易咯出、苔少、舌红乏津者，可加麦冬、玄参、天冬、天花粉等；痰热蕴肺，肺络受损，症见发热面赤、咳嗽咳血、咳痰黄稠、舌红苔黄、脉数者，可加桑白皮、黄芩、知母、山栀、大蓟、小蓟、茜草等；热势较甚，咳血较多者，加连翘、黄芩、白茅根、芦根，冲服三七粉。

2. 肝火犯肺

症状：咳嗽阵作，痰中带血或纯血鲜红，胸胁胀痛，烦躁易怒，口苦，舌质红，苔薄黄，脉弦数。

治法：清肝泻肺，凉血止血。

方药：泻白散合黛蛤散。泻白散由桑白皮、地骨皮、粳米、甘草组成，有清泄肺热功效；黛蛤散由青黛、海蛤壳组成，有泻肝化痰功效。临床应用时可适当加凉血止血药。肝火较甚致头晕目眩、心烦易怒者，加牡丹皮、栀子；咳血量较多、纯血鲜红，可用犀角地黄汤加三七粉冲服。

3. 阴虚肺热

症状：咳嗽痰少，痰中带血，或反复咳血，血色鲜红，伴口干咽燥，颧红，潮热盗汗，舌红苔少，脉细数。

治法：滋阴润肺，宁络止血。

方药：百合固金汤。本方由百合、玄参、贝母、桔梗、麦冬、生地黄、熟地黄、当归、白芍、甘草组成。咳血量多可合用十灰散。反复或咳血量多者，加阿胶、三七；潮热、颧红者，加青蒿、鳖甲、地骨皮、白薇；盗汗，加糯稻根、浮小麦、五味子、牡蛎等。

典型病例：

患者田某，男，51 岁。

主诉：咳嗽，痰少血多，胸闷痛，头晕体弱 2 年，近日颧红盗汗。

现病史：原吸烟多年，饮酒少量。后咳痰带血，再往后咳血最多可达 30 毫升。

查体：脉弦细，舌稍暗红，白苔。血压 130/80mmHg，P：72 次 / 分。听诊及叩诊心脏无显著指征，左肺下呼吸音稍弱。叩诊短调。

肺 CT：左肺下结节影。边不规则，毛刺少许，磨玻璃影。

病理：肺腺癌。

中医诊断：咳血（阴虚肺热）。

西医诊断：肺腺癌咳血。

方药：百合固金汤加软坚散结合抗癌中药。白芍 10g，青蒿 15g，鳖甲 10g，地骨皮 15g，百合 10g，贝母 10g，麦冬 10g，五味子 10g，女贞子 15g，黄芩 15g，八月札 15g，石见穿 10g，甘蔗皮

10g，莪术 10g，桑白皮 15g，姜黄 10g，猪苓 15g，天冬 10g，山豆根 10g。

用法：日 1 剂，30 天为 1 个疗程。

治疗期间，患者肺腺癌已转移，经治疗，效果较好。诊治过程该患者有阳痿表现，此汤药中后期加入补肾助阳药兼治阳痿。用药期间间歇化疗，靶向治疗和免疫治疗，每周 1 次。

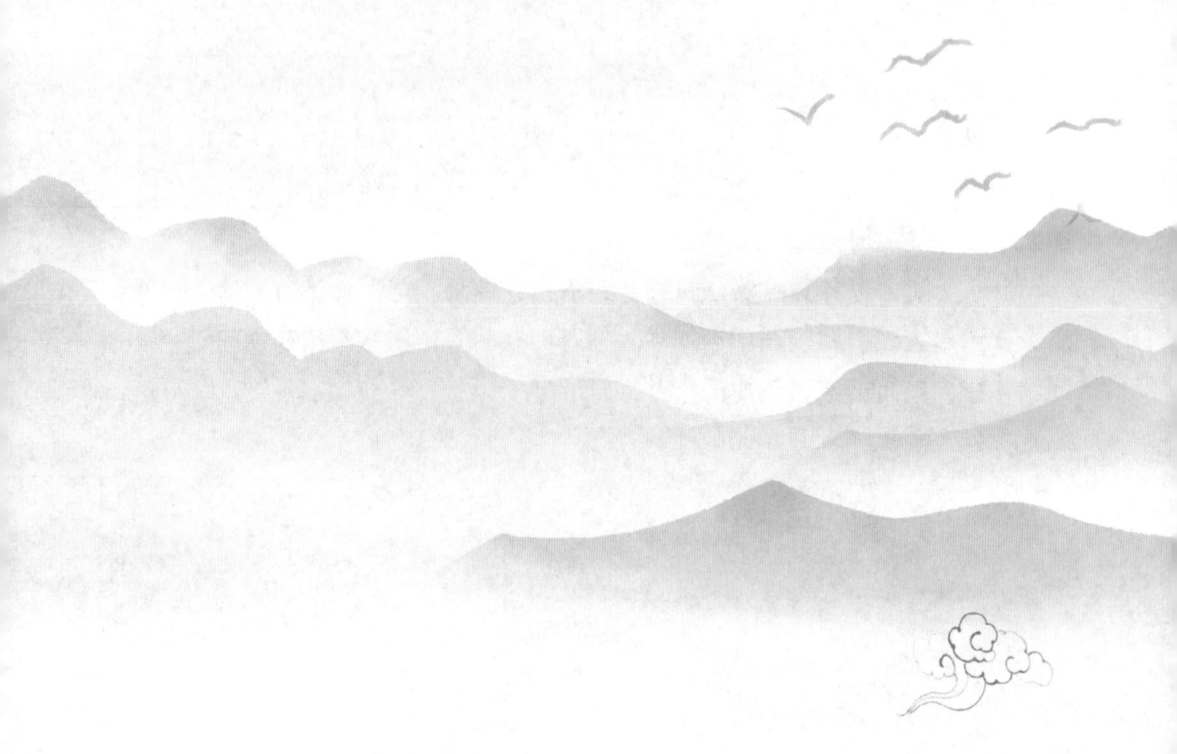

喘证

喘证是以呼吸困难，甚至张口抬肩，鼻翼扇动，不能平卧为特征的病症。喘证的症状轻重不一，轻者仅表现为呼吸困难，不能平卧；重者稍动则喘息不已，甚则张口抬肩，鼻翼扇动；严重者，喘促持续不解，烦躁不安，面青唇紫，肢冷，汗出如珠，脉浮大无根，发为喘脱。喘证常由多种疾患引起，病因复杂，既有外感，又有内伤。外感为六淫外邪侵袭肺系；内伤为痰浊内蕴、情志失调、久病劳欲等，致使肺气上逆，宣降失职，或气无所主，肾失摄纳而成。西医学中的肺炎、慢性阻塞性肺疾病、肺源性心脏病、心源性哮喘等属于本病范畴，可参照本病辨证论治；肺结核、矽肺等发生呼吸困难时，也可参考本节辨证论治。

喘证以呼吸困难，甚则张口抬肩，鼻翼扇动，不能平卧为其临床特征，严重者可致喘脱。病因为外感六淫、内伤饮食、情志不疏以及久病体虚所致。病位主要在肺和肾，而与肝、脾、心有关。病理性质有虚实之分。实喘在肺，为邪气壅盛，气失宣降；虚喘主要在肾，为精气不足，肺肾出纳失常。辨证治疗以虚实为纲。实喘有邪，其治在肺，当祛邪利肺，分邪气的不同，予以温宣、清泄、化痰、降气之法；虚喘正虚，其治主要在肾，当培补摄纳，须辨所病脏器，予以补肺纳肾，或兼养心健脾。喘脱危症应予急救，当扶正固脱，镇摄潜纳。

【病因病机】

1. 外邪侵袭

外邪以风寒为常见，风寒袭表犯肺，肺卫为邪所伤，肺气不得宣畅，或因风热犯肺，肺为热壅，清肃失司，以致肺气上逆为喘。若表寒未解，内已化热，或肺有蕴热，寒邪外束，热不得泄，热为寒郁，或热蒸液聚而成痰，痰热壅肺，肺失宣降，气逆而喘。如明代张介宾《景岳全书·喘促》说："实喘之证，以邪实在肺也，非风寒则火邪耳。"

2. 饮食不当

过食生冷肥甘，或嗜酒伤中，损伤脾胃，以致脾湿不运，痰浊内生，上干于肺，肺气壅阻，升降不利，发为喘促。如复加外感诱发，可见痰浊与风寒、邪热等内外合邪的错杂证候。若痰湿郁久化热，或肺热素盛，痰火交阻于肺，痰壅火迫，上逆为喘。若湿痰寒化，可见寒饮伏肺，常因外邪袭表犯肺，引动伏饮，壅阻气道，发为喘促。

3. 情志所伤

情志不遂，忧思气结，气机不利，或郁怒伤肝，肝气上逆于肺，肺气不得肃降，则气逆而喘。明代李梴《医学入门·喘》所载"惊忧气郁，愓愓闷闷，引息鼻张气喘，呼吸急促而无痰声者”即属此类。

4. 劳欲久病

久咳伤肺，或病久肺虚，气失所主，气阴亏耗，因而短气喘促，故明代王肯堂《证治准绳·喘》说：“肺虚则少气而喘。”若劳欲伤肾，精气内夺，真元损耗，根本不固，则气失摄纳，上出于肺，出多入少，气逆喘促。正如明代赵献可《医贯·喘》所言：“真元损耗，喘出于肾气之上奔……乃气不归原也。”或肾阳衰弱，肾不主水，水气凌心，心阳不振，肺气上逆，亦可致喘。此外，如中气虚弱，肺气失于充养，亦可因气虚而喘。

【辨病思路】

1. 急性呼吸窘迫综合征（ARDS）

呼吸急促、烦躁是 ARDS 最早期症状。当液体在患者肺部聚积，使肺脏硬化后，呼吸急促这一症状会更加严重。伴随有辅助肌群使用、呼吸时有呼噜音、锁骨上窝及肋间隙凹陷、干湿性啰音等体征。ARDS 会引起低氧血症、心动过速、呼吸困难、发绀等症状，最终导致呼吸衰竭和休克。

2. 酒精戒断综合征

酒精戒断综合征急性期的晚期会出现典型的呼吸急促并伴有厌食、失眠、心动过速、发热及多汗，患者还会出现情绪焦虑、易怒、视物畸形及幻视等症状。

3. 过敏性休克

过敏性休克可威胁生命，一般在接触过敏原（如青霉素、昆虫体液）数分钟内就可出现呼吸急促的症状。伴随的症状及体征有焦虑、剧烈头痛、皮肤发红、严重瘙痒，可能会出现散在荨麻疹，还会出现眼睑、口唇、舌头、手足及生殖器的广泛水肿。其他症状还包括皮肤潮湿，皮温降低、脉搏浅快、咳嗽、呼吸困难、喘鸣，当喉头水肿时还会有声音的改变或失音。

4. 贫血

呼吸急促也会在贫血时发生，主要取决于贫血的病程长短及严重程度。伴随症状及体征包括疲劳、面色苍白、呼吸困难、心动过速、直立性低血压、脉搏跳跃、房性奔马律及颈动脉收缩期杂音。

5. 焦虑

情绪高度焦虑时可出现呼吸急促。其他伴随症状及体征包括心动过速、焦躁不安、胸痛、恶心、头晕，当焦虑状态好转后上述症状均会好转。

6. 气管异物

当吸入的异物造成上气道堵塞时，患者会突然出现发作性干咳、呼吸浅快。其他伴随症状及体征包括呼吸困难、窒息性呕吐、肋间凹陷、鼻翼扇动、发绀、呼吸音减低或消失、声音嘶哑及喘鸣、呼吸粗重，还会出现典型的恐惧及悲伤的情绪。气道完全堵塞可迅速引起窒息及死亡。

7. 哮喘

哮喘发生时，通常会出现呼吸急促，多于夜间发作，此病通常以轻度的喘息及干咳、有黏液样痰等症状起病，最终，患者会出现呼气相延长、吸气时肋间及锁骨上凹陷、辅助肌群使用、鼻翼扇动、心动过速、大汗、面色潮红及发绀，听诊可闻及满肺喘息音、干啰音。

8. 支气管扩张

尽管本病会出现呼吸急促，但典型症状是慢性咳嗽，偶有咯血，咳嗽能从患者体内排出黏液样、带臭味的痰液，故对患者是有益的。患者吸气时可闻及粗湿啰音、干啰音，还会出现发热、萎靡不振、体重减轻、疲劳、虚弱等症状，晚期时会出现杵状指。

9. 慢性支气管炎

慢性支气管炎通常以干咳、大量痰液等症状起病，其他伴随症状及体征包括呼吸困难、呼气相延长、喘息、散在的干啰音、辅助肌群的使用及发绀，晚期会出现杵状指及桶状胸。

10. 心律失常

心律失常患者呼吸急促可伴随血压降低、眩晕、心悸、虚弱、疲乏，以上症状的出现取决于患者的心率变化。同时患者的意识水平也可能降低。

11. 心脏压塞

在严重的急性心脏压塞状况下，呼吸急促常与心动过速、呼吸困难并存。相关临床表现包括心音低钝、心包摩擦音、胸痛、低血压、脉压降低。患者明显感到焦虑、烦躁、皮肤潮湿、发绀，并可出现颈静脉怒张。

12. 心源性休克

尽管呼吸急促在其他类型的休克中也可出现，但在心源性休克中更加严重。除呼吸急促外，患者还可表现出脉压缩小、低血压、心动过速、皮肤冰冷潮湿、苍白发绀、室性奔马律、少尿、意识下降以及颈静脉怒张。

13. 肺气肿

慢性阻塞性肺疾病常引起伴随有劳力性呼吸困难的呼吸急促，也可引起厌食、周围性发绀、点头样呼吸、用力呼吸以及慢性咳痰。肺部叩诊可闻及鼓音，听诊可闻及喘鸣、捻发音以及呼吸音减弱。杵状指及桶状胸是本病的晚期表现。

14. 发热性疾病

发热可引起呼吸急促、心动过速以及其他体征。

15. 连枷胸

本病的早期即可出现呼吸急促，其他表现包括胸壁异常运动、肋骨损伤、可触及的骨折、局限部位的胸痛、低血压、呼吸音减弱。患者还可出现呼吸系统疾病体征，如呼吸困难、用力呼吸。

16. 头颅外伤

当外伤影响到脑干部位，患者常出现中枢神经系统性过度换气，这种呼吸急促以深快为特点，并常伴随有严重的神经功能障碍体征，如昏迷、偏瘫、肌无力以及腱反射的减弱或消失。

17. 高渗性昏迷

高渗性昏迷情况下，患者意识水平急剧恶化，并伴随有呼吸急促、心动过速、低血压、癫痫、少尿以及脱水表现。

18. 低血容量休克

作为低血容量休克的早期表现，呼吸急促常伴随皮肤苍白、冰冷、烦躁、口渴以及轻度心动过速。随着病情的发展，患者会出现皮肤潮湿、脉搏细速。其他症状还有低血压、脉压下降、少尿、体温变化以及意识水平下降。

19. 低氧血症

任何原因引起的缺氧都会导致呼吸增快（通常还会有呼吸加深）。其他相关症状由引起低氧血症的病因决定。

20. 肺间质纤维化

本病呼吸急促非常严重，且呈进行性进展。相关表现包括劳力性呼吸困难、胸膜炎性胸痛、阵发性干咳、哮喘、喘鸣、发绀、疲乏以及体重下降，杵状指是其晚期表现。

21. 肺脓肿

肺脓肿时，呼吸急促常与呼吸困难并存，并可因发热而加重，主要表现是咳大量脓臭痰，偶尔还会有血痰，其他表现包括胸痛、呼吸带臭味、大汗、寒战、疲乏、无力、厌食以及杵状指。

22. 肺、胸膜、纵隔肿瘤

肿瘤常导致呼吸急促并可伴随劳力性呼吸困难、咳嗽以及阵发性胸痛。其他表现包括厌食、体重下降和疲乏。

23. 肺间皮瘤（恶性）

本病与长期暴露于石棉环境有关。石棉在胸膜积聚导致轻度呼吸急促及劳力性呼吸困难，其他典型症状有长期的胸部钝痛以及可发展为无力及感觉异常的肩部疼痛，晚期症状和体征包括咳嗽、疼痛所引起的失眠、杵状指以及恶性间皮瘤所在部位的叩诊浊音。

24. 神经源性休克

呼吸急促是本病的特征性表现，患者常伴随有焦虑不安、心动过速或过缓、少尿、体温波动以及意识障碍，甚至昏迷。患者皮肤温暖、干燥、发红并可出现恶心、呕吐。

25. 鼠疫

鼠疫为肺部细菌感染，发作时非常突然，并以寒战、发热、头痛、肌肉疼痛为典型表现。其肺部症状和体征包括呼吸急促、咳痰、胸痛、呼吸困难、咯血、逐渐加重的呼吸窘迫以及心肺功能不全。鼠疫可通过感染者的飞沫在空气中传播，也可在生物战中进行播散。

26. 细菌性肺炎

呼吸急促是细菌性肺炎的常见临床表现，通常伴随着频发干咳出现，随着病情进展，干咳又迅速演变为咳痰，紧接着其他症状和体征又迅速出现，包括发热、寒战、头痛、呼吸困难、阵发性胸痛、心动过速、呼吸杂音、鼻翼扇动以及发绀。听诊可闻及呼吸音减弱及细小的捻发音，叩诊可闻及浊音。

27. 气胸

呼吸过速是气胸的典型表现，常伴随剧烈、尖锐的一侧胸痛，这种胸痛可随着呼吸运动而加重，相关症状和体征还包括呼吸困难、心动过速、用力呼吸、非对称性胸腔扩张、干咳、发绀、焦虑不安。体检可发现患侧肺部出现过清音或鼓音、皮下捻发音、语音震颤减弱以及呼吸音减弱或消失，张力性气胸的患者还可出现气管移位。

28. 肺水肿

作为本病的早期症状，呼吸急促常伴有劳力性呼吸困难、夜间阵发性呼吸困难以及端坐呼吸。其他症状和体征包括干咳、捻发音、心动过速以及室性奔马律。在严重的肺水肿情况下，患者呼吸逐渐变快并费力，心动过速更加严重，湿啰音也跟着扩散到更大范围，患者开始咳泡沫样血痰，休克前表现（低血压、脉搏细弱、皮肤冰冷潮湿）也紧接着出现。

29. 急性肺栓塞

在患急性肺栓塞时，呼吸急促通常迅速出现，并伴随有呼吸困难的发生。患者常感到心绞痛或阵发性胸痛。其他特征性表现包括心动过速、干咳或痰中带血、低热、烦躁以及大汗。其他不常见的症状包括大量咯血、下肢水肿以及颈静脉怒张和晕厥（大栓子栓塞）。其他症状还包括胸膜摩擦音、弥漫性喘鸣、叩诊浊音、呼吸音减弱以及低血压、脉搏细速等休克前期表现。

30. 原发性肺动脉高压

心动过速作为本病的晚期症状，常伴随劳力性呼吸困难、四肢无力、虚弱、晕厥。患者经常感到活动后心绞痛，并可向颈部放射。其他症状还有咳嗽、咯血、声嘶。

31. 感染性休克

在感染性休克的早期，患者通常出现呼吸急促、突然发热、寒战、皮肤温暖、发红、干燥、恶心呕吐、腹泻，还可能有心动过速、正常或轻微的血压下降。随着病情的进展，患者还会有焦虑、烦躁、意识障碍、血压降低、皮肤冰冷、潮湿、发绀、脉搏细弱、口渴、少尿并逐渐进展到无尿。

32. 其他原因

呼吸急促还可由于过量服用水杨酸类药物引起。

【鉴别诊断】

1. 气短

气短与喘证同为呼吸异常，喘证呼吸困难，张口抬肩，摇身撷肚，实证气粗声高，虚证气弱声低；气短亦即少气，主要表现呼吸浅促，或气短不足以息，似喘而无声，亦不抬肩撷肚。清代李用粹在《证治汇补·喘病》中说："若夫少气不足以息，呼吸不相接，出多入少，名曰气短。气短者，气微力弱，非若喘证之气粗奔迫也。"可见，气短不若喘证呼吸困难之甚。但气短进一步加重，亦可呈虚喘表现。

2. 哮病

喘指气息而言，为呼吸气促困难。哮指声响而言，必见喉中哮鸣有声，有时亦伴有呼吸困难。正如清代程钟龄《医学心悟》曰：“夫喘促喉间如水鸡声者谓之哮，气促而连续不能以息者谓之喘。”喘未必兼哮，而哮必兼喘。

【辨证论治】

喘证的辨证当分清虚实。实喘者呼吸深长有余，呼出为快，气粗声高，伴有痰鸣咳嗽，脉数有力，病情多急。实喘又当辨外感内伤，外感起病急，病程短，多有表证；内伤病程久，反复发作，无表证。虚喘者呼吸短促难续，深吸为快，气怯声低，少有痰鸣咳嗽，脉象微弱或浮大中空，病势徐缓，时轻时重，遇劳则甚。虚喘应辨病变脏器，肺虚者劳作后气短不足以息，喘息较轻，常伴有面色㿠白，自汗，易感冒；肾虚者静息时易有气喘，动则更甚，伴有面色苍白，颧红，怕冷，腰膝酸软；心气、心阳衰弱时，喘息持续不已，伴有紫绀，心悸，浮肿，脉结代。

实喘其治主要在肺，治予祛邪利气，区别寒、热、痰的不同，采用温宣、清肃、化痰等法。虚喘治在肺、肾，而尤以肾为主，治予培补摄纳，针对脏腑病机，采用补肺、纳肾、益气、养阴等法。虚实夹杂，下虚上实者，当分清主次，权衡标本，适当处理。

临证还应注意寒热的转化互见。喘证的症候之间，存在着一定的联系。临床辨证除分清实喘、虚喘之外，还应注意寒热的转化。如实喘中的风寒壅肺证，若风寒失于表散，入里化热，可出现表寒肺热；痰浊阻肺证，若痰郁化热，或痰阻气壅，血行瘀滞，又可呈现痰热郁肺，或痰瘀阻肺证。

掌握虚实的错杂。本病在反复发作过程中，每见邪气尚实而正气已虚，表现肺实肾虚的“下虚上实”证。因痰浊壅肺，见咳嗽痰多，气急，胸闷，苔腻；肾虚于下，见腰酸，下肢欠温，脉沉细或兼滑。治疗宜化痰降逆，温肾纳气，以苏子降气汤为代表方，并根据上盛下虚的主次分别处理，上盛为主加用杏仁、白芥子、莱菔子，下虚为主加用补骨脂、胡桃肉、紫石英。虚喘尤重治肾，扶正当辨阴阳。虚喘有补肺、补肾及健脾、养心的不同治法，且每多相关，应结合应用，但肾为气之根，故必须重视治肾，纳气归原，使根本得固。扶正除辨别脏器所属外，须进一步辨清阴阳。阳虚者温养阳气，阴虚者滋阴填精，阴阳两虚者根据主次酌情兼顾。一般而论，以温阳益气为主。

（一）实喘

1. 风寒犯肺

症状：喘息咳逆，呼吸急促，胸部胀闷，痰多色白清稀，恶寒无汗，头痛鼻塞，或有发热，口不渴，舌苔薄白而滑，脉浮紧。

治法：宣肺散寒。

方药：麻黄汤合华盖散。麻黄汤由麻黄、桂枝、杏仁、甘草组成，华盖散由麻黄、紫苏子、杏仁、陈皮、桑白皮、赤茯苓、甘草组成。前方宣肺平喘，解表散寒力强，适用于咳喘、寒热身痛者；后方宣肺化痰，降气化痰功著，适用于喘咳胸闷、痰气不利者。若寒痰较重、痰白清稀、量多起沫者，加细辛、生姜；若咳喘重、胸满气逆者，加射干、前胡、厚朴、紫菀。

2. 表寒肺热

症状：喘逆上气，息粗鼻扇，胸胀或痛，咳而不爽，吐痰黏稠，伴形寒，身热，烦闷，身痛，有汗或无汗，口渴，舌苔薄白或发黄，舌边红，脉浮数或滑。

治法：解表清里，化痰平喘。

方药：麻杏石甘汤。本方由麻黄、杏仁、石膏、甘草组成。表寒重者，加桂枝；痰热重、痰黄黏稠量多者，加瓜蒌、贝母；痰鸣息涌者，加葶苈子、射干。

3. 痰热郁肺

症状：喘咳气涌，胸部胀痛，痰多质黏色黄或夹血痰，伴胸中烦闷，身热有汗，口渴而喜冷饮，面赤咽干，尿赤便秘，舌质红，苔黄腻，脉滑数。

治法：清热化痰，宣肺平喘。

方药：桑白皮汤。本方由桑白皮、半夏、苏子、杏仁、贝母、栀子、黄芩、黄连组成。身热重者，可加石膏；喘甚痰多、黏稠色黄者，可加葶苈子、海蛤壳、鱼腥草、冬瓜仁、薏苡仁；腑气不通、便秘者，加瓜蒌仁、大黄或玄明粉。

4. 痰浊阻肺

症状：喘咳痰鸣，胸中满闷，甚则胸盈仰息，痰多黏腻色白，咳吐不利，呕恶纳呆，口黏不渴，舌质淡，苔白腻，脉滑或濡。

治法：祛痰降逆，宣肺平喘。

方药：二陈汤合三子养亲汤。二陈汤由半夏、橘红、茯苓、甘草、生姜、乌梅组成，三子养亲汤由苏子、白芥子、莱菔子组成。两方同治痰湿，前方重点在胃，痰多脘痞者较宜；后方重点在肺，痰涌气急者较宜。痰湿较重、舌苔厚腻者，可加苍术、厚朴；脾虚、纳少、神疲，便溏者，加党参、白术；痰从寒化、色白清稀、畏寒者，加干姜、细辛；痰浊郁而化热，按痰热证治疗。

5. 肝气乘肺

症状：每遇情志刺激而诱发，突然呼吸短促，息粗气憋，胸胁闷痛，咽中如窒，但喉中痰鸣不著，平素多忧思抑郁，或失眠，心悸，或心烦易怒，面红目赤，舌质红，苔薄白或黄，脉弦。

治法：开郁降气平喘。

方药：五磨饮子。本方由沉香、槟榔、乌药、木香、枳实组成。肝郁气滞较著者，可加用柴胡、郁金、青皮等；心悸、失眠者，加百合、合欢皮、酸枣仁、远志等；若气滞腹胀、大便秘结者，加大黄即六磨汤，以降气通腑。

6. 水凌心肺

症状：喘咳气逆，倚息难于平卧，咳痰稀白，心悸，全身浮肿，尿少，怯寒肢冷，面色瘀暗，唇甲青紫，舌淡胖或暗胖，或有瘀斑、瘀点，舌下青筋显露，苔白滑，脉沉细或涩。

治法：温阳利水，泻肺平喘。

方药：真武汤合葶苈大枣泻肺汤。真武汤由炮附子、茯苓、白术、芍药、生姜组成，葶苈大枣泻肺汤由葶苈子、大枣组成。可酌加泽兰、桂枝、益母草、黄芪、防己等益气温阳、活血行水之品。若唇舌紫暗，瘀血内阻，加丹参、当归、红花等；阳虚明显，加肉桂、干姜；全身浮肿者，可合五皮饮治疗。

（二）虚喘

1. 肺虚证

症状：喘促短气，气怯声低，喉有鼾声，咳声低弱，痰吐稀薄，自汗畏风，或咳呛，痰少质黏，烦热口干，咽喉不利，面颧潮红，舌淡红，或舌红少苔，脉软弱或细数。

治法：补肺益气。

方药：生脉散合补肺汤。生脉散由人参、麦冬、五味子组成，补肺汤由人参、黄芪、桑白皮、熟地黄、紫菀、五味子组成。前方益气养阴，后方重在补肺益肾。若咳逆、咳痰稀薄者，加款冬花、苏子、钟乳石等；偏阴虚者，加沙参、玉竹、百合、诃子；咳痰黏稠，加川贝母、百部；兼肾虚，动则喘甚，加山萸肉、胡桃肉、蛤蚧；肺脾两虚、中气下陷者，配合补中益气汤加减治疗。

2. 肾虚证

症状：喘促日久，动则喘甚，呼多吸少，气不得续，形瘦神惫，跗肿，汗出肢冷，面青唇紫，或见喘咳，面红烦躁，口咽干燥，足冷，汗出如油，舌淡苔白或黑润，或舌红少津，脉沉弱或细数。

治法：补肾纳气。

方药：金匮肾气丸合参蛤散。金匮肾气丸由附子、肉桂、干地黄、山茱萸、山药、茯苓、泽泻、丹皮组成，参蛤散由人参、蛤蚧组成。前者偏于温阳，用于久喘而势缓者；后者长于益气，用于喘重而势急者。若脐下筑筑跳动，气从少腹上冲胸咽，为肾失潜纳，加紫石英、磁石、沉香；肾阴虚者，宜用七味都气丸合生脉散加减。本证一般以阳气虚为多见，若阴阳两虚应分清主次治之。

3. 喘脱证

症状：喘逆剧甚，张口抬肩，鼻翼扇动，不能平卧，稍动则咳喘欲绝，或有痰鸣，心悸烦躁，四肢厥冷，面青唇紫，汗出如珠，脉浮大无根，或脉微欲绝。

治法：扶阳固脱，镇摄肾气。

方药：参附汤送服黑锡丹。参附汤由人参、炮附子、生姜组成，黑锡丹由黑锡、硫黄、阳起石、附子、木香、胡芦巴、小茴香、肉豆蔻、桂心、沉香、川楝子、补骨脂组成。前方扶阳固脱，后方镇摄肾气。可配合蛤蚧粉加入汤方中服用，以温肾阳，散阴寒，降逆气，定虚喘。若阳虚甚，气息微弱，汗出肢冷，舌淡，脉沉细者，加干姜；阴虚甚，气息急促，心烦内热，汗出黏手，口干舌红，脉沉细数者，加麦冬、玉竹，人参改用西洋参；神志不清者，加丹参、远志、菖蒲；浮肿者，加茯苓、炙蟾皮、万年青根。

典型病例：

患者王某，女，35 岁。

初诊：2019 年 2 月。

主诉：气短喘息反复发作 3 年，加重 1 月余。

现病史：患者既往健康，于 3 年前，受寒后始出现气短喘息，活动后喘息明显加重，休息后可稍事缓解，偶有咳嗽咳痰，咳白色痰液，病情呈渐进式加重，后于上海市胸科医院确诊为肺泡蛋白沉积症，每年需洗肺 4 次治疗，洗肺后患者喘息症状可明显缓解，期间也曾于当地口服中药治疗，但病情未见明显好转，近 1 个月患者因回东北探亲，受寒凉空气刺激后症状加重，出现喘息，动辄尤甚，每行走 10 步就需休息，伴口唇发绀，四肢掌指紫绀，间断有咳嗽咳痰，咳白色混浊痰液，因病情较重，无法乘坐交通工具返回上海胸科医院洗肺治疗，故求诊中医治疗。现神清，面色晦暗，声微语低，口唇四肢末端青紫，患者喘息，呼多吸少，气不得续，舌质淡苔白，脉沉细数无力。

查体：血压为 130/80mmHg，口唇紫绀，双肺呼吸音粗，双肺可闻及哮鸣音。心率：100 次 / 分，律齐，未闻及病理性杂音，双下肢无浮肿。

辅检：肺 CT 检查符合肺泡蛋白沉积症表现。

中医诊断：喘证（寒饮伏肺、肺肾两虚）。

西医诊断：肺泡蛋白沉积症。

治法：温肺化饮，补肺纳肾平喘。

方药：自拟方。炙麻黄 10g，地龙 10g，细辛 3g，清半夏 10g，五味子 15g，桂枝 15g，白芍 15g，炙甘草 15g，干姜 6g，黄芪 50g，陈皮 15g，苏子 15g，蛤蚧粉 4g。（冲服）10 剂，水煎 300mL，日 2 次，温服。

患者服药后自述喘息症状稍有缓解，仍不能行走太多，咳痰较前有所增多，四肢发凉较前缓解，前方加茯苓 20g，白术 15g，再服 10 剂。

经 1 月余的调摄，基本以前方小做调整，患者可行走活动，长时间活动后仍有喘息，后再调治 1 月余，患者基本可正常活动行走，喘息明显减轻，无咳嗽咳痰症状，口唇四肢末梢紫绀明显好转，四肢发凉症状明显减轻，患者自述服用蛤蚧粉后自觉周身温暖舒畅，后患者返回杭州工作，带 1 个月中药继续巩固。治疗期间患者舌质由白逐渐转红，白苔逐渐退去，喘息症状明显改善，后嘱患者每年入伏后服用中药巩固治疗。近 3 年患者每年春冬两季及入伏均以上方加减巩固治疗。于 2021 年 4 月 14 日在当地医院复查胸部 CT，双肺肺泡蛋白沉积症。与 2018 年 10 月 23 日的 CT 检查结果相比有好转。患者现可正常工作生活，无明显喘息症状，回家后未再洗肺治疗，目前随访 3 年，病情稳定。

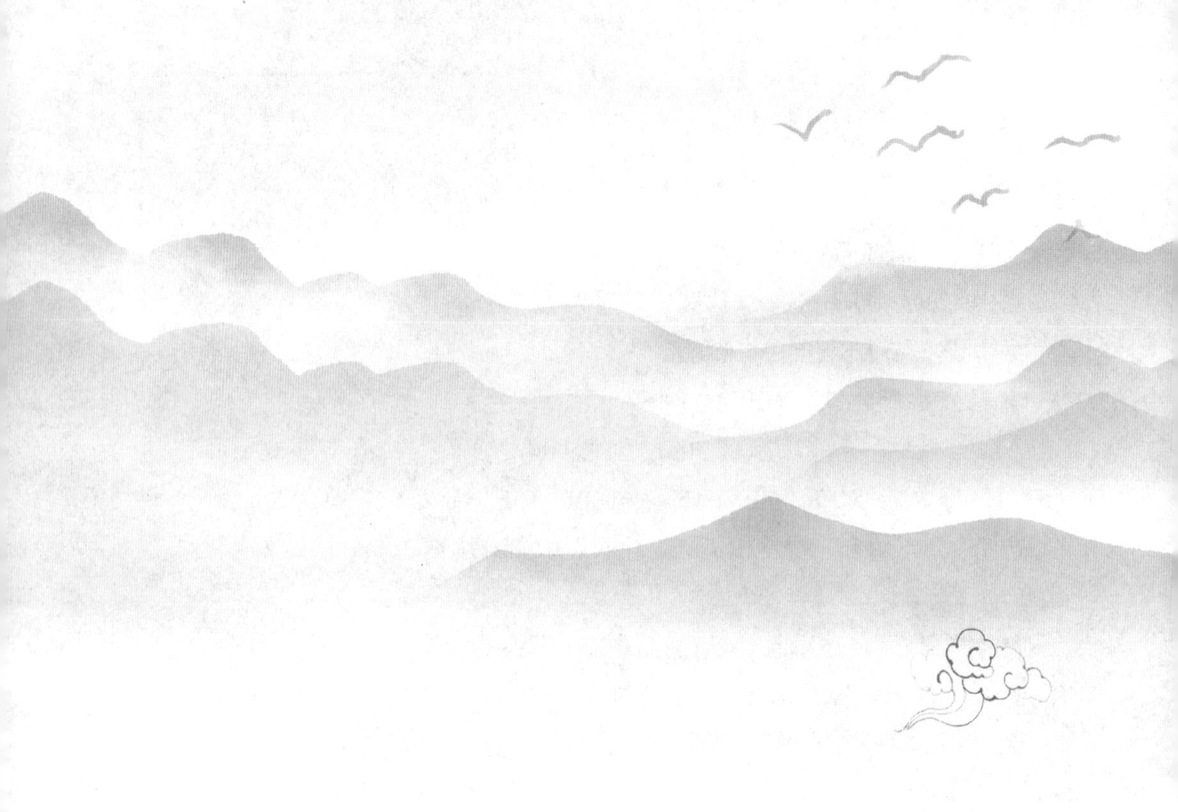

心悸

心悸包括惊悸与怔忡，首见于《素问·本病论》，张仲景在《黄帝内经》理论基础上对心悸做出了系统阐释。心悸的病因主要是体质素虚（久病或先天所致的气血阴阳亏虚或脏腑功能失调）、情志内伤，以及外邪侵袭。此三者互相影响，互为因果，有主有从，其中体质素虚是发病的根本。本病的病位在心，但亦常与其他脏腑有密切关系。其病机变化不外虚、实两端。虚实两者常互相夹杂，虚证之中，常兼痰浊、水饮或血瘀为患；实证之中，则多有脏腑虚衰的表现。对于本病的辨证，应着重辨明惊悸与怔忡之不同，虚实夹杂的情况，脏腑亏损的程度，以及脉象的变化。益气养血、滋阴温阳、涤痰化饮、活血化瘀为治疗心悸的主要治则。因本病以心中悸动不安为主要临床特点，所以对各种证型的心悸，都应适当配伍养心安神的药物，有时尚需采用重镇安神之品，但重镇安神药一般不宜久用。本病在临床上，应与胸痹心痛、奔豚、卑惵相鉴别。

心悸包括惊悸和怔忡，是指病人自觉心中悸动、惊惕不安、甚则不能自主的一种病症。临床多呈发作性，每因情志波动或劳累过度而发作，且常伴胸闷、气短、失眠、健忘、眩晕、耳鸣等症。西医学中各种原因引起的心律失常，如心动过速、心动过缓、期前收缩、心房颤动或扑动、房室传导阻滞、病态窦房结综合征、预激综合征以及心功能不全、心肌炎、部分神经症等，如表现以心悸为主症者，均可参照本病证辨证论治，同时结合辨病处理。

【病因病机】

心悸多因体虚劳倦、七情所伤、感受外邪及药食不当等，以致正气不足，心神失养；或邪滞心脉，心神不宁。

1. 体虚劳倦

禀赋不足，素体虚弱，或久病失养，或劳倦太过伤脾，气血阴阳亏乏，脏腑功能失调，致心神失养，发为心悸。正如《丹溪心法·惊悸怔忡》所言："人之所主者心，心之所养者血，心血一虚，神气不守，此惊悸之所肇端也。"

2. 七情所伤

平素心虚胆怯，突遇惊恐，心神动摇，不能自主而心悸。《济生方·惊悸论治》指出："惊悸者，心虚胆怯之所致也。"长期忧思不解，阴血暗耗，心失所养而悸；或化火生痰，痰火扰心，心神不宁而动。此外，怒则气上，恐则精却，阴虚于下，火逆于上，动撼心神而发惊悸。

3. 感受外邪

风寒湿痹日久，复感外邪，内舍于心，痹阻心脉；或风湿热邪，内侵心脉；温病疫毒，灼伤营阴，或邪毒内扰心神，均可发为心悸。

4. 药食不当

嗜食醇酒厚味、煎炸炙煿，蕴热化火生痰，痰火上扰心神则悸。

或药物过量，或毒性较剧，耗伤心气，损伤心阴，引起心悸，如附子、乌头、雄黄、蟾酥、麻黄等，或西药锑剂、洋地黄、奎尼丁、阿托品、肾上腺素等用药过量，或用药失当，静脉输液过快、过多，心脏功能失调，气血阴阳紊乱，均能引发心动悸、脉结代一类证候。

心悸病位在心，但与肝、脾、肾、肺四脏密切相关。肝失疏泄，气滞血瘀，或气郁化火，心脉不畅，心神被扰，而发心悸；肾阴不足，不能上制心火，或肾阳亏虚，心阳失于温煦，均可发为心悸；脾胃虚弱，心之气血化生乏源，或脾失健运，痰湿内扰心神，亦可发为心悸；热毒犯肺，内舍于心，或肺气亏虚，不能助心治节，心脉运行不畅，亦可悸动不安。基本病机为气血阴阳亏虚，心失所养；或痰、饮、瘀、火扰心，心神不宁。

【辨病思路】

心悸在中国传统医学中既是病症名，也是临床常见症状。在内、外、妇、儿等各科及心理疾病的患者主诉中均可见到心悸相关症状的存在。中医药在治疗心悸相关病证方面有着独特的认识，且在中西医结合的大背景下，现代中医在继承传统医学经验方法的同时，也吸收了大量现代医学对于心悸病症的研究成果，从而形成了对心悸病症的现代中医诊疗思路。当前心悸病多以神经症和心律失常等相关疾病为现代西医学诊断。

1. 心脏神经症

心脏神经症是以心血管系统功能失调为主要表现的神经症。临床以心悸、心前区疼痛、气短等为主诉，并兼见失眠、多梦易醒、头痛、头晕、神疲乏力等症。多见于中、青年及女性更年期。

心脏神经症中医辨证多为心肾不交，故应从肾论治，方选左归丸。也有医家认为心脏神经症多以肝郁气滞、脾气虚弱、心血亏虚为病理基础，血瘀痰浊是其病理产物，治疗当以疏肝解郁为主。兼血虚者宜疏肝健脾养血，方用逍遥散加减；兼血瘀者宜疏肝健脾、化瘀通络，方用逍遥散合桃红四物汤加减；兼痰浊者宜疏肝健脾祛痰，方用逍遥散合二陈汤加减。

2. 快速性心律失常

快速性心律失常中适宜中医治疗的有窦性心动过速、房颤等，对于房颤、阵发性房颤可用中药整体调节，祛除病因；对永久性房颤、持续性房颤中医药虽难以转律，但可改善症状，提高患者生活质量。

中医认为，快速性心律失常时证属阴血亏虚、心失所养，其中房颤辨证可为心血不足证、阴虚火旺证、心阳不振证、心脉瘀阻证等，并依据其发生的不同阶段分而论治。初起心气不足者常治以炙甘草汤，少佐温阳之肉桂、附子；气虚血瘀者则用补阳还武汤加生脉散为基本方；气滞血瘀者则用血府逐瘀汤加生脉散为基本方；心阴虚者治以甘麦大枣汤、天王补心汤、黄连阿胶鸡子黄汤。

风为百病之长，风性善行而数变，因此外风、内风皆可导致快速性心律失常的相关病证。临床应用时若心律失常时发时止，节律不一，考虑为痰热生风、扰动心神者，可加黄连以清热祛风，元胡活血祛风，苦参解毒祛风。对于肝风内动者，可加用羌活、钩藤、甘松、防风。

3. 缓慢性心律失常

缓慢性心律失常是指在静息、清醒状态下心室率小于 60 次 / 分的心律失常。对于缓慢性心律失常，现代中医的辨证分型尚不统一，但多认为本病阳虚居多，治疗以辨病与辨证相结合为纲，多采用温阳益气之法为基础。缓慢性心律失常的常见症状是心悸、胸闷、头晕，多为寒证、虚证、瘀证，治疗以温阳、补益、活血为主，常用的药物有附子、黄芪、桂枝、丹参。其中附子是治疗缓慢性心律失常使用频率最高的药物。

【更重要思路】

心脏神经症、各类型心律失常等表现为心悸临床特征者，可参照本节辨证论治，临床上需与急性呼吸窘迫综合征、过敏性休克、贫血、心力衰竭等鉴别。权衡利弊，精准诊疗。

1. 急性呼吸窘迫综合征

急性呼吸窘迫综合征除心悸外，还可引起呼吸困难、呼吸急促、鼻翼扇动、呼噜样呼吸等症状，听诊可闻及干、湿啰音，其他症状还包括发绀、焦虑、意识障碍等。

2. 肾上腺皮质功能减退症

患肾上腺皮质功能减退症时，心悸经常伴随有脉搏无力及进行性虚弱和乏力。其他症状和体征包括腹痛、恶心、呕吐、排便习惯改变、体重下降、直立性低血压、肤色变暗、性欲减低和晕厥。一些患者还有味觉、听觉、嗅觉增强表现。

3. 戒酒综合征

患戒酒综合征时，心悸可伴随有呼吸急促、多汗、发热、失眠、厌食、焦虑，此外，这种患者通常具有特征性的焦虑、易怒以及幻觉。

4. 过敏性休克

在严重的过敏性休克发生时，患者在接触过敏原（如青霉素或昆虫叮咬）的数分钟内即可出现心悸、低血压，皮肤瘙痒、头痛等，其他症状还可能有皮肤发红、冰冷、咳嗽、呼吸困难、恶心、失声或音调变化、尿急、尿失禁。

5. 贫血

心悸和洪脉是贫血的典型体征，其他伴随的症状体征包括疲乏、皮肤苍白，有出血倾向。听诊也许能发现奔马律、颈动脉收缩期杂音、湿啰音。

6. 焦虑

焦虑可引起心悸、呼吸急促、胸痛、恶心、头晕。当焦虑缓解时症状通常也随之消失。

7. 主动脉瓣关闭不全

本病患者除心悸外还可出现水冲脉，严重的关闭不全还可出现脉压增大。听诊可听到标志性的渐弱、高调、舒张期喷射样杂音。该杂音起始于第二心音，在胸骨左缘第二、三肋间最明显。还可能会听到动脉或心室奔马律、早期收缩期杂音、Austin Flint 杂音(心尖部舒张期杂音)、杜氏双重杂音(股动脉处可闻及的收缩期及舒张期杂音)。其他症状还包括心绞痛、呼吸困难，以及强烈突然的颈动脉搏动、皮肤苍白以及湿啰音、颈静脉怒张等心衰体征。

8. 主动脉狭窄

主动脉狭窄会引起心悸、动脉奔马律、脉搏细弱。然而，它的主要特征却是劳力性呼吸困难、心绞痛、眩晕、晕厥。主动脉狭窄也可导致粗糙的、渐弱渐强的收缩期喷射性杂音，这种杂音在胸骨右缘第二肋间处最明显。

9. 心脏挫伤

胸部钝性损伤所导致的心脏挫伤也会引起心悸、胸骨下疼痛、呼吸困难。查体可发现胸部瘀斑及心包摩擦音。

10. 心脏压塞

在严重的急性心脏压塞时，心悸常与奇脉、呼吸急促、呼吸困难并存。患者常出现明显的烦躁不安、皮肤湿冷、发绀、颈静脉怒张、心音低钝、心包摩擦音、胸痛、低血压、脉压下降等表现。

11. 心源性休克

尽管许多心源性休克表现在其他类型的休克中也可出现，但这些表现对心源性休克具有更重要的意义。脉搏细弱、脉压下降、低血压、呼吸急促、皮肤湿冷、苍白发绀、少尿、烦躁、意识下降等表现都可伴随心悸而出现。

12. 霍乱

霍乱以突发的水样腹泻和呕吐为特征性表现，体液、电解质严重丢失将导致心悸、口渴、无力、肌肉痉挛、皮肤松弛、少尿和低血压。如得不到及时救治，患者可在数小时内死亡。

13. 慢性阻塞性肺疾病

虽然该病的临床表现非常多，但心悸却是其常见的症状。其他典型的表现还有咳嗽、呼吸急促、呼吸困难、点头样呼吸、主动吸气、发绀、喘鸣。杵状指和桶状胸是其晚期表现。

14. 糖尿病酮症酸中毒

糖尿病酮症酸中毒通常会引起心悸和脉搏细弱。它的特征性临床表现是 Kussmaul 呼吸（呼吸加深加快）。酮症酸中毒的其他症状和体征还有呼吸带有烂苹果气味、直立性低血压、全身无力、厌食、恶心、呕吐以及腹痛。患者的意识状态可能由嗜睡发展为昏迷。

15. 发热

发热可引起心悸，相应的临床表现可反映特定疾病。

16. 心力衰竭

心力衰竭特别是在左心衰竭时，心悸可伴有室性奔马律、乏力、呼吸困难（劳力性和夜间阵发性呼吸困难）、端坐呼吸、下肢水肿。此外还有脉压缩小、低血压、呼吸急促、发绀、坠积性水肿、体重增加、反应迟钝、出汗、皮肤苍白、尿量减少等表现。晚期表现常有咯血、发绀及凹陷性水肿。

17. 高渗性昏迷

患者迅速出现意识障碍，同时伴有心悸、血压下降、呼吸困难、少尿、癫痫，并可出现严重的脱水，表现为皮肤弹性下降及黏膜干燥。

18. 高血压危象

高血压危象是一种以心悸、呼吸急促、舒张压超过 120mmHg、收缩压超过 200mmHg 的严重情况。患者通常发生肺水肿，出现颈静脉怒张、呼吸困难、咳粉红色泡沫痰。其他伴随表现包括胸痛、头痛、嗜睡、意识错乱、焦虑、耳鸣、鼻出血、呕吐，还可能出现神经系统定位体征，如感觉异常。

19. 低钠血症

低钠血症患者心悸很少见。其他表现包括直立性低血压、头痛、肌肉痉挛、抽搐、疲乏、无力、少尿、无尿、皮肤弹性减退、口渴、易怒、癫痫、恶心、呕吐，还可出现意识障碍甚至昏迷。严重的低钠血症还可出现发绀以及血管舒缩功能障碍，如脉搏细弱。

20. 血容量不足

血容量减少时心悸常伴有低血压、皮肤弹性下降、眼球下陷、口渴、晕厥以及皮肤、舌头干燥。

21. 低血容量休克

轻微心悸是低血容量休克的早期表现，常伴随有呼吸急促、烦躁、口渴、皮肤苍白冰冷。随着休克继续发展，患者还将出现皮肤湿冷、脉搏细速、低血压、脉压缩小、无尿、体温降低以及意识障碍。

22. 低氧血症

低氧血症时心悸常伴有呼吸急促、呼吸困难、发绀、意识错乱、晕厥以及运动功能失调等表现。

23. 心肌梗死

心肌梗死可以引起心悸或心动过缓。然而本病最典型的症状却是胸骨后的压榨性疼痛，并可向左臂、下颚、脖子或肩等处放射。听诊可闻及奔马律、心脏杂音以及肺底湿啰音。其他症状和体征还有呼吸困难、大汗、恶心、呕吐、焦虑、烦躁、血压升高或下降以及皮肤苍白湿冷。

24. 神经源性休克

发生神经源性休克时，心悸的同时伴有呼吸急促、烦躁、少尿、体温变化、意识障碍以及皮肤干燥温暖。

25. 直立性低血压

直立性代血压患者心悸的同时常伴随有该疾病的特征性表现，如眩晕、晕厥、皮肤苍白、视物模糊、大汗、恶心。

26. 嗜铬细胞瘤

嗜铬细胞瘤特征性表现为持续性或阵发性高血压，也可能会引起心悸和心动过速。其他表现还包括头痛、胸痛、腹痛、大汗、感觉异常、震颤、恶心、呕吐、失眠、极度烦躁（甚至恐惧）、皮肤苍白、发红、干燥。

27. 气胸

严重的气胸常引起心悸及一些其他的症状体征，如严重的呼吸困难、胸痛、呼吸急促及发绀。伴随症状还包括咳嗽、皮下捻发音、呼吸音减弱或消失、患侧胸部呼吸运动消失、语震减弱。

28. 肺栓塞

肺栓塞时心动过速常紧随突发的呼吸困难、心绞痛、胸膜炎性胸痛而发生。常见的伴随症状和体征还有外周血管搏动减弱、发绀、呼吸急促、低热、烦躁、大汗、干咳或血痰。

29. 感染性休克

感染性休克首先出现寒战，然后突发发热、心悸、恶心、呕吐、腹泻。患者皮肤干燥、发红、皮温高、血压正常或轻度下降。感染性休克后期患者可表现出焦虑，烦躁，口渴，少尿或无尿，皮肤潮湿、冰冷、发绀、脉搏细速，并出现严重的低血压，同时意识水平也进行性下降，直至昏迷。

30. 甲状腺毒症

心悸是此类甲状腺毒症的典型特征，其他临床表现包括甲状腺增大、焦虑、怕热、食欲增加但体重下降、出汗、腹泻、震颤、心悸，有时伴有突眼。因为甲状腺毒症可广泛地影响身体各个器官，其伴随症状是遍及全身各系统的，比如脉压增大、呼吸困难、厌食、恶心、呕吐、排便习惯改变、肝脏肿大、肌肉无力等。患者的皮肤光滑、皮温上升、潮红；头发细软，颜色在早期即可变为灰白或脱发。女性患者可出现性欲减低、月经稀少或停经，男性患者也会出现性欲减低及乳腺发育。

31. 其他原因

（1）诊断性检查：心导管及电生理检查可诱发短暂心悸。

（2）药物和酒精：多种药物可影响神经系统、循环系统导致心悸，例如肾上腺素受体激动剂，吩噻嗪类抗胆碱药如阿托品，甲状腺素，血管扩张剂如肼屈嗪、硝苯地平。

【鉴别诊断】

心悸应与奔豚相鉴别。奔豚发作时，亦觉心胸躁动不安，乃冲气上逆，发自少腹。《难经·五十六难》云："发于小腹，上至心下，若豚状，或上或下无时"，称之为肾积。

【辨证论治】

临证时，应注意辨心悸之虚实，虚者系指脏腑气血阴阳亏虚，实者多指痰饮、瘀血、火邪上扰。虚实之间可以相互夹杂或转化。实证日久，病邪伤正，可分别兼见气、血、阴、阳之亏损，而虚证也可因虚致实，兼见实证表现。

心悸的治疗应根据辨证的虚实灵活遣方用药。虚证分别予以补气、养血、滋阴、温阳之法，实证则应祛痰、化饮、清火、行瘀。但本病以虚实错杂为多见，当相应兼顾。由于心悸均有心神不宁的病理特点，故各种诊法均应酌情配以宁心安神之法。

1. 心虚胆怯

症状：心悸不宁，善惊易恐，坐卧不安，不寐多梦而易惊醒，恶闻声响，食少纳呆。苔薄白，脉细数或细弦。

治法：镇惊定志，养心安神。

方药：安神定志丸。由人参、茯苓、茯神、石菖蒲、远志、龙齿等组成。气短乏力，头晕目眩，动则为甚，静则悸缓，为心气虚损明显，重用人参；兼见心阳不振，加肉桂、炮附子；兼心血不足，加阿胶、制何首乌、龙眼肉；兼心气郁结，心悸烦闷，精神抑郁，加柴胡、郁金、合欢皮；气虚夹湿，加泽泻，重用白术、茯苓；气虚夹瘀，加丹参、川芎、红花、郁金。

2. 心血不足

症状：心悸气短，头晕目眩，失眠健忘，面色无华，倦怠乏力，纳呆食少，舌淡红，脉细弱。

治法：补血养心，益气安神。

方药：归脾汤加减。五心烦热，自汗盗汗，舌淡红少津，苔少或无，脉细数或结代，为气阴两虚，用炙甘草汤；兼阳虚而汗出肢冷，加炮附子、黄芪、煅龙骨、煅牡蛎；兼阴虚，加北沙参、玉竹、石斛；纳呆、腹胀，加陈皮、谷芽、麦芽、神曲、山楂、鸡内金；失眠多梦，加合欢皮、夜交藤、五味子、柏子仁、莲子心等；若热病后期损及心阴而心悸者，可用生脉散。

3. 阴虚火旺

症状：心悸易惊，心烦失眠，五心烦热，口干，盗汗，思虑劳心则症状加重，伴耳鸣腰酸，头晕目眩，急躁易怒，舌红少津，苔少或无，脉象细数。

治法：滋阴清火，养心安神。

方药：天王补心丹合朱砂安神丸加减。肾阴亏虚、虚火妄动致遗精腰酸者，加龟甲、熟地黄、知母、黄柏，或加服知柏地黄丸；若阴虚而火热不明显者，可单用天王补心丹；若阴虚兼有瘀热者，加赤芍、牡丹皮、桃仁、红花、郁金。

4. 心阳不振

症状：心悸不安，胸闷气短，动则尤甚，面色苍白，形寒肢冷，舌淡苔白，脉虚弱或沉细无力。

治法：温补心阳，安神定悸。

方药：桂枝甘草龙骨牡蛎汤合参附汤加减。形寒肢冷者，重用人参、黄芪、炮附子、肉桂；大汗出者，重用人参、黄芪、煅龙骨、煅牡蛎；兼见水饮内停者，加葶苈子、五加皮、车前子、泽泻；夹瘀血者，加丹参、赤芍、川芎、桃仁、红花；兼见阴伤者，加麦冬、枸杞子、玉竹；若心阳不振，以致心动过缓者，酌加补骨脂，重用桂枝。

5. 水饮凌心

症状：心悸眩晕，胸闷痞满，渴不欲饮，小便短少，或下肢浮肿，形寒肢冷，伴恶心，欲吐，流涎，舌淡胖，苔白滑，脉弦滑或沉细而滑。

治法：振奋心阳，化气行水，宁心安神。

方药：苓桂术甘汤加减。兼见恶心呕吐，加半夏、陈皮；兼见肺气不宣、肺有水湿者，咳喘，胸闷，加杏仁、前胡、桔梗、葶苈子、五加皮；兼见瘀血者，加当归、川芎、泽兰、益母草。

6. 瘀阻心脉

症状：心悸不安，胸闷不舒，心痛时作，痛如针刺，唇甲青紫，舌质紫暗或有瘀斑，脉涩或结或代。

治法：活血化瘀，理气通络。

方药：桃仁红花煎加减。证属气滞血瘀者，加用柴胡、枳壳；兼气虚者加黄芪、党参、黄精；兼血虚者加制何首乌、枸杞子、熟地黄；兼阴虚者加麦冬、玉竹、女贞子；兼阳虚者加炮附子、肉桂、淫羊藿；络脉痹阻，胸部窒闷者，加沉香、檀香、降香；夹痰浊，胸满闷痛，苔浊腻，加瓜蒌、薤白、半夏、陈皮；胸痛甚者，加乳香、没药、五灵脂、蒲黄、三七粉等。

7. 痰火扰心

症状：心悸时发时止，受惊易作，胸闷烦躁，失眠多梦，口干苦，大便秘结，小便短赤，舌红，苔黄腻，脉弦滑。

治法：清热化痰，宁心安神。

方药：黄连温胆汤加减。痰热互结，大便秘结者，加生大黄；火郁伤阴者，加麦冬、玉竹、生地黄；兼见脾虚者，加党参、白术、麦芽、砂仁。

典型病例一：

患者梁某，女，43岁。

初诊：2014年9月13日。

主诉：心悸、胸闷胸痛伴头晕心烦1年。

现病史：1年前无明显诱因偶尔自觉心悸，胸闷胸痛，头晕心烦，无明显不适，纳、眠可，二便可，月经可。

门诊查体：舌红，苔薄白，脉结代。血压110/79mmHg。心电图为室性早搏；电轴左偏。心脏彩超显示无明显异常。

听诊：心律不齐，各瓣膜未闻及病理性杂音。

中医诊断：心悸（心脾两虚）。

西医诊断：心律失常，室性早搏。

治法：益气补血，健脾养心。

方药：归脾汤加减。党参 15g，生黄芪 30g，茯苓 30g，远志 12g，炒枣仁 30g，柏子仁 15g，神曲 30g，香附 15g，生甘草 10g，川芎 10g，郁金 15g，合欢花 30g，丹参 30g，仙鹤草 10g，清半夏 10g，莪术 10g，大枣 6 枚，生姜 3 片。6 剂，水煎服，日 1 剂，早晚分服。

二诊：药后无明显不适，无心慌头晕，饮食可，睡眠可，大小便可。动态心电图显示为频发室早，最小心率为 42 次 / 分，最大心率为 115 次 / 分，室早 1046 次 /24 小时。上药去川芎、神曲，生甘草改 15g，生黄芪改 45g，加当归 15g，天麻 10g。6 剂，服法同前。

三诊：反复调方 1 月余，症状缓解。

典型病例二：

患者何某，女，59 岁。

初诊：2015 年 1 月 5 日。

主诉：胸闷心悸、头晕头胀 1 年。

现病史：1 年前无明显诱因出现胸闷，胁肋疼痛，心慌心烦，头晕头胀，头疼耳鸣，视物模糊，纳可眠可，大小便可。

门诊查体：舌淡，苔薄，脉弦。血压 100/70mmHg。心电图显示 V5 ST 段稍下移，频发房早。

听诊：心律不齐，各瓣膜未闻及病理性杂音。

中医诊断：心悸（肝郁气滞）。

西医诊断：心律失常，频发房性早搏。

治法：疏肝解郁。

方药：柴胡疏肝散加减。柴胡 10g，白芍 15g，川芎 9g，泽泻

30g，当归 9g，郁金 15g，合欢皮 30g，香橼 15g，焦三仙 30g，莪术 10g，炒枣仁 15g，柏子仁 15g，蝉蜕 15g，地龙 15g，黄精 15g。7 剂，水煎服，日 1 剂，早晚分服。

二诊：心慌较前明显减轻，无耳鸣，无胸闷及胁肋痛，无头晕头疼，视物模糊好转，纳可眠可，大便成形 1 天 1 次，小便调，舌淡，苔薄白，血压 104/70mmHg，心电图示正常。上方去柏子仁、炒枣仁，加菊花 10g。继服两月余，症状缓解，无明显不适。

心悸的其他治疗方法：

1. 中成药

（1）稳心颗粒：功效：益气养阴，活血化瘀。一次 1 袋，口服，一日 3 次。用于气阴两虚，心脉瘀阻所致的心悸不宁、气短乏力、胸闷胸痛，室性早搏、房性早搏见上述证候者。

（2）参松养心胶囊：功效：益气养阴，活血通络，清心安神。每次 2 ~ 4 粒，口服，每日 3 次。用于治疗冠心病室性早搏，其属气阴两虚，心络瘀阻证，症见心悸不安，气短乏力，动则加剧，胸部闷痛，失眠多梦，盗汗，神倦懒言。

（3）柏子养心丸：功效：补气，养血，安神。每次 60 粒（6g），口服，每日 2 次。用于心气虚寒，症见心悸易惊，失眠多梦，健忘。

2. 中药注射剂

（1）丹参注射液：功效：活血化瘀，通脉养心。每支 2mg。肌肉注射，每次 2 ~ 4mg，每日 1 ~ 2 次。静脉推注每次 4mg，加入 50% 葡萄糖液，每日 1 ~ 2 次。静脉滴注每次 10mg，5% 葡萄糖液稀释后用，每日 1 次。

（2）参脉注射液：功效：益气固脱，养阴生津。参脉注射液 40mL 加入 5% 葡萄糖 250mL 中静滴，1.5 ~ 2.0mL / min，不能耐受者减速，每日 1 次。

（3）盐酸胺碘酮注射液：可用于治疗严重的心律失常。负荷滴注：先快。头 10 分钟给药 150mg（15mg/min）。3mL 可达龙注射液（150mg）

于 100mL 葡萄糖溶液（浓度 =1.5mg/mL）中，滴注 10 分钟。后慢：随后 6 小时给药 360mg（img/min）。18mL 可达龙注射液（900mg）于 500mL 葡萄糖溶液（浓度 =1.8mg/mL）中。维持滴注：剩余 18 小时给药 540mg（0.5mg/min）。将滴注速度减至 0.5mg/min。

3. 针刺疗法

主穴：内关、郄门、神门、厥阴俞、巨阙。

配穴：心胆气虚者配胆俞；心脾两虚者配脾俞、足三里；阴虚火旺者配太溪、肾俞；痰火扰心者配尺泽、丰隆；水气凌心者配气海、阴陵泉；心脉瘀阻者配膻中、膈俞。

操作手法：选取毫针平补平泻，水气凌心者可加灸法，心脉瘀阻者膈俞可用刺络拔罐法，每日 1 次，每 6 ~ 7 天，留针 20 ~ 30 分钟。

4. 危重症的抢救

（1）生脉饮：2 ~ 3 支，口服，每日 3 次。用于气阴虚者。

（2）人参粉：3 ~ 5g，温开水送服，每日 2 ~ 3 次。用于气虚者。

（3）人参注射液：2 ~ 4mL 加入 50% 葡萄糖液 20mL 静脉推注。或加入静脉输液中，可反复使用。据病情调整用量、静脉滴注速度。用于气脱者。

（4）参附注射液：用法同上，用量不宜过大，以免附子中毒。用于阳气虚脱者。生脉注射液：20 ~ 40mL 加入 5% 葡萄糖液中静脉滴注。用于气阴虚者。参麦注射液：5~20mL 加入 5% 葡萄糖液中静脉滴注。用于气阴虚者。针刺治疗：体针取素修、人中、足三里、内关。耳针取皮质下、肾上腺。

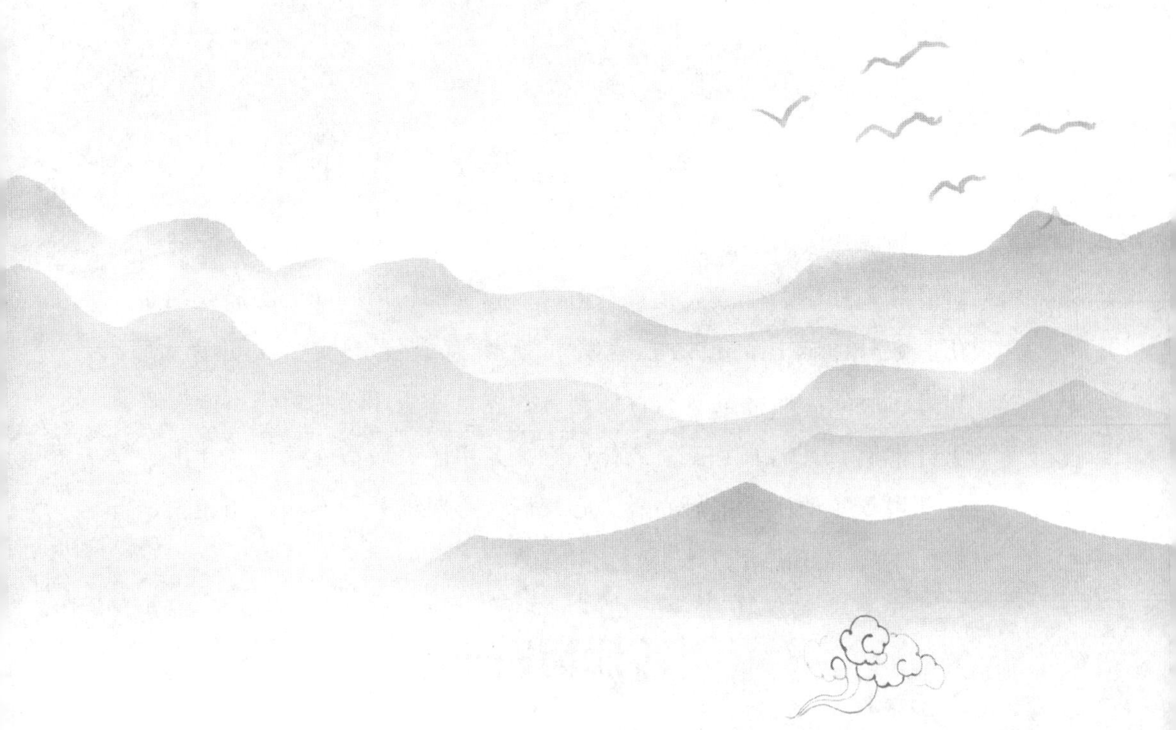

胸痹

胸痹是指以胸部闷痛，甚至胸痛彻背，喘息不得卧为主要表现的一种疾病，轻者感觉胸闷，呼吸欠畅，重者则有胸痛，严重者胸痛彻背，背痛彻胸，是由胸中气血闭塞阻滞而导致气血失调的疾病。

胸痹一词始见于《灵枢·本脏》，汉代张仲景《金匮要略》中正式提出“胸痹”的名称，归纳病机为“阳微阴弦”，治疗上有温通散寒方药如瓜蒌薤白白酒汤及瓜蒌薤白半夏汤等。元代《世医得效方》中提出以苏合香丸治疗本病。明代以大量红花、桃仁、降香及失笑散治疗本病。《医林改错》用血府逐淤汤治疗本病 。

根据本证的临床特点，主要与现代医学所指的冠状动脉粥样硬化性心脏病（心绞痛、心肌梗死）关系密切。

胸痹是以胸部闷痛，甚至胸痛彻背，喘息不得卧为主症的疾病。轻者胸闷如窒，呼吸欠畅，胸前区、胸背部、肩胛间区隐痛或绞痛，历时数分钟至十余分钟，反复发作，经休息或服用药物后可迅速缓解；重者可胸痛，胸痛彻背，背痛彻胸，休息或服用药物后仍不能缓解，大汗淋漓，又名真心痛。或伴有心悸、水肿、肢冷、喘促、汗出、面色苍白等。西医学中冠心病、心绞痛、心肌梗死与本病密切相关，可参照本病辨证论治。

【病因病机】

本病症的发生多与寒邪内侵、饮食失调、情志失节、劳倦内伤、年迈体虚等因素有关。其病机有虚实两方面，实为寒凝、血瘀、气滞、痰浊痹阻胸阳，阻滞心脉；虚为气虚、阴伤、阳衰，肝、脾、肾亏虚，心脉失养。

1. 寒邪内侵

寒主收引，既可抑遏阳气，所谓暴寒折阳，又可使血行瘀滞，发为胸痹；素体阳虚，胸阳不振，则阴寒之邪乘虚而入，寒凝气滞，寒邪伤阳导致胸阳不展，血行不畅，痹阻胸阳，发为胸痹。

2. 饮食失调

饮食不节，过食膏粱厚味，或嗜好烟酒，以致损伤脾胃，运化失健，聚湿生痰，上犯心胸，阻遏心阳，使胸阳不展，气机不畅，心脉痹阻发为胸痹；嗜食辛辣醇酒厚味，以致湿热内蕴，湿郁成痰，热郁化火，痰火犯于心胸，心阳被遏，痰浊痹阻，留恋日久，痰阻血瘀，痰瘀互结，发为胸痹。

3. 情志失调

忧思伤脾，脾失健运，津液不布，聚湿生痰。郁怒伤肝，肝失疏泄，肝郁气滞，甚则气郁化火，灼津为痰。气滞、痰阻均可使血行不畅，而致气滞血瘀，或痰瘀交阻，胸阳不运，心脉痹阻，不通则痛，而发胸痹。

4. 劳倦内伤

劳倦久病，脾胃虚弱，运化失职，致气血亏虚，心脉失养，拘急而痛；积劳伤阳，心肾阳虚，鼓动无力，胸阳不展，阴寒内侵，血脉不畅，发为胸痹。

5. 年迈体虚

年老者，肾气自半，精血渐亏。肾阳虚衰，则不能鼓动五脏之阳，致心气不足，或心阳不振，血脉失于温运，痹阻不畅；肾阴亏虚，则不能濡养五脏，水不涵木，不能上济于心，心肝火旺，心阴耗伤，心脉失于濡养；心阴不足，心火炽盛，下灼肾水，进一步耗伤肾阴；心肾阳虚，痰饮乘于阳位，阻滞心脉。以上诸虚，可因虚致实，导致寒凝、气滞、血瘀、痰浊，而使胸阳失运，心脉阻滞，发为胸痹。

胸痹心痛的主要病机为心脉痹阻，病位在心，涉及肝、脾、肾诸脏。临床主要表现为本虚标实，虚实夹杂，在本病症的形成和发展过程中，大多因实致虚，亦有因虚致实者。本虚有气虚、气阴两虚及阳气虚衰，标实有血瘀、寒凝、痰浊、气滞，且可相兼为病，如气滞血瘀、寒凝气滞、痰瘀交阻等。

【辨病思路】

古代胸痹范围可涉及心、肺、食道、胃、纵隔等多种疾病。本篇专指由心冠脉病变引起之病，是冠心病范畴。冠心病、心绞痛、心肌梗死等均属中医胸痹范畴；胸痹所涉及的症，既可异病同治，也可同病异治。如脑心、胃心、胆心、颈心等综合征引起的胸痹，要同病异治，要分别治疗脑、胃、胆及颈椎病方能缓解胸痹症状，属同病异治范畴。心脑血管病就可同治则属于异病同治范畴。冠状动脉病有如下表现形式。

1. 冠状动脉痉挛

冠状动脉痉挛是一种特殊类型的冠状动脉疾病，造影正常血管或粥样硬化病变部位均可发生痉挛，其临床表现和治疗方案与冠状动脉粥样硬化性心脏病有明显的差别。

本病病人常较年轻，除吸烟外，大多数病人缺乏动脉粥样硬化的经典危险因素，吸烟、酒精和毒品是冠状动脉痉挛的重要诱发因素。临床表现为静息性心绞痛，无体力劳动或情绪激动等诱因，发病时间集中在午夜至上午8时之间，病人常因恶性心律失常伴发晕厥，少数病人冠状动脉持续严重痉挛，可导致急性心肌梗死，甚至猝死。

若冠状动脉痉挛导致血管闭塞，其心电图呈一过性ST段抬高。该类病人临床特点鲜明，因静息性发作与稳定型心绞痛不同，ST段抬高与稳定型心绞痛、UA和NSTEMI不同，ST段抬高呈一过性也与ATEMI不同，因此可直接确立诊断（早先称为变异型心绞痛）。非闭塞性痉挛患者心电图表现为ST段压低或T波改变，此时难以和一般的心绞痛相鉴别。另外，冠状动脉痉挛一般具有自行缓解的特性，心电图和常规冠状动脉造影难以捕捉，因此确诊常需乙酰胆碱或麦角新碱激发实验。

冠状动脉痉挛在治疗时，应在戒烟戒酒基础上，使用钙通道阻滞剂和硝酸酯类药物，β受体拮抗剂可能会加重或诱发痉挛，但伴有固定性狭窄的病人并非禁忌。冠状动脉痉挛一般预后良好，5年生存率可高达89%～97%，而多支血管或左主干痉挛病人预后不良。中医治疗可选用针灸、按摩、牵引等外治疗法，同时适当长期服用麝香保心丸、速效救心丸、丹参滴丸，疗效较好。

2. 心肌桥

冠状动脉通常走行于心外膜下的结缔组织中，如果一段冠状动脉走行于心肌内，这束心肌纤维被称为心肌桥，走行于心肌桥下的冠状动脉被称为壁冠状动脉。冠状动脉造影显示，该节段在心脏收缩时受挤压，舒张时恢复正常，被称为“挤奶现象”（milking effect）。冠状动脉造影时心肌桥检出率为 0.51% ~ 16%，尸体解剖时检出率高达 15% ~ 85%，说明大部分心肌桥并没有临床意义。

由于壁冠状动脉在每一个心动周期的收缩期被挤压，如挤压严重可产生远端心肌缺血，临床上可表现为类似心绞痛的症状、心律失常甚至心肌梗死或猝死。另外，由于心肌桥存在，导致其近端的收缩期前向血流逆流而损伤该处的血管内膜，所以该处容易形成动脉粥样硬化斑块。在心脏收缩时，如果该冠状动脉狭窄大于 70%，则应将此心肌桥切断，否则内科或中药治疗难以奏效。

3.X 综合征（微血管性心绞痛、急性冠脉综合征）

X 综合征通常指病人具有心绞痛或类似于心绞痛的症状，运动平板试验出现 ST 段下移而冠状动脉造影无异常表现。此类病人占因胸痛而行冠状动脉造影检查病人总数的 10% ~ 30%。本病病因尚不清楚，可能与内皮功能异常和微血管功能障碍有关。

本病以绝经期前女性多见，女性发病是男性发病的 5 倍，心电图可正常，也可有非特异性 ST-T 改变，近 20% 的病人可有平板运动试验阳性。运动负荷试验或心房调搏术时可检测到冠状静脉窦乳酸含量增加。血管内超声及多普勒血流测定显示可有冠状动脉内膜增厚、早期动脉粥样硬化斑块形成及冠状动脉血流储备降低。（CFR 下降）并可引起可诱导的代谢性心肌缺血，冠脉微血管病变并不出现动脉粥样硬化的整体形态学改变。将近半数的无冠脉阻塞性胸痛的女性，表现为微血管功能异常，血流减少。是冠心病死亡的主要原因。进行核素心肌灌注显像检查，查微循环血供。

中医辨证中活血化瘀、理气止痛，主治胸中瘀血之血府逐瘀汤，还能改善微循环，加快微循环的血流速度。同时中药川芎，其中川芎嗪能加速微循环血流速度，增加微血管开放。丹参能改善微循环，其中丹参素作用明显，使微循环血流显著加快，微动脉扩张，毛细血管网开放数目增多，血液流态改善。

【重要思路】

冠心病、心绞痛、急性心肌梗死等表现为胸痹心痛临床特征者，可参照本节辨证论治，临床上需与急性肺栓塞、夹层主动脉瘤、气胸、胸膜炎、心包炎等相鉴别。权衡利弊，精准诊疗，确保医患安全。

1. 心绞痛

本病多发于 40 岁以上，男性多于女性。典型特征是阵发性的前胸压榨性疼痛，主要位于胸骨后部，少数在心前区或剑突下，可放射至左上肢，常在劳累、情绪激动、饱食、受寒等诱因下发生，持续数分钟，常迫使患者立即停止活动，休息或含用速效硝酸酯制剂可很快缓解。部分患者表现为胸闷或不适感，而非疼痛，有的患者可在休息或睡眠中发生胸痛（卧位型心绞痛）。发作时多数患者心电图可见缺血性 ST 段压低或 T 波变化，变异型心绞痛发作时 ST 段抬高，心绞痛缓解后，异常的 ST 段和 T 波变化可恢复正常。心电图正常的患者可做运动负荷试验以诱发心绞痛，或者行核素心肌显影，或行选择性冠状动脉造影，可明确冠状动脉病变。

2. 急性心肌梗死

本病疼痛部位与心绞痛相仿，但发作时更剧烈，持续时间更长，可达数小时，休息和含用硝酸甘油多不能使之缓解，常伴有休克、心律失常及心力衰竭表现。心电图特征性改变及血清心肌坏死标志物的增高可明确诊断。为了及早诊断，临床需以心肌标记物为核心检查项目进行动态监测，冠状动脉造影是诊断的金标准。

3. 夹层主动脉瘤

本病常有高血压或动脉粥样硬化病史。特征表现是突然出现的胸骨后或心前区撕裂样剧痛或烧灼感，疼痛可放射到背、腰、骨盆、下肢或头颈、上肢，疼痛持续不缓解或突然缓解。双上肢血压可有不对称。心电图无心肌梗死特征。X 线检查可见主动脉阴影增宽。超声检查、主动脉增强 CT 检查有助于诊断。

4. 急性肺栓塞

本病多见于有心脏病史、近期手术或外伤后久卧少动等存在右心或体循环静脉血栓危险的患者。表现为突发性胸痛、咯血、呼吸困难和紫绀，单侧下肢水肿。疼痛多为刺痛、绞痛，部位在胸骨后，向肩部放射，随呼吸加重，伴有发热、咳嗽、咯血等症状。病变部位有浊音，并可闻及胸膜摩擦音。X 线摄片、心电图检查进行初步筛查，胸部增强 CT 扫描和选择性肺动脉造影有助于诊断。

5. 气胸

本病呈突发胸痛，多于剧烈活动后出现，伴咳嗽、呼吸困难、心悸、汗出等症状，体检患侧胸部叩诊呈鼓音、听诊呼吸音消失。结合胸片检查可确诊。

6. 肺部炎症

凡肺部的炎症侵犯到壁层胸膜时均可引起胸痛，如肺炎、肺脓肿、肺结核、肺真菌感染、肺阿米巴病等。本病以感染症状为主，胸痛仅为其中的伴随症状。

7. 浆膜炎症

心包炎、胸膜炎可以引起胸痛。心包炎胸痛多为心前区刺痛，可闻及心包摩擦音，急性心包炎心电图可见多数导联 ST 段呈弓背向下型的抬高。胸膜炎胸痛多位于腋前线及腋中线附近，随呼吸和咳嗽加剧，患侧呼吸运动受限，可闻及胸膜摩擦音。X 线摄片和超声检查有助于诊断。

8. 肋间神经痛

本病疼痛常沿一根或数根肋间神经支配区分布，但并不一定局限在胸前，呈刺痛或灼痛，多为持续性而非发作性，咳嗽、深呼吸和身体转动可使疼痛加剧，沿神经分布区有压痛，手臂上举活动时局部有牵拉疼痛。

9. 肋软骨炎

本病多见于青壮年，女性略多。好发于 2 ~ 4 肋软骨，同侧上肢活动、侧身、咳嗽时疼痛加剧，局部增粗、隆起、肿胀，有明显压痛。

10. 心脏神经症

本病多见于 20 ~ 40 岁青壮年，女性较多。患者常诉胸痛，但为短暂（几秒钟）的刺痛或持久（几小时）的隐痛，善太息。胸痛部位多在心尖部，或经常变动部位不定；多于静息时发作、活动后反而减轻。含服硝酸甘油无效。患者常情绪易激动、焦虑，伴有失眠、心悸、自汗、疲乏、头痛、眩晕及其他神经衰弱的症状。

11. 不典型疼痛

本病可见于食管病变、膈疝、消化性溃疡、肠道疾病、颈椎病等疾病。临床上，必须认真对胸痛患者进行鉴别诊断，坚持辨病为先，尤其对于危及生命的急性胸痛，如急性心肌梗死、急性肺栓塞、主动脉夹层瘤、张力性气胸等，必须重点一一排查。

12. 胸椎病

引起交感神经兴奋，引起冠状动脉痉挛。

13. 食管裂孔疝，胃入膈

类似冠心病。

14. 更需注意还有无声炸弹

无痛性心肌缺血、隐匿性心肌缺血。

15. 多发性骨髓瘤

发生多发性骨髓瘤时，免疫球蛋白在心内壁沉积，发生淀粉样改变、出现胸闷、气急、心衰。

【鉴别诊断】

1. 悬饮

为胸胁胀痛，持续不解，多伴有咳唾，转侧、呼吸时疼痛加重，胁间饱满，并有咳嗽、咳痰等肺系证候。

2. 胃脘痛

与饮食相关，以胀痛为主，局部有压痛，持续时间较长， 常伴有泛酸、嘈杂、嗳气、呃逆等胃部症状。

3. 真心痛

真心痛是胸痹的进一步发展，症见心痛剧烈，甚则持续不解，伴有汗出、肢冷、面白、唇紫、手足青至节、脉微或结代等，属于危重急症。

【辨证论治】

本病辨证要点注意辨胸痹之虚实。遇劳疼痛、休息或服药后减轻为顺症，服药后不缓解的为危症。

临床可分为心血瘀阻、气滞心胸、痰浊闭阻、寒凝心脉、气阴两虚、心肾阴虚、心肾阳虚、正虚阳脱等证型。治疗以通补为大法。实症应先祛邪后扶正，虚实并见则扶正祛邪兼顾。实则泻之，以行气活血、辛温通阳、涤痰泻热为法；虚则补之，以补气益气养阴为法。

1. 心血瘀阻

症状：心胸疼痛，如刺如绞，痛有定处，入夜为甚，甚则心痛彻背，背痛彻心，或痛引肩背，伴有胸闷，日久不愈，可因暴怒、劳累而加重，舌质紫暗，有瘀斑，苔薄，脉弦涩。

治法：活血化瘀，通脉止痛。

方药：血府逐瘀汤。本方由当归、生地黄、桃仁、红花、枳壳、赤芍、柴胡、甘草、桔梗、川芎、牛膝组成。瘀血痹阻较重、胸痛剧烈者，可加乳香、没药、郁金、降香、丹参等；血瘀气滞并重、胸闷痛甚者，可加沉香、檀香、荜茇等；寒凝血瘀或阳虚血瘀、伴畏寒肢冷、脉沉细或沉迟者，可加桂枝或肉桂、细辛、高良姜、薤白等，或加人参、炮附子等；气虚血瘀、伴气短乏力、自汗、脉细弱或结代者，当益气活血，用人参养营汤合桃红四物汤加减，重用人参、黄芪；猝然心痛发作者，可含化复方丹参滴丸、速效救心丸。

2. 气滞心胸

症状：心胸满闷，隐痛阵发，痛有定处，时欲太息，遇情志不遂时容易诱发或加重，或兼有胸部胀闷，得嗳气或矢气则舒，苔薄或薄腻，脉细弦。

治法：疏肝理气，活血通络。

方药：柴胡疏肝散。本方由陈皮、柴胡、枳壳、白芍、炙甘草、香附、川芎组成。胸闷心痛明显，为气滞血瘀之象，可合用失笑散；气郁日久化热、心烦易怒、口干便秘、舌红苔黄、脉弦数者，用加味逍遥散。

3. 痰浊闭阻

症状：胸闷重而心痛微，痰多气短，肢体沉重，形体肥胖，遇阴雨天易发作或加重，伴有倦怠乏力，纳呆便溏，咳吐痰涎，舌体胖大且边有齿痕，苔浊腻或白滑，脉滑。

治法：通阳泄浊，豁痰宣痹。

方药：栝蒌薤白半夏汤合涤痰汤。栝蒌薤白半夏汤由瓜蒌、薤白、半夏、白酒组成；涤痰汤由半夏、胆南星、橘红、枳实、茯苓、人参、石菖蒲、竹茹、甘草、生姜组成。前方偏于通阳行气，后方偏于健脾益气，豁痰开窍。痰浊郁而化热者，用黄连温胆汤加郁金；如痰热兼有郁火者，加海浮石、海蛤壳、栀子、天竺黄、竹沥；大便干结加桃仁、大黄。本病痰浊与瘀血往往同时并见，因此通阳豁痰和活血化瘀法亦经常并用。

4. 寒凝心脉

症状：猝然心痛如绞，心痛彻背，喘不得卧，多因气候骤冷或骤感风寒而发病或加重，伴形寒，甚则手足不温，冷汗自出，胸闷气短，心悸，面色苍白，苔薄白，脉沉紧或沉细。

治法：辛温散寒，宣通心阳。

方药：枳实薤白桂枝汤合当归四逆汤。枳实薤白桂枝汤由枳实、厚朴、薤白、桂枝、瓜蒌组成，当归四逆汤由当归、桂枝、白芍、细辛、炙甘草、大枣、通草组成。前方重在通阳理气，后方以温经散寒为主。阴寒极盛之胸痹重症，表现为胸痛剧烈，痛无休止，伴身寒肢冷，气短喘息，脉沉紧或沉微者，当用温通散寒之法，予乌头赤石脂丸加荜茇、高良姜、细辛等；若痛剧而四肢不温，冷汗自出，即刻舌下含化苏合香丸或麝香保心丸。

5. 气阴两虚

症状：心胸隐痛，时作时休，心悸气短，动则益甚，伴倦怠乏力，声息低微，面色白，易汗出，舌质淡红，舌体胖且边有齿痕，苔薄白，脉虚细缓或结代。

治法：益气养阴，活血通脉。

方药：生脉散合人参养荣汤。生脉散由人参、麦冬、五味子组成，人参养荣汤由人参、熟地黄、当归、白芍、白术、茯苓、炙甘草、黄芪、陈皮、五味子、桂心、远志组成。前方长于益心气，敛心阴；后方补气养血，安神宁心。兼有气滞血瘀，可加川芎、郁金；兼见痰浊之象，可重用茯苓、白术，加白蔻仁；兼见纳呆、失眠等心脾两虚者，可重用茯苓、远志，加茯神、半夏、柏子仁、酸枣仁。

6. 心肾阴虚

症状：心痛憋闷，心悸盗汗，虚烦不寐，腰酸膝软，头晕耳鸣，口干便秘，舌红少津，苔薄或剥，脉细数或促代。

治法：滋阴清火，养心和络。

方药：天王补心丹合炙甘草汤。天王补心丹由人参、玄参、丹参、茯苓、五味子、远志、桔梗、当归、天冬、麦冬、柏子仁、酸枣仁、生地黄、朱砂组成，炙甘草汤由炙甘草、人参、桂枝、生姜、阿胶、生地黄、麦冬、火麻仁、大枣组成。前方以养心安神为主，后方以养阴复脉见长。阴不敛阳、虚火内扰心神、虚烦不寐、舌尖红少津者，可用酸枣仁汤；兼见风阳上扰者，加用珍珠母、磁石、石决明、琥珀等；心肾阴虚，兼见头晕目眩、腰酸膝软、遗精盗汗、心悸不宁、口燥咽干者、可用左归饮。

7. 心肾阳虚

症状：心悸而痛，胸闷气短，动则更甚，自汗，面色白，神倦怯寒，四肢欠温或肿胀，舌质淡胖，边有齿痕，苔白或腻，脉沉细迟。

治法：温补阳气，振奋心阳。

方药：参附汤合右归饮。参附汤由人参、炮附子、生姜组成，右归饮由熟地黄、山药、山茱萸、枸杞子、杜仲、炙甘草、炮附子、肉桂组成。前方大补元气，温补心阳；后方温肾助阳，补益精气。伴有寒凝血瘀标实症状者适当兼顾。若肾阳虚衰，不能制水，水饮上凌心肺，症见水肿、喘促、心悸，用真武汤加黄芪、防己、猪苓、车前子；阳虚欲脱厥逆者，用四逆加人参汤，或参附注射液 40 ~ 60mL 加入 5% 葡萄糖注射液 250 ~ 500mL 中静脉点滴，可增强疗效。

8. 正虚阳脱

症状：心胸绞痛，胸中憋闷或有窒息感，喘促不宁，心慌，面色苍白，大汗淋漓，烦躁不安或表情淡漠，重则神志昏迷，四肢厥冷，口开目合，手撒尿遗，脉疾数无力或脉微欲绝。

治法：回阳救逆，益气固脱。

方药：四逆加人参汤。本方由炮附子、干姜、人参、炙甘草组成。阴竭阳亡者，合用生脉散，并可急用独参汤灌胃或鼻饲，或参附注射液 50mL，不加稀释直接推注，每 15 分钟 1 次，直至阳气回复，四肢转暖，改用参附注射液 100mL 继续滴注，待病情稳定后，改用参附注射液 100mL 加入 5% 或 10% 葡萄糖注射液 250mL 中静脉滴注，直至病情缓解。

典型病例一：

患者姚某，女，72 岁。

初诊：2021 年 4 月 5 日。

主诉：胸痛如绞，痛有定处，夜晚重，累时亦重 2 年。

现病史：患者绝经后就时有胸部不适，现更明显了，加重十年了。

门诊查体：脉弦，舌紫暗，舌腹下静脉怒张，色稍暗。BP:

140/72mmHg，P：82 次 / 分。

心冠脉 CTA 检查：影像异常，符合粥样硬化、管腔狭窄。

心脏彩超：室间隔基底增厚，二三尖瓣轻度反流，主动脉弹性减低。

TDI 室壁运动分析：室间隔及左室整体舒张功能减低。左室收缩功能未见明显异常。

三年前脑 CT：多发腔梗。

听诊：心律尚齐，心音心尖部 1/6 收缩期软杂。A2 ↑。

叩诊：心左界第 4 ~ 5 肋间锁骨中线上，肺呼吸音无著征。

中医诊断：胸痹（心血瘀阻）。

西医诊断：冠心病，心绞痛，脑动脉硬化，腔梗后遗症。

治法：活血化瘀、通脉止痛。

方药：血府逐瘀汤加减。柴胡 10g，黄芪 15，苏木 10g，莪术 10g，川楝子 10g，地龙 10g，桃仁 10g，川芎 15g ，当归 10g，红花 10g，生地黄 10g，桃仁 10g ，瓜蒌 15g，薤白 10g，丹参 15，三七粉 3g，延胡索 10g，甘草 10g。15 剂，水煎服，日 1 剂，分 3 次服。

半月后复诊，胸痹症状全无。

典型病例二：

患者孔某，女，76 岁。

初诊：2021 年 7 月 5 日。

主诉：胸闷气短，肢体沉重，走路困难，头昏乏力 1 个月。

现病史：患者 10 年前就出现心胸不适，气短，胸闷，时痛，于 1 个月前于哈医大一院住院，诊断冠心病、心绞痛、脑动脉硬化，脑梗死。

门诊查体：脉沉弦，舌紫暗，舌腹下静脉怒张，舌体大。血压：149/72mmHg，P：74 次 / 分，指颤（–），皮肤划痕（+），三年前脑 CT：腔梗。

听诊：心律齐，各瓣膜未闻及病理性杂音。肺呼吸音稍粗。

中医诊断：胸痹（痰浊闭阻），头晕（气虚血瘀）。

西医诊断：冠心病，心绞痛，脑动脉硬化，脑梗死后遗症。

治法：补气活血，通阳宣痹。

方药：瓜蒌薤白半夏汤加减。桃仁 10g，红花 10g，川芎 10g，赤芍 10g，薤白 15g，瓜蒌 15g，黄芪 20g，丹参 15g，郁金 10g，荜茇 5g，泽兰 15g，苦参 15g，黄连 10g，麦冬 10g，元胡 10g，五味子 10g，甘草 10g，半夏 10g。15 剂，日 1 剂，分 3 次水煎服。

益心舒片 3 盒，按说明服用 15 天后胸痹症状消失，疗效很满意。

在胸痹的治疗中，心绞痛明显时，可用防己、麦冬、天竺黄、黄精、葛根、川芎、白芥子、红花。有脉结代，心律不齐可用炙甘草、麦冬、苦参、山豆根、北豆根、虫草、寄生、附子等。心动过缓可用高良姜、干姜、肉桂、郁金、麻黄、细辛。心律快可用黄连、莲子心、苦参、苍术。心律不齐可用麦冬、炙甘草、三七、苦参 20g、元胡粉。一次 5g，一日三次服。心舒宝、心可舒片。

强心可用附子、枳实、玉竹、佛手、黄精、赤芍、杜仲。

胸痹的其他治疗方法：

1. 中成药

（1）冠心苏合丸：理气宽胸止痛。每次 1 粒，用于心梗每次 1 ~ 2 粒，口服，1 日 2 ~ 3 次。用于心绞痛，适合气滞偏重者。

（2）苏冰滴丸：芳香开窍，理气止痛。每丸 50mg，每次 2 ~ 4 粒，1 日 3 次，含服或吞服。可迅速缓解心绞痛，缓解心梗疼痛。适合气滞明显的患者。

（3）速效救心丸：活血理气止痛。含服，每次 4 ~ 6 粒，1 日 3 次，重者 10 ~ 15 粒。

（4）麝香保心丸：芳香温通，益气强心。每次 1 ~ 2 粒，口服，1 日 3 次。

（5）丹参注射液：活血化瘀，通脉养心。每支 2mg。肌肉注射，每次 2 ~ 4mg，每日 1 ~ 2 次。静脉推注每次 4mg，加入 50% 葡萄糖液，每日 1 ~ 2 次。静脉滴注每次 10mg，5% 葡萄糖液稀释后用，1 日 1 次。

（6）复方丹参注射液：活血化瘀，行气止痛。每支 2mL，每毫升相当于丹参、降香生药各 1g。肌肉注射每次 2 ~ 4mL。静脉推注，4mL 加 50% 葡萄糖液，每日 1 次。静脉滴注，10 ~ 16mL 加 5% 葡萄糖液，每日 1 次。

（7）川芎嗪注射液：肌肉注射，1 次 50 ~ 100mg，1 日 1 ~ 2 次，15 天为 1 疗程。静脉滴注 100mg（盐酸川芎嗪 40 ~ 80mg），以 5% 葡萄糖液稀释后用。

2. 危重症抢救用药

（1）抗厥救脱药物：用于并发休克者。

①生脉饮：2 ~ 3 支，口服，每日 3 次。用于气阴虚者。或人参粉：3 ~ 5g，温开水送服，每日 2 ~ 3 次。用于气虚者。

②人参注射液：2 ~ 4mL 加入 50% 葡萄糖液 20mL 静脉推注。可反复使用。据病情调整用量、静脉滴注速度。用于气脱者。

③参附注射液：用法同上，用量不宜过大，以免附子中毒。用于阳气虚脱者。

④生脉注射液：20 ~ 40mL 加入 5% 葡萄糖液中静脉滴注。用于气阴虚者。参麦注射液：5 ~ 20mL 加入 5% 葡萄糖液中静脉滴注。用于气阴虚者。

（2）宁心定悸药物：用于有心律失常者。

①中成药：同抗厥救脱药物。

②注射剂：生脉注射液、参麦注射液，用法参考抗厥救脱药物。

（3）定喘固脱药物：用于并发急性左心力衰竭者。

①中成药：人参粉、生脉（参麦）饮。

②注射剂：人参注射液、生脉（参麦）注射液，参附注射液亦可使用。气喘明显者配用葶苈子末 3 ~ 6g，温开水送服。

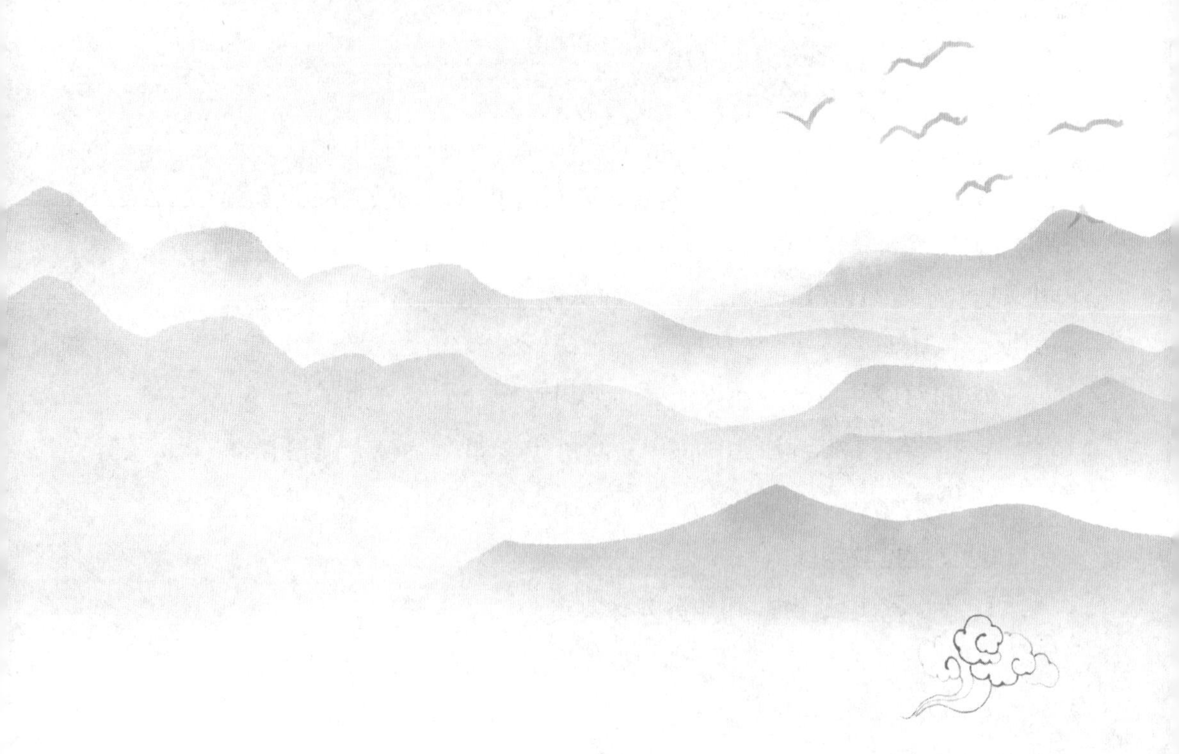

心衰

心衰是以心悸、气喘、肢体水肿为主症的一种病症，为多种慢性心系疾病反复发展，迁延不愈的最终归宿。从西医学上讲，心衰是指因各种原因导致的心脏泵血功能受损，心排血量不能满足全身组织基本代谢需要的综合征。2003 年我国调查结果显示成人心衰患病率为 0.9%，根据我国 2019 年中国心力衰竭蓝皮书报告，推算心力衰竭患者高达 650 ~ 875 万。心衰患病率随着年龄的增长而增加，70 岁以上人群心衰患病率＞ 10%，心衰患者 5 年死亡率达 50%， 重度心衰患者 1 年死亡率可达 50%，心衰是一种进展疾病，是心血管疾病发展的不良后果，其死亡率高，预后不佳，因此，从中西医结合角度出发，尽早发现，积极治疗心衰，对提高患者生活质量，降低其死亡率有重要意义。

临床上，轻者可仅表现为气短、不耐劳累，重者可见喘息心悸，不能平卧，或伴咳吐痰涎，尿少肢肿，或口唇发绀，胁下痞块，颈脉显露，甚至出现端坐呼吸，喘悸不休，汗出肢冷等厥脱危象。西医学中的冠心病、病毒性心肌炎、肥厚型或扩张型心肌病、心脏瓣膜病、肺心病等导致的急、慢性心力衰竭均可参照本病进行辨证论治。

【病因病机】

心衰的发生，多因久患心痹、真心痛或先天心脏疾患，日久不复，引起心气内虚，而因复感外邪、情志刺激或劳倦过度更伤心体，心之阳气亏虚，血行无力，瘀滞在心，血脉不通，内而气血瘀阻，迫使血津外泄，抑制水津回流。

1. 久病耗伤

心衰乃久患心系疾病渐积而成，疾病反复迁延必损及心之体用，或血脉瘀阻，心体失荣；或外邪留伏，中伤心体；或劳倦内伤，心气耗散，诸内外因均可致心之体用俱损，气阳亏虚，进而加重心血瘀阻，而成脏腑失养、水液内聚之证。

2. 感受外邪

心气内虚，复感六淫、疫毒之邪，乘虚内犯于心，清代叶天士《温热论》云："温邪上受，首先犯肺，逆传心包。"《素问·痹论》云："风寒湿三气杂至，合而为痹。"痹证日久，可内舍于心。心衰病常因外感诱发或加重，心气虚无以驱邪外出，日久则心体受损，心气愈虚不复，加之外邪首犯肺卫，肺主治节失司，则进一步加重心血瘀阻，而成脏腑失养、水津外泄。

3. 七情所伤

情志失调，七情内伤，致脏腑气机紊乱，血行受扰。暴怒伤肝，疏泄失职，心血为之逆乱；忧思气结伤脾，血行滞缓，化源不足，不能上资心阳，则心气内虚。七情皆通过其所应之脏影响心之气血运行，致心脉痹阻，心体失养，水饮内生。

4. 劳倦内伤

劳累过度伤脾或房劳伤肾，气血生化乏源，心体失养，而致心气内虚。劳倦内伤是心衰加重的关键诱因，《素问·举痛论》云："劳则喘息汗出，外内皆越，故气耗矣。"已虚之体，骤然气耗，则虚者愈虚，运血无力，血脉瘀滞，水津外泄。

心衰的根本病机为心气不足、心阳亏虚。病位在心，涉及肺、肝、脾、肾等脏。临床表现多为本虚标实，虚实夹杂之证。本虚有气虚、气阴两虚及阳虚，标实主要为血瘀、痰浊、水饮。心衰的病机可用"虚""瘀""水"三者概括，心气心阳亏虚是病理基础，血瘀是中心病理环节，痰浊和水饮是主要病理产物，整个病情是随着心之气阳亏虚的程度而从代偿逐步进展到失代偿阶段，失代偿的标志往往是血瘀、水饮的进行性加重。

【辨病思路】

西医学中的冠心病、病毒性心肌炎、肥厚型或扩张型心肌病、心脏瓣膜病、肺心病等导致的急、慢性心力衰竭均属于中医心衰范畴。西医学中的心衰可根据不同的标准分为多种类型。

1. 左心衰竭、右心衰竭和全心衰竭

左心衰竭由左心室代偿功能不全所致，以肺循环淤血为特征，临床上较为常见。右心衰竭主要见于肺源性心脏病及某些先天性心脏病，以体循环淤血为主要表现。左心衰竭后肺动脉压力增高，使右心负荷加重，右心衰竭继之出现，即为全心衰竭。心肌炎、心肌病病人左、右心同时受损，左、右心衰可同时出现而表现为全心衰竭。

2. 急性和慢性心力衰竭

急性心衰系因急性的严重心肌损害致心律失常，或突然加重的心脏负荷使心功能异常或处于代偿期的心脏在短时间内发生衰竭或慢性心衰急剧恶化。临床上以急性左心衰常见，表现为急性肺水肿或心源性休克。慢性心衰有一个缓慢的发展过程，一般均有代偿性心脏扩大或肥厚及其他代偿机制的参与。

3. 收缩性和舒张性心力衰竭

心脏以其收缩射血为主要功能。收缩功能障碍，心排血量下降并有循环淤血的表现即为收缩性心力衰竭，临床常见。心脏正常的舒张功能是为了保证收缩期的有效泵血，心脏的收缩功能不全常同时存在舒张功能障碍。舒张性心力衰竭是由心室主动舒张功能障碍或心室肌顺应性减退及充盈障碍所导致，单纯的舒张性心衰可见于冠心病和高血压心脏病心功能不全早期，收缩期射血功能尚未明显减低，但因舒张功能障碍而致左心室充盈压增高，肺循环淤血。严重的舒张性心衰见于限制型心肌病、肥厚型心肌病等。

【更重要思路】

急、慢性左心衰竭、右心衰竭均可参照本节辨证论治，临床上需与支气管哮喘、心包积液、缩窄性心包炎、肝硬化腹水伴下肢水肿等鉴别。权衡利弊，精准诊疗，确保医患安全。

1. 心力衰竭

（1）慢性心衰：左心衰竭以肺循环淤血及心排血量降低为主要表现。症状：不同程度的呼吸困难（劳力性呼吸困难、端坐呼吸、夜间阵发性呼吸困难）；咳嗽、咳痰、咯血（白色浆液性泡沫状痰为其特点，偶可见痰中带血丝。急性左心衰发作时可出现粉红色泡沫样痰。长期慢性肺淤血肺静脉压力升高，导致肺循环和支气管血液循环之间在支气管黏膜下形成侧支，此种血管破裂可引起大咯血）；乏力、疲倦、运动耐量减少、头晕、心慌等；少尿及肾功能损害症状。体征：

肺部听诊有湿性啰音，除基础心脏病的固有体征外，心脏体征一般有心脏扩大及相对性二尖瓣关闭不全的反流性杂音、肺动脉瓣区第二心音亢进及第三心音或第四心音奔马律。

右心衰竭以体循环淤血为主要表现。症状：消化道症状（胃肠道及肝淤血引起腹胀、食欲缺乏、恶心、呕吐等），劳力性呼吸困难。体征：水肿（表现为始于身体低垂部位的对称性凹陷性水肿，也可表现为胸腔积液）；颈静脉征（颈静脉搏动增强、充盈怒张是右心衰时的主要体征，肝颈静脉反流征阳性则更具特征性）；肝大（肝淤血肿大常伴压痛，持续慢性右心衰可致心源性肝硬化）；心脏体征（除基础心脏病的相应体征外，可因右心室显著扩大而出现三尖瓣关闭不全的反流性杂音）。

左心衰竭继发右心衰竭或而形成的全心衰竭，因右心衰竭时右心排血量减少，因此以往的阵发性呼吸困难等肺淤血症状反而有所减轻。扩张型心肌病等同时存在左、右心室衰竭者，肺淤血症状往往不严重，主要表现为左心衰竭心排血量减少的相关症状和体征。

（2）急性心衰：急性左心衰竭急性发作或加重的心肌收缩力明显降低、心脏负荷加重，造成急性心排血量骤降、肺循环压力突然升高、周围循环阻力增加，出现急性肺淤血、肺水肿并可伴组织器官灌注不足和心源性休克。急性右心衰竭时，右心室心肌收缩力急剧下降或右心室的前后负荷突然加重，引起右心排血量急剧减低。患急性心力衰竭时，患者突发严重呼吸困难，呼吸频率常达 30 ~ 50 次 / 分，强迫坐位，面色灰白，发绀，大汗，烦躁，同时频繁咳嗽，咳粉红色泡沫状痰。极重者可因脑缺氧而致神志模糊。发病伊始可有一过性血压升高，病情如未缓解，血压可持续下降直至休克。听诊时两肺满布湿性啰音和哮鸣音，心尖部第一心音减弱，同时有舒张早期第三心音奔马律，肺动脉瓣区第二心音亢进。

2. 支气管哮喘

左心衰竭患者夜间阵发性呼吸困难常称之为心源性哮喘，应与支气管哮喘相鉴别。前者多见于器质性心脏病患者，发作时必须坐起，重症肺部有干、湿性啰音，甚至咳粉红色泡沫痰；后者多见于青少年，有过敏史，发作时双肺可闻及典型哮鸣音，咳出白色黏痰后呼吸困难常可缓解。测定血浆BNP水平对鉴别心源性和支气管性哮喘有较大的参考价值。

3. 心包积液、缩窄性心包炎

患心包积液、缩窄性心包炎时，由于腔静脉回流受阻同样可以引起颈静脉怒张、肝大、下肢水肿等表现，应根据病史、心脏及周围血管体征与心衰进行鉴别，超声心动图、CMR可确诊。

4. 肝硬化腹水伴下肢水肿

本病应与慢性右心衰竭相鉴别，除基础心脏病体征有助于鉴别外，非心源性肝硬化不会出现颈静脉怒张等上腔静脉回流受阻的体征。

5. 慢性阻塞性肺疾病

本病可以导致端坐呼吸和其他呼吸困难，伴随辅助呼吸肌应用、呼吸急促、心动过速。听诊可发现呼吸音减弱、干啰音、湿啰音和喘鸣。患者也可以出现咳嗽（无咳或伴有大量痰液）。其他的特征包括食欲减退、体重下降和水肿。桶状胸和杵状指往往都是晚期的体征。

6. 心肌病

心肌病可出现典型的室性奔马律。若伴随着交替脉，第一心音和第二心音改变室性奔马律，则提示心肌病加重。其他症状可能包括疲劳、呼吸困难、端坐呼吸、胸痛、心悸、晕厥、湿啰音、周围性水肿、颈静脉怒张以及房性奔马律。

7. 二尖瓣关闭不全

急性和慢性二尖瓣关闭不全都可能产生室性奔马律。急性二尖瓣关闭不全，可在心尖部闻及逐渐减弱的收缩早期或全收缩期杂音、房性奔马律及广泛的第二心音分裂。患者常表现为窦性心动过速、呼吸急促、端坐呼吸、呼吸困难、湿啰音、颈静脉怒张和乏力。慢性二尖瓣关闭不全可表现为典型的逐渐加重的室性奔马律，可在心尖部闻及全收缩期吹风样高调杂音。患者可有乏力、劳力性呼吸困难和心悸，但也可能没有症状。

8. 甲状腺毒症

本病可能会导致房性或室性奔马律，其他症状包括甲状腺肿大、食欲增加但体重减轻、怕热、多汗、神经过敏、震颤、心动过速、心悸、腹泻和呼吸困难。

【鉴别诊断】

心衰应与鼓胀、水肿相鉴别。心衰后期辨证属阳虚水泛时可见浮肿、尿少，或胁下痞块坚硬，或颈脉显露等水饮内停、瘀血阻滞之证，易与鼓胀、水肿混淆。鼓胀是气、血、水结于腹中，以腹大、肢细、腹壁脉络显露为主，病在肝脾，晚期伴肢体浮肿和尿少等症。类似《金匮要略》所记载“五脏水”之“肝水”，其云：“肝水者，其腹大，不能自转侧……小便继通。”水肿是因肺、脾、肾功能失调，全身气化功能障碍，致水湿泛滥。五脏水之“肺水”“脾水”“肾水”可兼见，以身肿、腹大、小便难为主要见症，其肿多从眼睑或下肢开始，继及全身，皮肤光亮或按之如泥，病轻者无喘促、心悸表现，后期水凌心肺才并见“喘、悸”之症。病机上，心衰之肿是因心之阳气亏虚导致“先病血结而水随蓄”，水肿后期影响及心则多是“先病水肿而（心）血随败”所致。

【辨证论治】

辨证要点注意辨轻重缓急，轻者表现为乏力、气短，活动耐量下降，重者则可见喘息心悸、不能平卧、尿少肢肿、口唇发绀，甚至端坐呼吸等厥脱危象。病轻者可缓治其本，病重者需急治其标；还需辨标本虚实，心衰属本虚标实之证，以心气亏虚为本，瘀血、水饮为标，本虚需辨气、血、阴、阳及脏腑之异，标实需辨别瘀血的程度和饮邪的有无。气虚血瘀是本病的基本证候，随病情进展可渐次出现“瘀久成积”和“瘀血化水”的标实重症。心衰的总体治疗原则为补气温阳，活血利水，兼顾阴津。

1. 气虚血瘀

症状：胸闷气短，心悸，活动后诱发或加剧，神疲乏力，自汗，面色白，口唇发绀，或胸部闷痛，或肢肿时作，喘息不得卧，舌淡胖或淡暗有瘀斑，脉沉细或涩、结、代。

治法：补益心肺，活血化瘀。

方药：保元汤合血府逐瘀汤。人参、黄芪、肉桂、当归、生地黄、桃仁、红花、枳壳、赤芍、柴胡、甘草、桔梗、川芎、牛膝。

加减：伴胸痛较著者，可酌加桂枝、檀香、降香；心悸频作，发无定时，可酌加生龙骨、生牡蛎、醋鳖甲，或加胆南星、铁落花、皂角刺；兼肢肿尿少者，可合用防己黄芪汤或五苓散化裁。

2. 气阴两虚

症状：胸闷气短，心悸，动则加剧，神疲乏力，口干，五心烦热，两颧潮红，或胸痛，入夜尤甚，或伴腰膝酸软，头晕耳鸣，或尿少肢肿，舌暗红少苔或少津，脉细数无力或结、代。

治法：益气养阴，活血化瘀。

方药：生脉散合血府逐瘀汤。人参、麦冬、五味子、当归、生地黄、桃仁、红花、枳壳、赤芍、柴胡、甘草、桔梗、川芎、牛膝。

加减：阴虚著者可加二至丸或黄精、石斛、玉竹；内热之象明显或由外感诱发者，可酌加连翘、白花蛇舌草、重楼；伴肺热壅盛、咳吐黄痰者，可加清金化痰汤或越婢加半夏汤。

3. 阳虚水泛

症状：心悸，喘息不得卧，面浮肢肿，尿少，神疲乏力，畏寒肢冷，腹胀，便溏，口唇发绀，胸部刺痛，或胁下痞块坚硬，颈脉显露，舌淡胖有齿痕，或有瘀点、瘀斑，脉沉细或结、代、促。

治法：益气温阳，化瘀利水。

方药：真武汤合葶苈大枣泻肺汤。炮附子、白术、芍药、茯苓、生姜、葶苈子、大枣。

加减：饮邪暴盛、泛溢肌肤者，宜加椒目、防己、大腹皮；畏寒肢冷、腰膝酸软者，可加仙茅、淫羊藿、鹿角霜；若兼胁下痞块坚硬，乃血瘀日久，积块已成，可加鳖甲煎丸。

4. 喘脱危证

症状：面色晦暗，喘悸不休，烦躁不安，或额汗如油，四肢厥冷，尿少肢肿，舌淡苔白，脉微细欲绝或疾而无力。

治法：回阳固脱。

方药：参附龙骨牡蛎汤。人参、炮附子、煅龙骨、煅牡蛎、生姜、大枣。

加减：若大汗不止，可加山茱萸、五味子；若肢冷如冰，为阳虚暴脱危象，急用参附注射液。

典型病例：

患者程某，女，56岁。

初诊时间：2021年3月18日。

主诉：胸闷、气短、心悸1年。

现病史：近1年开始出现胸闷、气短、心悸症状，伴口唇紫暗，活动时尤重。平素腰膝冷痛，小便短少。既往有高血压病史10年，冠心病史7年，心衰病史1年，曾间断治疗控制不佳。

中医诊查情况：神志清醒，精神疲惫，形体略胖，语声略低，面色晦暗，双下肢略肿，舌质黯，苔白，脉沉弦。

西医查体：口唇色暗，听诊双肺底可闻及湿性啰音。心界大，心左界位于左第五肋间锁中线外0.5cm，心率：68次/分，心律规整，心音低钝，各瓣膜区未闻及病理性杂音。双下肢足背、胫前有凹陷性浮肿。

专科检查：心脏彩超显示左心室收缩功能减低，射血分数45%。胸部X线显示心影增大，双肺纹理增强。

中医诊断：胸痹（心阳不足、痰瘀互阻）。

西医诊断：冠心病，慢性心力衰竭。

方药：瓜蒌薤白半夏汤加减。瓜蒌 20g，薤白 15g，桂枝 15g，清半夏 15g，茯苓 15g，泽泻 10g，赤芍 15g，川芎 15g，当归 15g，元胡 15g，菟丝子 15g，杜仲 15g，川牛膝 15g。7 剂，每日 1 剂，水煎 2 次，取汁 300mL，早晚温服。

3 月 25 日二诊：患者胸闷、气短、心悸症状明显减轻，但常感乏力。原剂量不变，加黄芪 30g，党参 20g。7 剂，日 1 剂，水煎 2 次，取汁早晚温服。

4 月 1 日三诊：患者诸症明显好转，小便正常，双下肢浮肿消失。听诊双肺湿啰音消失。专科检查时心脏彩超显示射血分数 51%。

按：心主血脉，乃一身气血运行之原动力，心之阳气不足，无力鼓动心脉，则其行气职能减弱，倘若将其量化体现出来那便是西医所说的心脏射血分数。本案双侧尺脉沉弦且伴有腰膝冷痛，说明其肾阳已然不足，心肾阳虚，水邪上犯，故胸闷、气短、心悸。动则耗气伤阳，故活动时加重。血脉运行乏力，故可致瘀血阻滞，而见口唇、舌质紫黯。水饮无以温化具而成痰，则见苔白，闻及肺中痰鸣，故应以通阳祛瘀化痰治之。治疗后期加黄芪、党参以扶正气。

心力衰竭的其他治疗方法：

药物组成：制附子、桂枝、红花、鸡血藤、芒硝。

1. 针灸治疗

（1）针刺治疗：主穴取心俞、厥阴俞、膻中、内关、足三里、神门。呼吸困难配气海、太渊，乏力配中脘、阳陵泉、水分、肾俞、气海、复溜。手法平补平泻，每日 1 次，20 次 1 疗程，疗程间隔 5 ~ 7 天。

（2）耳针：主穴取心、皮质下、神门、内分泌、交感，水肿重者加肾、脾，胸闷加肺、胸。每次取 3 ~ 5 穴，中等刺激，留针 30 分钟，每日 1 次，两耳交替，10 日为 1 疗程。

2. 推拿疗法

操作方法：嘱患者取合适体位，松开衣着，暴露治疗部位，注意保暖，在治疗部位上铺上治疗巾，按确定的手法进行操作，操作时压力、频率、摆动幅度均匀，动作灵活，常用手法有推法、揉法、擦法、抹法、滚法、抖法等等。

注意事项：有过饥、过饱、过劳、高热惊厥出血倾向、感染性疾病或传染性疾病的患者不宜做推拿。

3. 敷贴疗法

敷贴穴位及药物：养心安神膏，贴膻中穴；又如大戟、芫花、甘遂等量研末，取少量敷脐中，利尿消肿，用于心衰尿少浮肿者。

操作方法：协助患者取适当体位，充分暴露贴敷部位，选好穴位，注意保暖，核对病人信息，明确贴敷穴位，洗手并消毒皮肤待干，用油膏刀将药物均匀地摊在穴位贴敷贴中间，薄厚适中，贴于穴位上。贴敷过程中观察有无渗漏、滑脱、局部皮肤皮疹等现象。

注意事项：感染性、过敏性皮肤病、有出血倾向者不宜使用敷贴疗法。

4. 热熨法

操作方法：根据不同的病情，选择适当的药物和适当的辅料，经过加热处理后敷于患部或腧穴。厥脱证可采用温阳熨方(小茴香、川椒、葱、姜、盐)，用小茴香、川椒以及葱姜捣合一处，加盐炒热，放脐部熨之；或于脐孔中放少许麝香。功能回阳救逆，主治阳衰厥逆证。

注意事项：热性病、高热、神昏、谵语及有出血性疾病，如血小板减少性紫癜、月经过多、崩漏等患者不宜用本法。

5. 食疗调养

饮食宜清淡，进食营养丰富、高热量、高纤维、易消化的饮食，少食多餐，保持大便通畅。忌食辛辣、肥甘、过酸、过咸食物，戒烟酒、浓茶。此外可以辨证选用以下食疗方：

（1）苓桂术甘粥：原料：茯苓15g，白术6g，桂枝6g，冬瓜皮20g，白芍10g，甘草6g，干姜6g，粳米50g。做法：将茯苓、白术、冬瓜皮、桂枝、白芍、甘草、干姜煎汁，共煎3次，去渣取汁，与淘洗干净的粳米共煮成粥，缓缓服用。

（2）参姜鸡清汤：原料：人参3g，生姜6g，鸡蛋1个。做法：将人参及生姜切碎，入锅中，加水煎煮至150mL，去渣再加热至沸腾时，将蛋清加入药液中，调匀，空腹饮用。

（3）蛤蚧人参粥：原料：蛤蚧粉2g，人参粉2g，粳米50g。做法：先将粳米淘洗净后煮成米粥，待熟时加入蛤蚧粉、人参粉并搅匀，趁热服之。

（4）生脉银耳羹：原料：人参3g（或党参15g），麦冬10g，五味子3g，银耳（干）10g。做法：将人参、麦冬、五味子洗净煎汁约200mL。将银耳泡发去蒂，与药汁文火炖软烂，食用。

6. 运动训练

临床稳定的心衰患者进行心脏康复治疗是有益的。心脏康复治疗包括专门为心衰患者设计的以运动为基础的康复治疗计划，要做好监察工作，以保证患者病情稳定，安全进行，预防和及时处理可能发生的情况，如未控制的高血压、伴快速心室率的房颤等。

7. 心理治疗

患者觉得对家庭和社会是一种负担，甚至有的家属也有这种想法，以致患者和家属都产生不同程度和类型的心理障碍，医务人员除了积极处理患者躯体上的不适，对出现的心理障碍也要给予足够的重视，并给予帮助。

8. 病因治疗

（1）病因治疗：对所有可能导致心脏功能受损的常见疾病，如高血压、冠心病、糖尿病、代谢综合征等，在尚未造成心脏器质性改变前即应进行早期有效治疗。对于少数病因未明的疾病，如原发性扩张型心肌病等亦应进行早期积极干预，延缓疾病进展。

（2）消除诱因：常见的诱因为感染，特别是呼吸道感染，应积极选用适当的抗生素进行抗感染治疗。快心室率心房颤动应尽快控制心室率，如有可能应及时复律。应注意排查及纠正潜在的甲状腺功能异常、贫血等。

9. 生活方式管理

（1）病人教育：心衰病人及家属应得到准确的有关疾病知识和管理的指导，内容包括健康的生活方式、平稳的情绪、适当的诱因规避、规范的药物服用、合理的随访计划等。

（2）体重管理：日常体重监测能简便直观地反映病人体液潴留情况及利尿剂疗效，帮助指导调整治疗方案。体重改变往往出现在临床体液潴留症状和体征之前。部分严重慢性心力衰竭病人存在临床或亚临床营养不良，若病人出现大量体脂丢失或体重下降称为心源性恶病质，往往预示预后不良。

（3）饮食管理：减少钠盐摄入有利于减轻症状，但在应用强效排钠利尿剂时过分严格限盐可导致低钠血症。

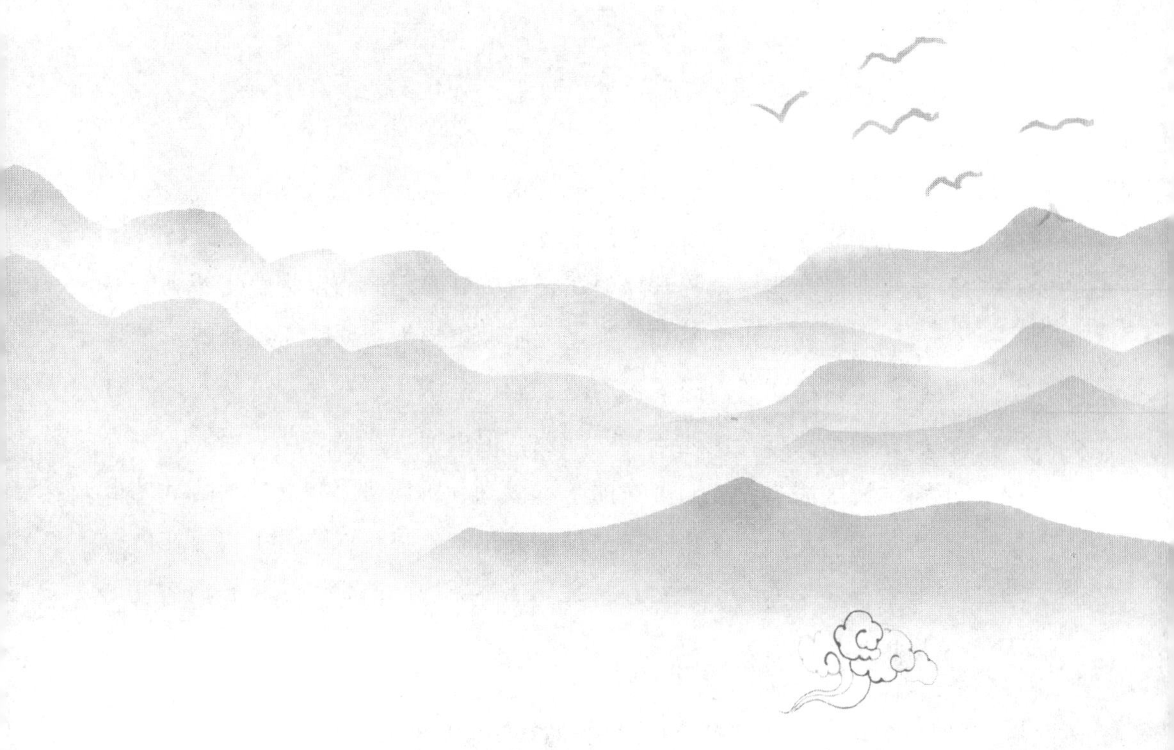

胃痞

胃痞是以胸脘痞塞满闷不舒，按之柔软，压之不痛，视之无胀大之形为主要临床特征的一种脾胃病证。胃痞的基本病机为由表邪内陷，饮食不节，痰湿阻滞，情志失调，脾胃虚弱等导致脾胃功能失调，升降失司，胃气壅塞而成。

胃痞是由表邪内陷，饮食不节，痰湿阻滞，情志失调，脾胃虚弱等导致脾胃功能失调、升降失司、胃气壅塞而成的以胸脘痞塞满闷不舒，按之柔软，压之不痛，视之无胀大之形为主要临床特征的一种脾胃病证。胃痞在《内经》称为痞、满、痞满、痞塞等，《伤寒论》对本病症的理法方药论述颇详，如谓“但满而不痛者，此为痞”，“心下痞，按之濡”，提出了痞的基本概念，所创诸泻心汤乃治痞满之祖方。《诸病源候论·痞噎病诸候》提出“八痞”，包含了胃痞在内，《兰室秘藏·卷二》之辛开苦降、消补兼施的消痞丸、枳实消痞丸更是后世治痞的名方。

【病因病机】

脾胃同居中焦，脾主升清，胃主降浊，共司水谷的纳运和吸收，清升浊降，纳运如常，则胃气调畅。若因表邪内陷入里，饮食不节，痰湿阻滞，情志失调，或脾胃虚弱等各种原因导致脾胃损伤，升降失司，胃气壅塞，即可发生痞满。

1. 表邪入里

外邪侵袭肌表，治疗不得其法，滥施攻里泻下，脾胃受损，外邪乘虚内陷入里，结于胃脘，阻塞中焦气机，升降失司，胃气壅塞，遂成痞满。如《伤寒论》所云：“脉浮而紧，而复下之，紧反入里，则作痞，按之自濡，但气痞耳。”

2. 饮食不节

食滞中阻或暴饮暴食，或恣食生冷粗硬，或偏嗜肥甘厚味，或嗜浓茶烈酒及辛辣过烫饮食，损伤脾胃，以致食谷不化，阻滞胃脘，升降失司，胃气壅塞，而成痞满。

3. 痰湿阻滞

脾胃失健，水湿不化，酿生痰浊，痰气交阻于胃脘，则升降失司，胃气壅塞，而成痞满。

4. 情志失调

因多思则气结、暴怒则气逆、悲忧则气郁、惊恐则气乱等，造成气机逆乱，升降失职，形成痞满。其中尤以肝郁气滞，横犯脾胃，致胃气阻滞而成之痞满为多见。

5. 脾胃虚弱

素体脾胃虚弱，中气不足，或饥饱不匀，饮食不节，或久病损及脾胃，纳运失职，升降失调，胃气壅塞，而生痞满。

胃痞的病机有虚实之分，实即实邪内阻，包括外邪入里、饮食停滞、痰湿阻滞、肝郁气滞等；虚即中虚不运，责之脾胃虚弱。实邪之所以内阻，多与中虚不运、升降无力有关；反之，中焦转运无力，最易招致实邪的侵扰，两者常常互为因果。如脾胃虚弱，健运失司，既可停湿生饮，又可食滞内停；而实邪内阻，又会进一步损伤脾胃，终至虚实并见。另外，各种病邪之间，各种病机之间，亦可互相影响，互相转化，形成虚实互见、寒热错杂的病理变化，为痞证的病机特点。总之，胃痞的病位在胃，与肝脾有密切关系。基本病机为脾胃功能失调，升降失司、胃气壅塞。

【辨病思路】

1. 慢性胃炎

是一种常见疾病，引起慢性胃炎的原因主要有幽门螺杆菌感染、不良饮食习惯、长期饮酒等，慢性胃炎不具有传染性。药物、胆汁反流、自身免疫等因素也可导致慢性胃炎。好发于饮食无度者、长期加班者、长期酗酒者。

2. 胃下垂

是以腹胀、恶心、嗳气及胃痛等为主要临床表现的胃部疾病。该病的发生多是由于膈肌悬吊力不足，肝胃、胃膈韧带功能减退而松弛，腹内压下降及腹肌松弛等因素，加上体形或体质等因素，使胃呈低张的鱼钩状，即为胃下垂所见的无张力型胃。以 30 ~ 50 岁患者多见，女性多于男性。其成因有胃本身表面张力降低、横膈肌、腹肌以及胃周围的韧带等力量减弱，瘦弱人群、产后妇女、多次腹部手术有切口疝者，可引起胃的固定力量降低。

3. 消化不良

是指源于胃、十二指肠区域的一种症状或一组症状，其特异性的症状包括餐后饱胀、早饱感、上腹痛或上腹烧灼感。经检查排除可引起这些症状的器质性、全身性或代谢性疾病时，这一临床证候群便称为功能性消化不良。有消化不良症状的患者大约 70% 是功能性的，曾被称为非溃疡性消化不良。功能性消化不良是临床上最常见的一种功能性胃肠病，已成为影响现代人生活质量的重要疾病之一。

4. 胃肠胀气

是指感觉腹部气体充盈，可能因消化道疾病、腹部手术、过量摄入某些食物和压力所致。常伴有打嗝、过度排气症状。叩诊要注意有无胃肠积气引起的异常鼓音，并触诊有无腹肌紧张和腹部包块。胃肠胀气提示肠道蠕动减慢，影响了气体的通过；吞入过多空气，常导致腹胀；或因食用发酵食物产生过多气体所致。其成因有肝硬化、结肠癌、Crohn 病、肠易激综合征、乳糖不耐症、吸收不良综合征、腹部手术、药物副作用等。

【鉴别诊断】

1. 胃痛

胃痞与胃痛病位同在脘腹部，常相兼出现。胃痛以胃气阻滞、不通则痛为主要病机，以疼痛为主症，胃痞以脘腹痞满、胀闷不适为患。胃痛病势多急，压之可痛，而胃痞起病较缓，压之无痛感。

2. 鼓胀

胃痞与鼓胀均可自觉脘腹胀满，胃痞为中焦气机不利，脾胃升降失司所致，以自觉满闷不舒、外无胀形为特征；鼓胀基本病理变化为肝、脾、肾受损，气滞、血瘀、水停腹中，以脾主升清，以腹部胀大如鼓、皮色苍黄、脉络暴露为主症。

3. 积聚

胃痞与积聚均可见脘腹满闷，胃痞为中焦气机不利、脾胃升降失司所致，积聚的病机主要为气机阻滞、瘀血内结。胃痞自觉脘腹满闷不适，无腹部包块；积聚的临床特征是腹内结块，或伴有腹痛或腹胀。

【辨证要点】

1. 辨虚实

实证：有邪为实，可见痞满能食，食后尤甚，饥时可缓，伴便秘，苔厚腻，脉实有力。病因有外邪所犯、食滞内停、痰湿中阻、湿热内蕴、气机失调。

虚证：无邪为虚，可见饥饱均满，食少纳呆，大便清利，脉虚无力。病因为脾胃气虚、运化无力、胃阴不足、失于濡养。

2. 辨寒热

热证：痞满急迫，渴喜冷饮，舌质红，苔黄，脉数者。

寒证：痞满绵绵，得热则舒，口淡不渴，或渴不欲饮，舌淡苔白，脉沉迟或沉涩。

同时应注意辨别寒热虚实的兼夹错杂情况。

3. 辨在经（气）与在络（血）

初得病者，气机不畅，病位表浅，责之在经，或每于情志不畅时加重，嗳气觉舒。

失治误治，气滞血瘀，病位入里，络脉瘀阻，舌质紫暗，或见瘀斑瘀点，身体消瘦，甚则聚为有形实邪，产生噎膈等变证。

4. 辨胃痞与腹胀

胃痞病位在胃脘，属于上腹部，腹胀病位在中下腹部，若二者同时出现则为脘腹胀满。

腹胀的病机为腹气不畅，传导失司，故治疗上总以行气消胀为法则，使气下行，通畅腑气。

[辨证论治]

治则治法

总则：调理脾胃升降，行气除痞消满。

实证：泻法为主，分施消食导滞、除湿化痰、理气解郁、清热祛湿。

虚证：补法为主，健脾益胃，补中益气，或养阴益胃。

虚实夹杂：补消并用，虚实兼顾。

在治疗时可配入理气通导之剂，但应注意不可过用香燥，以免伤津耗液。对于虚证，尤当慎重。

1. 实痞

（1）外寒内滞

症状：脘腹痞闷，不思饮食，嗳气呕恶，恶寒发热，头痛无汗，身体疼痛，大便溏薄，舌苔薄白或白腻，脉浮紧或濡。

治法：理气和中，疏风散寒。

方药：香苏散。由紫苏叶、香附、陈皮、炙甘草组成。若脘痞较甚、痰多苔腻者，加藿香、木香、半夏、砂仁。纳呆食少，加焦三仙、鸡内金、佛山；时欲叹息者，加羌活、苍术、紫苏梗、防风；头痛较甚，加川芎、白芷、细辛。

（2）饮食内停

症状：胃脘痞闷而胀，进食尤甚，嗳腐吞酸，恶食呕吐，或大便不调，矢气频作，味臭如败卵，舌苔厚腻，脉滑。

治法：消食和胃，行气消痞。

方药：保和丸。方中山楂、神曲、莱菔子消食导滞，行气除胀；制半夏、陈皮和胃化湿，行气消痞；茯苓健脾渗湿，和中止泻；连翘清热散结。食积较重加鸡内金、谷芽、麦芽消食；脘腹胀满较加枳实、厚朴、槟榔理气除满；食积化热，大便秘结加大黄、枳实通腑消胀，或改用枳实导滞丸推荡积滞，清利湿热；脾虚便溏，加白术、扁豆健脾助运，化湿和中或用枳实消痞丸消除痞满，健脾和胃。

（3）痰湿中阻

症状：胃脘痞塞不舒，胸膈满闷，头晕目眩，身重困倦，呕恶纳呆，口淡不渴，小便不利，舌苔白厚腻，脉沉滑。

治法：燥湿健脾，化痰理气。

方药：二陈平胃散。方中制半夏、苍术、藿香燥湿化痰，陈皮、厚朴理气消胀，茯苓、甘草健脾和胃。痰湿盛而胀满甚者，加枳实、紫苏梗、桔梗，或合半夏厚朴汤以加强化痰理气；气逆不降，嗳气不止，加旋覆花、赭石、枳实、沉香；痰湿郁久化热，口苦、舌苔黄，改用黄连温胆汤；兼脾胃虚弱加党参、白术、砂仁健脾和中。

（4）寒热错杂

症状：心下痞满，纳呆呕恶，嗳气不舒，肠鸣下利，舌淡，苔腻，脉濡或滑。

治法：辛开苦降，寒热平调。

方药：半夏泻心汤。由半夏、黄芩、干姜、人参、黄连、炙甘草、大枣组成。恶心、呕吐明显者加竹茹、生姜、旋覆花止呕；嘈杂不适者合用左金丸；便溏者去大黄，加扁豆、陈皮化湿和胃。

（5）肝郁气滞

症状：脘腹痞闷，胸胁胀满，心烦易怒，善太息，呕恶嗳气，呕吐苦水，大便不爽，舌质淡红，苔薄白，脉弦。

治法：疏肝解郁，和胃消痞。

方药：越鞠丸合枳术丸。方中香附、川芎疏肝散结，行气活血；苍术、神曲燥湿健脾，消食化滞；枳实行气消痞；白术健脾益胃；荷花升养胃气。气郁明显，胀满较甚，加柴胡、郁金、厚朴，或五磨饮子以导滞消胀；郁而化火，口苦而干，加黄连、黄芩泻火解郁；呕恶明显者加制半夏、生姜和胃止呕；嗳气者加竹茹、沉香和胃降气。

2. 虚痞

（1）脾胃虚弱

症状：脘腹满闷，时轻时重，喜温喜按，纳呆便溏，神疲乏力，少气懒言，语声低微，舌质淡，苔薄白，脉细弱。

治法：补气健脾，升清降浊。

方药：补中益气汤。方中黄芪、党参、白术、甘草益气健脾，鼓舞脾胃清阳之气；升麻、柴胡协同升举清阳；当归养血合营以助脾；陈皮理气消痞。胀闷较重加枳壳、木香、厚朴理气运脾；四肢不温，阳虚明显，加制附子、干姜温胃助阳或合理中丸以温胃健脾；纳呆厌食加砂仁、神曲理气开胃；舌苔厚腻，湿浊内蕴，加制半夏、茯苓，或改香砂六君子汤健脾祛湿，理气除胀

（2）胃阴不足

症状：脘腹痞闷，嘈杂，饥不欲食，恶心嗳气，口燥咽干，大便秘结，舌红少苔，脉细数。

治法：养阴益胃，调中消痞。

方药：益胃汤。方中生地黄、麦冬、沙参、玉竹滋阴养胃，香橼疏肝理脾消痞。津伤较重加石斛、花粉生津；腹胀较著加枳壳、厚朴花理气消胀；食滞者加谷芽、麦芽消食导滞；便秘加火麻仁、玄参润肠通便。

典型病例一：

患者刘某，女，60岁。

初诊：2018年10月13日。

主诉：胃脘痞满不适半年余，加重1月余。

现病史：半年前食后腹胀，胃痛隐隐，乏力，食少，面色㿠白，胃镜提示胃黏膜浅表萎缩伴轻度肠化生，幽门螺杆菌阴性。刻下症见胃脘痞满，饭后1小时自觉胃脘嘈杂，嗳气时作，肛门坠胀，睡眠浅，梦多，便溏，每日2行。既往有冠心病心绞痛病史。

门诊查体：舌质淡红，苔薄白，脉虚弦。胃区压痛（+）。

中医诊断：胃痞（脾胃虚弱）。

西医诊断：慢性浅表萎缩性胃炎。

治法：健脾益气，消胀除满。

方药：补中益气汤加减。生黄芪30g，升麻10g，白术15g，党参

20g，炙甘草 6g，柴胡 15g，当归 10g，陈皮 15g，法半夏 15g，麦冬 15g，刘寄奴 15g，干姜 10g，大枣 3 枚，白扁豆 15g。7 剂，日 1 剂，水煎服，早晚饭后分服。

二诊：胃痞之症稍减，食少，稍嗳气，身热汗出。前方去刘寄奴，加砂仁 10g，神曲 10g，防风 10g。 14 剂，日 1 剂，水煎服，早晚饭后分服。

按：本病多因感受外邪、饮食不节、情志失调、脾胃虚弱所致。素体脾胃虚弱，阳气不足，胃纳呆钝，脾失健运，精微不化；或素体脾胃阴虚，复因过食辛燥之品，内生虚火，脾胃失却阴液濡润，中焦运化失司，升降失职，气机阻滞而致本病。本案患者，发病半年，症见乏力、食少、面色白、脾气虚弱之象，腹胀可虚可实，或虚实夹杂，当以补中益气汤治疗。《景岳全书·杂证谟·痞满》明确提出："痞者，痞塞不开之谓，满者，胀满不行之谓。盖满则近胀，而痞则不必胀也。所以痞满一证，大有疑辨，则在虚实二字。"又说："虚寒之痞，治宜温补，而实痞、实满者可散可消也。"认为痞证有虚、实之分，并指出虚痞的病因病机"是皆脾虚不运而痞塞不开也"，脾胃虚弱，气机升降无力则滞而成痞。《本草经疏》明确指出胃痞"忌破气、下、消导、利水、甘，宜补气健脾、甘温、淡渗、佐以辛香"，认为虚痞只宜轻补、缓补，虚痞以补中为主，佐以辛散通利的治法。故本案方用补中益气汤补气健脾，升清降浊。二诊见身热汗出，非外感所致，必中气不足、阴火内生所致，由于中焦脾胃元气虚衰，升降失常，清阳下陷，湿气郁阻，压制下焦阳气的升发，下焦阳气郁而化热上冲，其中的郁热就是阴火。金元时期的著名医家李东垣在《内外伤辨惑论》中提气虚发热，从而创立了甘温除大热的理论。其代表方剂就是补中益气汤，有补中气、除阴火的作用。

典型病例二：

患者李某，女，70 岁。

初诊：2014 年 6 月 12 日。

主诉：脘腹痞闷 1 年，加重 5 天。

现病史：患者脘腹痞闷1年，曾间断服用柴胡疏肝散治疗，效果欠佳，5天前因情绪激动后症状加重。现症见脘腹痞闷，常情绪激动后加重，心烦易怒，善太息，嗳气呕恶，大便不爽，寐差。舌淡红，苔薄白，脉弦。胃镜：未见异常。肝胆彩超：胆囊结石。

中医诊断：胃痞（肝郁气滞）。

西医诊断：功能性消化不良，胆囊结石。

治法：疏肝解郁，和胃消痞。

方药：越鞠丸加减。香附15g，川芎10g，苍术10g，茯神15g，枳实15g，白术15g，柴胡15g，厚朴15g，生姜10g，半夏15g，沉香10g。7剂，日1剂，水煎服，早晚饭后分服。

2014年6月19日二诊：脘腹痞闷症状缓解，腹胀，心烦，口苦，大便不爽，小便正常，寐差。原方加黄连15g，黄芩15g。7剂，日1剂，水煎服，早晚饭后分服。

按：西医把上腹部胀满或伴有疼痛、食欲不振、恶心、呕吐、嗳气等症状归为功能性消化不良。本病病因病机多为情志失调，外邪内侵、劳倦伤脾、饮食伤胃等因素导致脾失健运、寒湿内生、壅滞中焦、阻滞气机、升降失调而发。肝气犯胃，胃气郁滞则脘腹满闷；肝气郁结，气机不舒则腹胀，心烦易怒，善太息；肝气犯胃，胃失和降则嗳气呕恶；肠胃不和，气机郁滞则大便不爽。《血证论》言："木之性主于疏泄，食气入胃，全赖肝木之气以疏泄之，而水谷乃化。设肝之清阳不升，则不能疏泄水谷，渗泄中满之症，在所难免"。方以越鞠丸合枳术丸加减合之。越鞠丸为《丹溪心法》方，又名芎术丸，具有理气解郁，宽中除满功效，用于胸脘痞闷，腹中胀满，饮食停滞，嗳气吞酸。

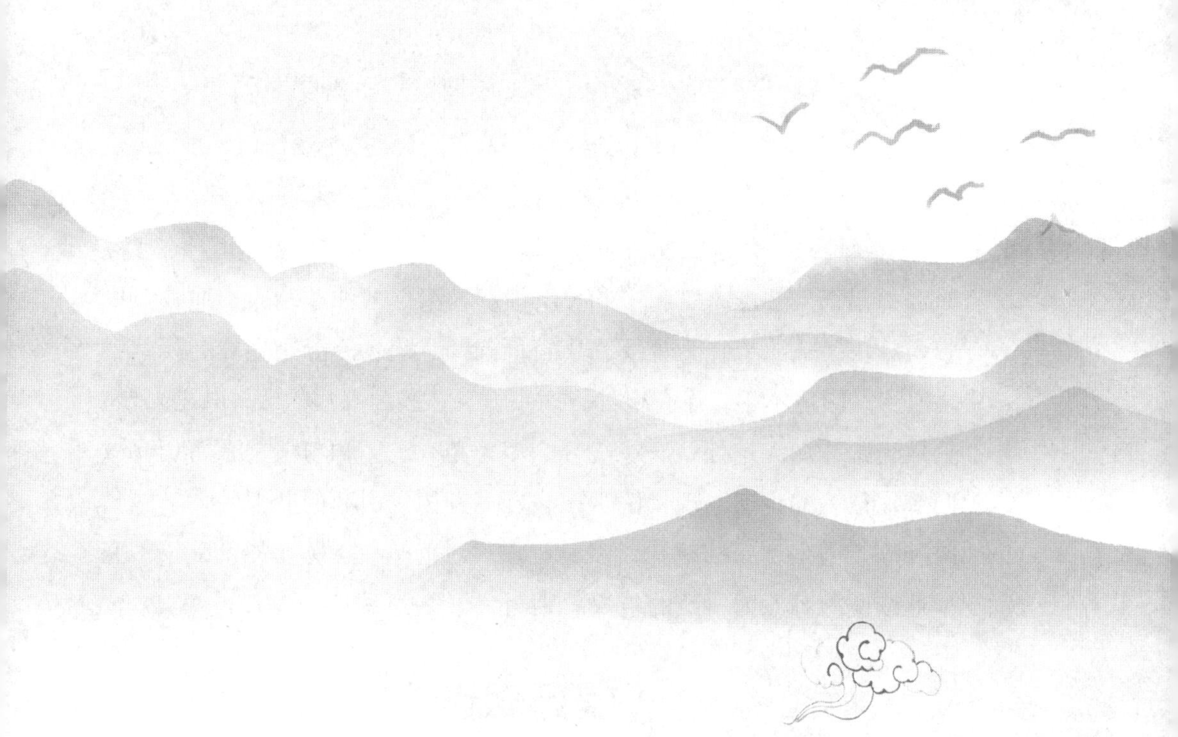

积聚

积聚是以腹内结块，或胀或痛为主要特征的病症。其中触之有形，固定下移，痛有定处称为积证；触之无形，聚散无常，痛无定处称为聚证。积聚的发生与肝、脾两脏关系密切，多因正气亏虚，脏腑失和，以致气滞、血瘀、痰凝于腹中所致。

积聚是由于体虚复感外邪、情志或饮食所伤以及他病日久不愈等原因引起正气亏虚，脏腑失和，气滞、血瘀、痰浊蕴结腹内而致，以腹内结块、或胀或痛为主要临床特征的一类病证。分别言之，积，触之有形，固定不移，痛有定处，病在血分，多为脏病；聚，触之无形，聚散无常，痛无定处，病在气分，多为腑病。因积与聚关系密切，故两者往往一并论述。现代医学中，凡多种原因引起的肝脾肿大、腹盆腔肿瘤、增生型肠结核等，多属“积”之范畴；胃肠功能紊乱、不完全性肠梗阻等原因所致的包块，则与“聚”关系密切。

【病因病机】

积聚的发生，多因情志失调，饮食所伤，外邪侵袭，以及病后体虚，或黄疸、疟疾等经久不愈，且常交错夹杂，混合致病，以致肝脾受损，脏腑失和，气机阻滞，瘀血内结，或兼痰湿凝滞，而成积聚。

1. 情志失调

情志抑郁，肝气不舒，脏腑失和，气机阻滞，血行不畅，气滞血瘀，日积月累，而成积聚。如清代尤怡《金匮翼·积聚统论》云：“凡忧思郁怒，久不得解者，多成此疾。”

2. 饮食所伤

酒食不节，饥饱失宜，或嗜食肥甘厚味、辛辣生冷食物，脾胃受损，运化失健，水谷精微不布，湿浊凝聚成痰，或食滞、虫积与痰气交阻，气机壅结，则成聚证；病久入络，痰浊与气血相搏，结为积块，而成积证。如《景岳全书·痢疾论》云：“饮食之滞，留蓄于中，或结聚成块，或胀满硬痛，不化不行，有所阻隔者，乃为之积。”

3. 外邪侵袭

寒、湿、热等多种外邪及邪毒侵袭人体，稽留不去，均可导致受病脏腑失和，气血运行不畅，痰浊内生，气滞血瘀痰凝，日久形成积聚。如隋代巢元方《诸病源候论·积聚病诸候》云："诸脏受邪，初未能为积聚，留滞不去，乃成积聚。"

4. 他病续发

黄疸、胁痛病后，湿浊留恋，气血蕴结；或久疟不愈，湿痰凝滞，脉络痹阻；或感染虫毒（血吸虫等），阻滞脉道，气血不畅，脉络瘀阻；虚劳日久，或久泻、久痢之后，脾气虚弱，营血运行涩滞等，皆可导致积聚的形成。此外，积聚的形成及演变均与人体正气的强弱密切相关。如清代沈金鳌《杂病源流犀烛·积聚症瘕痃癖痞源流》云："壮盛之人，必无积聚。必其人正气不足，邪气留着，而后患此。"

本病病理因素有寒邪、湿热、痰浊、食滞、虫积等，其间又往往交错夹杂，相互并见，最终影响气血津液运行并损伤人体正气，导致气滞血瘀结成积聚，故气滞、血瘀、痰结是形成积聚的主要病理变化，气机阻滞、瘀血内结是其主要病机。两者比较，聚证以气滞为主，积证以血瘀为主，又有一定区别。病位主要在于肝脾。肝主疏泄，司藏血；脾主运化，司统血。如肝气不畅，脾运失职，肝脾失调，气血涩滞，壅塞不通，形成腹内结块，导致积聚。

【辨证要点】

1. 辨积与聚

积聚虽常相兼为患，然病机、主症皆有不同。聚证病在气分，多属于腑，病机以气机逆乱为主，腹内结块望之有形，但按之无块，聚散无常，痛无定处，病程较短，病情一般较轻，治疗较易；积证则病在血分，多属于脏，病机以痰凝血瘀为主，腹内结块望之可无形，但触之有积块，固定不移，痛有定处，病程较长，病情一般较重，治疗较难。

2. 辨虚实

根据病史长短、邪正盛衰以及伴随症状，辨其虚实之主次。聚证多实。积证初起，正气未虚，以邪实为主；中期，积块增大，质地较硬，正气渐伤，邪实正虚；后期，日久瘀结不去，正气大伤，则以正虚为主。

3. 辨部位

积块的部位不同，标志着患病的脏腑不同，临床症状、治疗方药也不尽相同，故有必要加以鉴别。如右胁腹内积块，伴见胁肋刺痛、黄疸、纳差、腹胀等症状者，病在肝；左胁腹内积块，伴见患处胀痛、疲乏无力、出血者，病在肝脾；胃脘部积块伴见反胃、呕吐、呕血、黑便等症状者，病在胃；腹部积块伴便秘或腹泻、消瘦乏力或便下脓血者，病在肠。

4. 辨标本缓急

在积聚的病程中，由于病情的发展，常可出现一些危重急症。如出现血热妄行、气不摄血或瘀血内积而吐血、便血；因胃失和降，胃气上逆而剧烈呕吐；因肝胆瘀滞，胆汁外溢而出现黄疸等。这些证候对积聚本病而言，属于标，应按照急则治其标或标本兼顾的原则及时处理。

【鉴别诊断】

1. 积证与腹痛

两者皆可由气滞血瘀、瘀血内结、脉络不通引起腹部疼痛、痛处固定不移、甚则出现腹部包块等症。积证之腹痛，或胀或痛，疼痛不甚，但以腹中包块为主要特征；腹痛之瘀血阻滞型，可出现少腹疼痛、部位固定不移、痛势较剧、痛如针刺、甚则腹部包块等症，而腹痛病证以腹部疼痛为主要表现。

2. 聚证与气鼓

两者皆可由情志失调引起的肝郁气滞所致，病位皆在肝脾，均具有脘腹满闷、胀痛等表现。鼓胀之气鼓以腹部膨隆、腹部按之空空然、叩之如鼓为主症、以腹部胀满膨隆为主要特征；聚证以腹中气聚、局部可见结块、望之有形、按之柔软、聚散无常、或胀或痛、痛无定处为主症，以腹部局部包块为主要特征。

3. 聚证与胃痞

两者均可因情志失调而致气滞痰阻，出现脘腹满闷之症。胃痞临床表现为满闷不适，系自觉症状，而外无形证可见，更无包块可及；聚证以腹中气聚、攻窜胀满、时作时止为临床特征，其发作时，腹中气聚胀满，腹内结块望之有形，但按之无块，缓解时气聚胀满的现象消失，腹内结块消散，脘腹胀闷缓解。

4. 积聚与痞满

两者均可出现腹部胀满之症。痞满是自觉脘腹部痞塞胀满，外无形证可见，亦无包块可及，其病变部位主要在胃；积聚除胀满外，腹内有包块可及，病位在肝、胆。

5. 积聚与鼓胀

两者病变部位可同在肝脾，出现腹部胀满、疼痛，腹内有包块等临床表现。鼓胀以腹部胀大如鼓、腹内有水液停聚为特征；积聚，腹内无水液停聚，肚腹一般不胀大。

【辨证论治】

临症分型：聚证之肝气郁结证、食滞痰阻证，积证之气滞血阻证、瘀血内结证、正虚瘀结证。

聚证病在气分，重在调气，以疏肝理气、行气消聚为基本治则；积证病在血分，重在活血，以活血化瘀、软坚散结为基本治则。要注意依据病情发展、病机演变，区分不同阶段，适度调整攻补的策略。积证初期属邪实，应予消散；中期邪实正虚，予攻补兼施；后期以正虚为主，应予扶正消积。

（一）聚证

1. 肝气郁结证

症状：腹中结块柔软，攻窜胀痛，时聚时散，脘胁胀闷不适，常随情绪波动而起伏，舌淡苔薄，脉弦。

治法：疏肝解郁，行气消聚。

方药：逍遥散加减。兼瘀象者，加延胡索、莪术活血化瘀；兼有热象者，加左金丸泻肝清热；寒湿中阻，脘腹痞满、舌苔白腻者，可用木香顺气散以疏肝行气，温中化湿。

2. 食滞痰阻证

症状：腹胀或痛，腹部时有条索状物聚起，按之胀痛更甚，便秘，纳呆，脘闷不舒，舌苔腻，脉弦滑。

治法：理气化痰，导滞通腑。

方药：六磨汤加减。痰浊中阻、呕恶苔腻者，加半夏、陈皮、生姜等化痰降逆；痰湿较重、兼有食滞、腑气虽通、苔腻不化者，加苍术、厚朴等燥湿运脾；兼脾虚、便溏纳差者，加党参、白术、炒麦芽等益气健脾；因于蛔虫结聚、阻于肠道而引起者，酌情配服乌梅丸。聚证虽以实证多见，但反复发作，脾气损伤，可常服香砂六君子汤健运脾胃，调理气机。

（二）积证

1. 气滞血阻证

症状：腹部积块质软不坚，固定不移，胀痛并见，舌暗，苔薄，脉弦。

治法：理气活血，消积散瘀。

方药：柴胡疏肝散合失笑散加减。兼烦热口干、舌红、脉细弦者，加丹皮、山栀、黄芩等凉血清热；气滞血阻较甚、兼有寒象者，可用大七气汤，加肉桂、吴茱萸、当归等温经祛寒散结。

2. 瘀血内结证

症状：腹部积块渐大，质地较硬，固定不移，隐痛或刺痛，纳谷减少，体倦乏力，面黯消瘦，时有寒热，女子或见月事不下，舌质紫暗或有瘀点瘀斑，脉细涩。

治法：祛瘀软坚，兼调脾胃。

方药：膈下逐瘀汤加减。积块疼痛甚者，加五灵脂、延胡索、佛手等活血行气止痛；痰瘀互结者，加白芥子、半夏、苍术等化痰散结。

3. 正虚瘀结证

症状：久病体弱，积块坚硬，隐痛或剧痛，饮食大减，消瘦形脱，神倦乏力，面色萎黄或黧黑，甚则面肢浮肿，或有出血，舌质淡紫，舌光无苔，脉细数或弦细。

治法：补益气血，化瘀消积。

方药：八珍汤合化积丸加减。阴伤较甚、头晕目眩、舌光无苔、脉象细数者，加生地黄、玄参、枸杞子、石斛等养阴生津；牙龈出血、鼻衄者，加丹皮、白茅根、茜草、三七等凉血化瘀止血；畏寒肢肿、舌淡苔白、脉沉细者，加黄芪、附子、肉桂、泽泻等以温阳益气，利水消肿。

典型病例一：

患者姚某，女，70岁。

初诊：2019年2月12日。

主诉：皮肤瘙痒伴肝区胀痛5个月。

现病史：患者5个月前无明显诱因出现皮肤瘙痒伴肝区胀痛，经当地医院诊断为原发性胆汁性肝硬化，住院治疗好转，间断口服中药治疗。现皮肤瘙痒，肝区胀痛，常因情绪波动而加重，口干口苦，眼干流泪，汗出多，寐差梦多，纳差，小便黄，大便干燥，2～3日一行。

门诊查体：舌暗，两边有瘀斑，脉弦涩。

中医诊断：积聚（气滞血阻证）。

西医诊断：原发性胆汁性肝硬化。

治法：理气活血，消积散瘀。

方药：柴胡疏肝散合失笑散加减。柴胡15g，香附15g，陈皮15g，枳壳15g，生地黄15g，白芍20g，茯苓15g，姜黄15g，生黄芪20g，川芎20g，桃仁15g，红花15g，莱菔子15g，蒲黄10g，栀子15g，白花蛇舌草15g，天花粉15g，菊花15g，决明子15g，山楂15g，酒大黄5g，生龙骨20g，生牡蛎20g，甘草10g。7剂，水煎服，日1剂，早晚饭后两次温服。

二诊：口干口苦明显缓解，眼干流泪减轻，双下肢肿，纳可，寐可，二便正常。上方减天花粉 15g，酒大黄 5g，加怀牛膝 15g，丹参 15g，郁金 15g，生黄芪 20g。继服 7 剂。

三诊：诸症均减轻，双下肢未见水肿，继服上方 14 剂以巩固疗效。

典型病例二：

患者于某，女，35 岁。

初诊：2019 年 3 月 21 日。

主诉：右上腹部疼痛半年，加重 2 个月。

现病史：患者半年前无明显诱因出现右上腹部疼痛，右胁下隐隐疼痛，脘腹胀闷，嗳气，纳呆，乏力，寐尚可，二便正常。

既往史：慢性肝炎病史 5 年。

门诊查体：肝区轻度压痛，舌苔白腻，舌两侧有紫斑，脉弦。

辅助检查：肝功显示为谷丙转氨酶 67U/L，乙肝表面抗原阳性；消化系超声显示为肝大。

中医诊断：积聚（气滞血阻证）。

西医诊断：慢性肝炎。

治法：理气活血，消积散瘀。

方药：柴胡疏肝散合失笑散加减。柴胡 15g，郁金 15g，佛手 10g，延胡索 15g，桃仁 15g，三棱 15g，赤芍 10g，生牡蛎 30g，丹参 15g，生黄芪 20g，酒大黄 5g，制鳖甲 30g，川芎 15g，山楂 15g，莱菔子 15g，甘草 10g。7 剂，水煎服，日 1 剂，早晚饭后两次温服。

二诊：右上腹疼痛缓解，右胁隐痛减轻，舌苔白腻，瘀斑减少，脉弦。继服上方 14 剂。

三诊：复查肝功恢复正常，诸症均消失。

积聚的其他治疗方法：

1. 中成药

积聚气滞血瘀证可用鳖甲煎丸、莪术油注射液等，热毒血瘀证可用复方天仙胶囊、平消胶囊、复方斑蝥胶囊等，瘀血内阻证可用大黄䗪虫丸、肝爽颗粒、复方鳖甲软肝片等，肝肾不足、气滞血瘀证可用扶正化瘀胶囊，肝脾两虚、瘀热互结证可用安络化纤丸。

2. 单方验方

甲鱼 1 只，黄泥封固，焙黄去泥，研细末，每服 6g，每日 3 次，红糖调服。适用于临床各期积证。

醋炒三棱、莪术、牵牛子、槟榔、茵陈各 15g，研细末，醋糊为丸，每服 5g，每日 2 次。适用于气滞血瘀之积聚。

3. 外治法

水红花膏：水红花或子，加 3 倍水煎，滤渣续煎熬成膏，用纸摊贴于脐腹部。

贴痞琥珀膏：大黄、芒硝各 30g，为末，以大蒜同捣膏贴之。

4. 针灸

取穴：肝俞、三焦俞、气海、内关、足三里、幽门，每次 3 ~ 5 穴，虚证用补法，实证用平补平泻法。

便秘

便秘是因气阴不足，阳虚寒凝，或燥热内结，痰湿阻滞，使大肠传导功能失常所致的以排便周期延长、大便干结难解或虽有便意而排出困难为主要表现的病症。便秘的病性可分为虚、实。热秘、气秘、冷秘属实证；气血阴阳亏虚致病者属虚证。两者可以相互兼夹或互相转化。便秘的病位在于大肠，由于五脏六腑功能失调，并且脏腑间关系密切等原因的协同作用下，导致大肠传导失司而出现便秘。

便秘是指由于大肠传导失常；导致大便秘结，排便周期延长；或周期不长，但粪质干结，排出艰难；或粪质不硬，虽频有便意，但排便不畅的病证。西医学的功能性病变属本病的范畴，同时肠道激惹综合征、肠炎恢复期肠蠕动减弱引起的便秘、直肠及肛门疾患引起的便秘、药物性便秘、内分泌及代谢性疾病的便秘以及肌力减退所致的排便困难等，可参照本病辨证论治。

【病因病机】

本病的发生多与素体阳盛、饮食不节、情志失调、年老体虚、感受外邪等有关，病机主要是热结、气滞、寒凝、气血阴阳亏虚，致使邪滞胃肠、壅塞不通或肠失温润，推动无力，肠道传导失常，糟粕内停，大便排出困难，发为便秘。

1. 素体阳盛

素体阳盛，或热病之后，余热留恋，或肺热肺燥，下移大肠，或过食醇酒厚味、辛辣，或过服热药，均可致肠胃积热，耗伤津液，肠道干涩失润，粪质干燥，难于排出，形成所谓“热秘”。如《景岳全书·秘结》曰：“阳结证，必因邪火有余，以致津液干燥。”

2. 饮食不节

饮酒过多，过食辛辣肥甘厚味，导致肠胃积热，大便干结；或恣食生冷，致阴寒凝滞，肠胃传导失司，造成便秘。

3. 情志失调

忧愁思虑，脾伤气结，或抑郁恼怒，肝郁气滞，或久坐少动，气机不利，均可导致腑气郁滞，通降失常，传导失职，糟粕内停，不得下行，或欲便不出，或出而不畅，或大便干结而成气秘。如《金匮翼·便秘》曰：“气秘者，气内滞而物不行也。”

4. 年老体虚

素体虚弱，阴亏血少，或病后、产后以及年老体弱，气血虚弱，气虚则大肠传导无力，血虚则肠道失润，而成本病。甚则阴阳俱虚，阴亏则肠道干涩，大便燥结，便下困难；阳虚肠失温煦，阴寒凝滞，便下无力，均可致大便艰涩，而成本病。

5. 感受外邪

外感寒邪可导致阴寒内盛，凝滞胃肠，失于传导；或热病之后，余热留恋，肠胃燥热，耗伤津液，大肠失润，都可致大便秘结。

本病的基本病机为大肠传导失常，病位主要在大肠，同时与肺、脾、胃、肝、肾等脏腑的功能失调有关。病理性质有寒热虚实之分，热结、气郁、寒凝所致者属实，气血阴阳亏虚所致者属虚。如胃热过盛，津伤液耗，肠失濡润；脾肺气虚，大肠传送无力；肝气郁结，气机壅滞，或气郁化火伤津，腑失通利；肾阴不足，肠道失润，或肾阳不足，阴寒凝滞，津液不通，皆可影响大肠的传导功能，发为便秘。

【辨证要点】

依据病人的排便周期、粪质、舌象分清寒热虚实。大便干燥坚硬，肛门灼热，舌苔黄厚，多属肠胃积热；素体阳虚，排便艰难，舌体胖而苔白滑者，多为阴寒内结；大便不干结，排便不畅，或欲便不出，舌质淡而苔少者，多为气虚；若粪便干燥，排出艰难，舌质红而少津无苔者，多属血虚津亏。

1. 辨冷秘与热秘

若粪质干结，排出艰难，舌淡苔白滑，脉沉紧或沉迟，则为冷秘，其病机多为阴寒内结；若粪质干结坚硬，便下困难，肛门灼热，舌苔黄燥或垢腻，脉滑数或细数，则为热秘，其病机多为燥热内结。

2. 辨实证与虚证

若粪质不甚干结，排出断续不畅，腹胀腹痛，嗳气频作，面赤口臭，舌苔厚，脉实，则为实证；若粪质并不干硬，虽有便意，临厕努挣乏力，挣则汗出，神疲肢倦，舌淡苔白，脉弱，则为气虚秘；若大便燥结难下，面色萎黄无华，头晕目眩，心悸，舌淡苔少，脉细，则为血虚秘；若大便干结，如羊屎状，形体消瘦，潮热盗汗，舌红少苔，脉细数，则为阴虚秘；若大便艰涩，排出困难，面色皖白，四肢不温，舌淡苔白，脉沉迟，则为阳虚秘。

【辨病思路】

便秘以大便秘结、排出困难为主要表现，主要见于习惯性便秘、肠易激综合征、泻药性肠病、大肠癌、巨结肠、肠梗阻等引起的便秘。

1. 习惯性便秘

习惯性便秘主要是生活、饮食及排便习惯的改变以及心理因素等原因导致的，多有偏食、不吃蔬菜或饮食过于精细的习惯，或自幼未养成按时排便的习惯，是长期的慢性功能性便秘。体格检查、X线钡剂造影或肠镜检查未发现器质性病变即可诊断为习惯性便秘。

2. 肠易激综合征

慢性腹痛伴便秘，或腹泻便秘交替出现；在乙状结肠区常有间歇性绞痛，排气或排便后缓解；体格检查可在左下腹扪及充满粪便和痉挛的乙状结肠，有轻压痛。X线钡剂造影或肠镜检查无阳性发现，或仅有乙状结肠痉挛；除其他原因外引起的便秘即可确诊。

3. 泻药性肠病

由于便秘，或直肠、肛门病变，导致排便困难患者，长期应用泻药，造成排便对泻药的依赖称为泻药性肠病。除内分泌、直肠、肛门等器质性便秘外，可考虑为泻药性肠病。

4. 大肠癌

大肠癌包括结肠癌和直肠癌。大肠癌的早期有大便习惯的改变，如便秘或腹泻，或两者交替出现。大肠癌多见于40岁以上的患者，尚有便血、腹部持续性隐痛、便秘、里急后重等，腹部检查或指肛检查可触及肿块，大便潜血持续阳性，钡剂造影及肠镜检查可确诊。

5. 巨结肠

巨结肠患者常有结肠显著扩张，伴有严重便秘或顽固性便秘。可发生于任何年龄，分为先天性和后天获得性两种。

先天性巨结肠是一种肠道的先天性发育异常，由于神经节缺如所致，见于婴幼儿，男性多于女性，有家族史。X线腹部平片可见扩张的结肠，钡剂灌肠在直肠、乙状结肠区域有段狭窄带，其上段结肠显著扩张积粪。确诊依赖于结肠活检组织化学染色显示无神经节细胞。

慢性特发性巨结肠常发生于年长儿童，或发生于60岁以上的老年人，病因不明。患者常由于习惯性便秘，出现性格改变及大便失禁。指肛检查在直肠壶腹部可触及粪便；X线腹部平片，老年患者整个结肠扩张，右半结肠有气体和粪便相混，儿童患者钡剂灌肠整个结肠扩张，充满粪便，无狭窄段。

中毒性巨结肠是暴发性溃疡性结肠炎的一个严重的并发症。发病急，有高热及严重的中毒症状，有鼓肠及腹部压痛，白细胞计数增高，可有低蛋白血症和电解质紊乱，X线腹部平片显示结肠增宽、胀气。

6. 肠梗阻

各种原因引起的肠道内容物不能正常运行、顺利通过肠道。肠梗阻不但可引起肠管本身解剖和功能上的改变，还可导致全身性的生理紊乱，严重时可危及生命，临床表现复杂多变。

肠梗阻的分类是从不同角度来考虑的，但并不是绝对孤立的。如肠扭转可既是机械性、完全性，又是绞窄性、闭襻性。不同类型的肠梗阻在一定条件下可以转化，如单纯性肠梗阻治疗不及时，可发展为绞窄性肠梗阻。机械性肠梗阻近端肠管扩张，最后也可发展为麻痹性肠梗阻。不完全性肠梗阻由于炎症、水肿或治疗不及时，也可发展成完全性肠梗阻。

梗阻早期一般无异常发现。应常规检查白细胞计数，血红蛋白，血细胞比容，二氧化碳结合力，血清钾、钠、氯及尿便常规。梗阻发生后的4～6小时，X线立位腹平片检查可见胀气的肠襻及多数气液平面。如立位腹平片表现为一位置固定的咖啡豆样积气影，应警惕有肠绞窄的存在。

【鉴别诊断】

1. 肠结

肠结多为急病，因大肠通降受阻所致，表现为腹部疼痛拒按，大便完全不通，且无矢气和肠鸣音，严重者可吐出粪便。

2. 积聚

积聚与便秘都可见腹部包块。便秘者包块常位于左下腹，可扪及。

【辨证论治】

本病辨证当分清寒热虚实。实者当辨热秘、气秘和冷秘，虚者当辨气虚、血虚、阴虚和阳虚的不同。临床分型为热秘、气秘、冷秘、气虚秘、血虚秘、阳虚秘。

本病治疗时应以恢复大肠传导功能、保持大便通畅为原则，应力避单纯应用泻下药，而应针对不同的病因病机采取相应的治法。实秘为邪滞肠胃、壅塞不通所致，故以祛邪为主，给予泻热、温散、通导之法，使邪去便通；虚秘为肠失温润、推动无力而致，故以扶正为先，给予益气温阳、滋阴养血之法，使正盛则便通。

（一）实秘

1. 热秘

症状：大便干结，腹胀或痛，口干口臭，面红心烦，或有身热，小便短赤，舌红，苔黄燥，脉滑数。

治法：泻热导滞，润肠通便。

方药：麻子仁丸加减。若大便干结而坚硬者，加芒硝以软坚通便；若口干舌燥、津伤较甚者，可加生地黄、玄参、麦冬以滋阴生津，增水行舟；若肺热气逆以致大肠热结便秘者，可加瓜蒌仁、黄芩、苏子清肺降气以通便；若兼郁怒伤肝、目赤易怒者，加服更衣丸或当归龙荟丸以清肝通便。

2. 气秘

症状：大便干结，或不甚干结，欲便不得出，或便而不爽，肠鸣矢气，嗳气频作，胁腹痞满胀痛，舌苔薄腻，脉弦。

治法：顺气导滞，降逆通便。

方药：六磨汤加减。若七情郁结、腹部胀痛甚，加白芍、柴胡、厚朴等和肝理气；若气郁化火、舌红苔黄、便秘腹痛者，加栀子、芦荟清肝泻火；若兼痰湿、肠鸣粪软、黏腻不畅者，可加皂角子、葶苈子、泽泻等祛痰湿以通便；若跌倒损伤、腹部术后、便秘不通、属气滞血瘀者，可加红花、赤芍、桃仁等活血化瘀。

3. 冷秘

症状：大便艰涩，腹痛拘急，胀满拒按，胁下偏痛，手足不温，呃逆呕吐，舌苔白腻，脉弦紧。

治法：温里散寒，通便止痛。

方药：大黄附子汤加减。若胀痛明显，可加枳实、厚朴、木香加强理气导滞之力；若腹部冷痛，手足不温，加高良姜、花椒、小茴香增散寒止痛之功；若心腹绞痛，口噤暴厥，属大寒积聚者，可用三物备急丸攻逐寒积。

（二）虚秘

1. 气虚秘

症状：大便干或不干，虽有便意，但排出困难，用力则汗出短气，便后乏力，面白神疲，肢倦懒言，舌淡苔白，脉弱。

治法：补脾益肺，润肠通便。

方药：黄芪汤加减。若排便困难、腹部坠胀者，可合用补中益气汤益气举陷；若气短懒言、多汗少动者，可加用生脉散补肺益气；若脘腹痞满、纳呆便溏、舌苔白腻者，可加扁豆、生薏苡仁、砂仁，或重用生白术以健脾祛湿通便；若肢倦腰酸、二便不利者，可用大补元煎兼补肾气。

2. 血虚秘

症状：大便干结，面色无华，皮肤干燥，头晕目眩，心悸气短，健忘少寐，口唇色淡，舌淡苔少，脉细。

治法：养血滋阴，润燥通便。

方药：润肠丸加减。若大便干结如羊屎，加蜂蜜、柏子仁、黑芝麻加强润燥通便之力；面白眩晕甚，加制首乌、熟地黄、阿胶养血润肠；若兼气虚、气短乏力，排便无力者，可加黄芪、人参益气通便；若兼阴虚、手足心热、午后潮热者，可加知母、玄参等以养阴清热。

3. 阴虚秘

症状：大便干结，形体消瘦，头晕耳鸣，两颧红赤，心烦少眠，潮热盗汗，腰膝酸软，舌红少苔，脉细数。

治法：滋阴增液，润肠通便。

方药：增液汤加减。若口干面红、心烦盗汗者，加芍药、知母助养阴清热之力。若胃阴不足、口渴纳减者，可用益胃汤；若肾阴不足、腰膝酸软者，可用六味地黄丸；若阴亏燥结、热盛伤津者，可用增液承气汤滋阴增液，泄热通便。

4. 阳虚秘

症状：大便干或不干，排出困难，小便清长，面色㿠白，四肢不温，腹中冷痛，腰膝酸冷，舌淡苔白，脉沉迟。

治法：补肾温阳，润肠通便。

方药：济川煎加减。若神疲纳差，加黄芪、党参、白术温补脾胃；若腹中冷痛，便意频频，排出困难，加肉桂、白芍温中散寒，缓急止痛；如老人虚冷便秘，可合用半硫丸。

典型病例一：

患者朱某，女，19 岁。

初诊：2021 年 7 月 24 日。

主诉：便秘 5 年余。

现病史：患者 5 年前无明显诱因出现便秘，未经系统治疗。现大便3～5天一行，便干，偶有腹胀，面颊部痤疮，口干，小便正常，纳可，寐可。

门诊查体：舌尖红，舌淡胖大、水滑，脉沉细。

中医诊断：便秘（热秘）。

西医诊断：功能性便秘。

治法：泻热导滞，润肠通便。

方药：麻子仁丸加减。火麻仁15g，生地黄30g，麦冬15g，玄参20g，生白术40g，酒大黄10g，肉苁蓉20g，当归20g，金银花15g，威灵仙10g，柏子仁15g，厚朴15g，枳实15g，黄芩15g，木香10g，白芍20g，炒决明子20g。7剂，水煎服，日1剂，早晚饭后两次温服。

二诊：大便通，每日一次，面颊部痤疮部分消退，口干缓解，舌尖红，水滑，脉弦细。上方减酒大黄，加连翘10g，牡丹皮15g，薏苡仁10g，赤芍15g。7剂，水煎服，日1剂，早晚饭后两次温服。

三诊：大便每日一次，口干、腹胀均消失。

典型病例二：

患者王某，男，58岁。

初诊：2021年7月22日。

主诉：便秘20年余。

现病史：患者20年前无明显诱因出现便秘，曾间断口服番泻叶等药物，症状并未缓解。现腹胀，大便3～5日一行，有便意，便不净，食欲差，寐可。

门诊查体：舌尖红，苔黄腻，脉沉弦细。

中医诊断：便秘（脾虚湿热证）。

西医诊断：泻药性肠病。

治法：健脾化热，润肠通便。

方药：温胆汤加减。法半夏10g，茯苓15g，甘草10g，陈皮15g，牡丹皮15g，枳实15g，竹茹15g，郁金15g，酒大黄10g，党参15g，当归20g，木香10g，生白术40g，枳壳15g，黄芪30g，肉苁蓉20g，焦槟榔15g，决明子20g，威灵仙10g。7剂，水煎服，日1剂，早晚饭后两次温服。另加芪蓉润肠口服液2盒，每次20mL（1支），每日3次。

二诊：大便通，两日一行，偶有腹胀，纳差缓解，舌尖红，苔薄黄，脉弦细。上方加杏仁10g，桃仁10g。7剂，水煎服，日1剂，早晚饭后两次温服。另加芪蓉润肠口服液2盒，每次20mL（1支），每日3次。

三诊：大便通，日一行，腹胀、纳差均消失。舌尖红，苔薄白，脉弦细。继续予芪蓉润肠口服液巩固疗效。

便秘的其他治疗方法：

1. 中成药

（1）便秘通口服液：功能益气温阳通便，适用于老年性便秘。口服，每次1 ~ 2支，每日3次。

（2）麻仁润肠丸：功能润肠通便，适用于肠燥便秘者。口服，每次1 ~ 2丸，每日2次。

（3）通幽润肠丸：功能润肠通便，适用于实热便秘者。口服，宜空腹服，每次4丸，每日3次。

（4）槟榔四消丸：功能消食导滞，行气泄水，适用于食积痰饮，消化不良，脘腹胀满，嗳气吞酸，大便秘结者。口服，每次6g，每日2次。

（5）更衣丸：功能泻火通便，主治肠胃实结，心肝火热的大便不通、心烦易怒、夜寐不安、口苦目赤等，湿热所致的便秘不畅亦可用之，适用于习惯性便秘、神经衰弱等疾病。口服，成人每次3g，每日1 ~ 2次，小儿酌情服1 ~ 1.5g。

（6）半硫丸：功能温肾通便，适用于老年阳虚便秘。口服，每次3 ~ 6g，每日2次。

（7）枳实导滞丸：功能消积导滞，清利湿热，适用于湿滞食积、肠道气滞之便秘者。口服，每次6 ~ 9g，每日2次。

（8）四磨汤口服液：功能顺气降逆，消积止痛，适用于婴幼儿乳食内滞证、食积证，症见腹胀、腹痛、啼哭不安、厌食纳差、腹泻或便秘；中老年气滞、食积证、症见脘腹胀满、腹痛、便秘；腹部手术后促进肠胃功能的恢复。口服，成人每次 20mL，每日 3 次；新生儿每次 3 ~ 5mL，每日 3 次；幼儿每次 10mL，每日 3 次。

（9）芪蓉润肠口服液：益气养阴，健脾滋肾，润肠通便。用于气阴两虚，脾肾不足，大肠失于濡润而致的虚证便秘。口服。每次 20mL（1 支），每日 3 次，或遵医嘱。

2. 针灸

（1）体针

肠道实热证取穴：大肠俞、天枢、支沟、丰隆、内庭、合谷、曲池。操作：大肠俞、天枢、支沟、丰隆用泻法，内庭、合谷、曲池平补平泻，留针 30 分钟，7 ~ 10 天为 1 疗程。

肠道气滞证取穴：大肠俞、天枢、支沟、水道、行间、中脘。操作：用泻法，留针 30 分钟，7 ~ 10 天为 1 疗程。

肺脾气虚证取穴：大肠俞、天枢、支沟、丰隆、脾俞、胃俞、气海。操作：大肠俞、天枢、支沟、丰隆平补平泻，脾俞、胃俞、气海用补法，留针 30 分钟，7 ~ 10 天为 1 疗程。

津亏血少证取穴：大肠俞、天枢、支沟、水道、足三里、三阴交。操作：大肠俞、天枢、支沟、水道平补平泻，足三里、三阴交用补法，留针 30 分钟，7 ~ 10 天为 1 疗程。

脾肾阳虚证取穴：大肠俞、天枢、支沟、水道、神阙、关元。操作：大肠俞、天枢、支沟、水道平补平泻，神阙、关元灸补法，留针 30 分钟，灸 10 ~ 15 分钟，7 ~ 10 天为 1 疗程。

（2）耳针

取穴：胃、大肠、小肠、交感、直肠、皮质下、三焦等穴位。每次取 3 ~ 4 个穴位，中等刺激，每日 1 次，两耳交替进行，每天按压 10 次，每次 3 分钟。

3. 穴位敷贴

穴位敷贴是指将药物研末，用一定的溶媒调成膏状或者糊状，或将药物煎煮取汁浓缩后，加入赋形剂，制成糊状药膏，敷贴固定于选定穴位或者脐部，通过皮肤吸收，作用于肠道，从而达到通便目的。实证取大黄末 10g，芒硝 40g，以适量黄酒调敷肚脐，纱布覆盖，胶布固定，再用热水袋热敷 10 分钟左右，可使大便排出；虚寒证用附子 10g，丁香 10g，以适量姜汁调敷肚脐，纱布覆盖，胶布固定，另用热水袋热敷 10 分钟。

4. 推拿按摩

适用于轻、中度便秘患者，且排除器质性疾病引起的便秘者。按摩腹部从右下腹沿结肠方向，向上、向左、向下循环按摩，反复多次，直至排便时停止。轻压会阴部。会阴系诸阴之会，司二阴，助排便。或轻叩尾骶部，亦可促排便。

5. 灌肠疗法

适应于腹痛、腹胀等便秘急症，有粪便嵌塞肠道，数日不下患者。

（1）中药保留灌肠：大黄 20g（后下），芒硝 15g（冲），枳实 20g，厚朴 15g，用水煎至 200mL，保留灌肠。方法：患者取左侧卧位，暴露臀部，将肛管插入肠道 10 ~ 15cm 后缓慢注入药液，保留 20 分钟，如无效，间隔 3 ~ 4 小时重复灌肠。

（2）猪胆导法：猪胆 1 枚取汁，加醋少许，从肛门灌入，适用于津亏热结者。

6. 拔罐疗法

取大肠俞、小肠俞、足三里及阳性反应部位。方法：顺时针摩腹 3 分钟左右，然后在左腹、臀部、大腿后侧阳性反应部位涂抹上万花油或按摩油，用较小的吸附力把火罐吸附在腹部，做顺时针走罐 3 分钟，以热量深透腹部为度，并留罐 10 ~ 15 分钟。

胃痛

胃痛是指凡由于脾胃受损，气血不调所引起上腹胃脘部近心窝处疼痛不适为主症的病证，又称胃脘痛。

历代文献中所称的“心痛”“心下痛”，多指胃痛而言。《内经》中最早记载本病名，并指出受寒、肝气不舒、内热等可造成胃脘痛。《金匮要略》将胃脘部称为心下、心中；将胃病分为痞证、胀证、满证与痛证。

由各种原因致胃气瘀滞，胃失和降，不通则痛。中阳不足或胃阴受损致胃络失养，不荣则痛。本病基本病机为胃气郁滞，胃失和降，不通则痛。

现代医学所指的急性胃炎、慢性胃炎、胃溃疡、十二指肠溃疡、胃神经症、胃粘膜脱垂、胃下垂等以上腹部疼痛不适为主要症状的疾病，均可参考本病进行辨证论治。

胃痛，又称胃脘痛，是以上腹胃脘部近心窝处疼痛为主症的病证。临床主要表现为上腹疼痛不适。西医学中急性胃炎、慢性胃炎、胃溃疡、十二指肠溃疡等病以上腹部疼痛为主要症状者，属于中医学胃痛范畴，均可参考本病进行辨证论治。

【病因病机】

胃痛的发生，主要由外邪犯胃、饮食伤胃、情志不畅和脾胃素虚等因素，导致胃气郁滞，胃失和降而发生胃痛。

1. 感受外邪

外感寒、热、湿诸邪，内客于胃，皆可致胃脘气机阻滞，不通则痛。其中尤以寒邪为多，如《素问・举痛论》说："寒气客于肠胃之间，膜原之下，血不能散，小络急引，故痛。"寒邪伤胃可引起胃气阻滞，胃失和降而发生胃痛，正所谓"不通则痛"。

2. 内伤饮食

饮食不节，或过饥过饱，损伤脾胃，胃气壅滞，致胃失和降，不通则痛。五味过极，辛辣无度，肥甘厚腻，饮酒如浆，则蕴湿生热，气机壅滞，伤脾碍胃。如《医学正传・胃脘痛》说："致病之由，多由纵恣口腹，喜好辛酸，恣饮热酒煎煿，复餐寒凉生冷，朝伤暮损，日积月深……故胃脘疼痛。"另外，宿食积滞胃脘，久则郁而化热，湿热相搏，阻遏中焦气机，气机升降失和，发为胃痛。

3. 情志失调

忧思恼怒，伤肝损脾，肝失疏泄，横逆犯胃，脾失健运，胃气阻滞，均致胃失和降而发胃痛。如《沈氏尊生书・胃痛》所说："胃痛，邪干胃脘病也……惟肝气相乘为尤甚，以木性暴，且正克也。"气滞日久或久痛入络，可致胃络血瘀。如《临证指南医案・胃脘痛》云："胃痛久而屡发，必有凝痰聚瘀。"肝气久郁，既可出现化火伤阴，又能导致瘀血内结，病情至此，则胃痛加重，每每缠绵难愈。

4. 体虚久病

脾胃为仓廪之官，主受纳及运化水谷，若素体脾胃虚弱，运化失职，气机不畅，或中阳不足，中焦虚寒，失其温养而发生疼痛。若禀赋不足，后天失调，或饥饱失常，劳倦过度，以及久病正虚不复等，均能引起脾气虚弱，脾阳不足，则寒自内生，胃失温养，致虚寒胃痛。

本病病位在胃，与肝、脾密切相关，基本病机为胃气郁滞，胃失和降，不通则痛。胃痛早期由外邪、饮食、情志所伤，多为实证；后期常为脾胃虚弱，往往虚实夹杂，如脾胃虚弱夹湿、夹瘀等。胃痛的病理因素主要有气滞、寒凝、热郁、湿阻、血瘀。胃痛的病理变化比较复杂，胃痛日久不愈，脾胃受损，可由实证转为虚证。若因寒而痛者，寒邪伤阳，脾阳不足，可成脾胃虚寒证；若因热而痛，邪热伤阴，胃阴不足，则致阴虚胃痛。虚证胃痛又易受邪，如脾胃虚寒者易受寒邪；脾胃气虚又可饮食停滞，出现虚实夹杂证。此外，胃痛还可以衍生变证，如胃热炽盛，迫血妄行，或瘀血阻滞，血不循经，或脾气虚弱，不能统血，而致便血、呕血。大量出血，可致气随血脱，危及生命。若脾胃运化失职，湿浊内生，郁而化热，火热内结，腑气不通，腹痛剧烈拒按，导致大汗淋漓，四肢厥逆的厥脱危证，或日久成瘀，气机壅塞，胃失和降，胃气上逆，致呕吐、反胃。若胃痛日久，痰瘀互结，壅塞胃脘，可形成噎膈。

【鉴别诊断】

胃痛在临床上是常见病、多发病。引起胃痛的原因很多，尤其是要关注病人病史，因为有些内脏疾病的初发症状可能会有胃部的牵涉疼痛，如急性心肌梗死、急性阑尾炎等。临床必须要做好鉴别诊断。

1. 胃痛与真心痛

真心痛是心经病变所引起的心痛证。多见于老年人，为当胸而痛，其多刺痛，动辄加重，痛引肩背，常伴心悸气短、汗出肢冷，病情危急，正如《灵枢·厥论》曰：“真心痛手足青至节，心痛甚，旦发夕死，夕发旦死。”其病变部位、疼痛程度与特征、伴有症状及其预后等方面，与胃痛有明显区别。

2. 胃痛与胁痛

胁痛是以胁部疼痛为主症，可伴发热恶寒，或目黄肤黄，或胸闷太息，极少伴嘈杂泛酸、嗳气吐腐。肝气犯胃的胃痛有时亦可攻痛连胁，但仍以胃脘部疼痛为主症。两者具有明显的区别。

3. 胃痛与腹痛

腹痛是以胃脘部以下、耻骨毛际以上部位发生疼痛为主症。胃痛是以上腹胃脘部近心窝处疼痛为主症，两者仅就疼痛部位来说，是有区别的。但胃处腹中，与肠相连，因而胃痛可以影响及腹，而腹痛亦可牵连于胃，这就要从其疼痛的主要部位和如何起病来加以辨别。

此外，肝、胆、脾、胰病变所引起的上腹胃脘部疼痛还应结合辨病予以排除。

【辨证要点】

1. 辨缓急

凡胃痛暴作、起病急者，多因外受寒邪，或恣食生冷，或暴饮暴食，以致寒伤中阳；或积滞不化，胃失通降，不通则痛。凡胃痛渐发、起病缓者，多因肝郁气滞，木旺乘土，或脾胃虚弱，土壅木郁，而致肝胃不和，气滞血瘀。

2. 辨寒热

寒性凝滞收引，故寒邪犯胃之疼痛，多伴脘腹胀满拒按、纳呆、苔白、脉弦紧等症。脾胃阳虚之虚寒胃痛，多见隐隐作痛、喜暖喜按、遇冷加剧、四肢不温、舌淡苔薄、脉弱等症。热结火郁，胃失通降之胃痛，多伴烦渴思饮、恶热喜凉、溲赤、便结、苔黄少津、脉象弦数等症。

3. 辨虚实

胃痛而胀，大便闭结不通者多实；痛而不胀，大便不闭结者多虚。喜凉者多实，喜温者多虚。拒按者多实，喜按者多虚。食后痛甚者多实，饥则腹痛者多虚。脉实气逆者多实，脉虚气少者多虚。痛剧而坚，固定不移者多实；痛徐而缓，痛处不定者多虚。新病体壮者多实，久病体衰者多虚。用补法治疗不效者多实，用攻法治疗加重者多虚。

4. 辨气血

胃痛有在气在血之分。一般初病在气，久病在血。凡痛属气分者，多见既胀且痛，以胀为主，痛无定处，时作时止，聚散无形，此乃无形之气痛。凡痛属血分者，多见持续刺痛，痛有定处，舌质紫暗，此乃有形之血痛。其他如食积、痰阻，亦属有形疼痛之列。

【辨证论治】

1. 寒邪客胃

症状：胃痛暴作，恶寒喜暖，得温痛减，遇寒加重，口淡不渴，或喜热饮，舌淡苔薄白，脉弦紧。

治法：温胃散寒，行气止痛。

方药：香苏散合良附丸。若恶寒、头痛者，加防风、藿香等；若胸脘痞闷、胃纳呆滞、嗳气或呕吐者，加枳实、神曲、鸡内金、制半夏、生姜等。

2. 宿食积滞

症状：胃脘疼痛，胀满拒按，嗳腐吞酸，或呕吐不消化食物，其味腐臭，吐后痛减，不思饮食，大便不爽，得矢气及便后稍舒，舌苔厚腻，脉滑。

治法：消食导滞，和胃止痛。

方药：保和丸。若脘腹胀甚者，加枳实、砂仁、槟榔；若呃逆较甚者，加旋覆花、代赭石等；若胃脘胀痛而便闭者，加黄连、大黄、火麻仁。本方莱菔子与茯苓的使用剂量需要根据大便情况定夺，如腹泻便溏次数多，应重用茯苓；如便秘或后滞不爽，需重用莱菔子。若胃痛连及腹痛，大便秘结或里急后重、黏滞不爽，此积滞在肠，宜配合使用木香槟榔丸或枳实导滞丸以荡涤通腑。

3. 肝胃郁热

症状：胃脘灼痛，烦躁易怒，烦热不安，胁胀不舒，泛酸嘈杂，口干口苦，舌红苔黄，脉弦或数。

治法：平逆散火，泄热和胃。

方药：化肝煎。若胃痛甚者，加延胡索、川楝子；若胸胁胀满、烦躁易怒甚者，加柴胡、香附、川芎等；若口干、口苦、小便短赤者，加玉竹、麦冬、淡竹叶等。

4. 肝气犯胃

症状：胃脘胀痛，痛连两胁，遇烦恼则痛作或痛甚，嗳气、矢气则痛舒，胸闷嗳气，喜长叹息，大便不畅，舌苔多薄白，脉弦。

治法：疏肝解郁，理气止痛。

方药：柴胡疏肝散。若胃痛较甚者，加川楝子、延胡索等；若嗳气较频者，加沉香、半夏、旋覆花等；若泛酸者，加乌贼骨、煅瓦楞子。

5. 湿热中阻

症状：胃脘疼痛，痛势急迫，脘闷灼热，口干口苦，口渴而不欲饮，纳呆恶心，小便色黄，大便不畅，舌红，苔黄腻，脉滑数。

治法：清化湿热，理气和胃。

方药：清中汤。若湿偏重者，加苍术、藿香；若热偏重者，加蒲公英、黄芩；若恶心呕吐者，加竹茹、橘皮；若大便秘结不通者，可加大黄；若气滞腹胀者，加厚朴、枳实；若纳呆少食者，加神曲、炒谷芽、炒麦芽。

6. 瘀血停滞

症状：胃脘刺痛，痛有定处，按之痛甚，食后加剧，入夜尤甚，或见吐血、黑便，舌质紫暗或有瘀斑，脉涩。

治法：化瘀通络，理气和胃。

方药：失笑散合丹参饮。若胃痛甚者，加延胡索、木香、郁金、枳壳；若四肢不温、舌淡脉弱者，加党参、黄芪；便黑加三七、白及；若口干咽燥，舌光无苔，加生地黄、麦冬。血瘀气滞疼痛较剧者，可试用血府逐瘀汤或膈下逐瘀汤。若血瘀胃痛伴吐血便血，参照“血证”有关内容议治。

7. 胃阴不足

症状：胃脘隐隐灼痛，似饥而不欲食，口燥咽干，五心烦热，消瘦乏力，口渴思饮，大便干结，舌红少津，脉细数。

治法：养阴益胃，和中止痛。

方药：一贯煎合芍药甘草汤。若胃脘灼痛、嘈杂泛酸者，加珍珠粉、牡蛎、海螵蛸；胃脘胀痛较剧，兼有气滞，加厚朴花、玫瑰花、佛手；大便干燥难解，加火麻仁、瓜蒌仁；若阴虚胃热，加石斛、知母、黄连；如兼津枯便秘，需加大生地黄、当归的用量；如大便溏，则需酌量减少甘润之品，并配伍茯苓、白术、山药；如阴虚兼有内热，烦闷口干，欲呕，可投竹叶石膏汤甘寒清胃泄热；如口渴明显，可再加芦根、石斛、天花粉等。

8. 脾胃虚寒

症状：胃痛隐隐，绵绵不休，喜温喜按，空腹痛甚，得食则缓，劳累或受凉后发作或加重，泛吐清水，神疲纳呆，四肢倦怠，手足不温，大便溏薄；舌淡苔白，脉虚弱或迟缓。

治法：温中健脾，和胃止痛。

方药：黄芪建中汤。泛吐清水较多，加干姜、制半夏、陈皮、茯苓；泛酸，可去饴糖，加黄连、炒吴茱萸、乌贼骨、煅瓦楞子；胃脘冷痛，里寒较甚，呕吐，肢冷，加理中丸；若兼有形寒肢冷，腰膝酸软，可用附子理中汤；无泛吐清水、无手足不温者，可改用香砂六君子汤；若胃寒痛甚，方中桂枝改肉桂，并可加良附丸、吴茱萸汤以增强温中散寒行气止痛之效；如泛吐清水较多者可加艾叶、陈皮、半夏、茯苓以降逆和胃；若吐酸水者可去饴糖加左金丸、瓦楞子、海螵蛸。痛止之后可服用六君子丸或香砂六君子丸以温健脾胃，巩固疗效。

典型病例一：

患者居某，男，42岁。

现病史：患者多年来时有胃脘疼痛，近20多天来疼痛加剧，疼痛呈阵发性，痛甚则反射至肩背，呕吐酸苦水，空腹痛甚，口渴干苦，纳差，大便干，小便黄，经中西医治疗2周，疼痛未见缓解。经某医院钡餐检查，诊断为十二指肠球部溃疡。舌边紫，苔黄腻，脉弦。

辨证：肝胃不和，气血瘀阻。

治法：疏肝理气，化瘀止痛。

方药：金铃子10g，元胡5g，乌贼骨10g，黄连3g，炒五灵脂15g，煅瓦楞子12g，枳壳10g，青皮、陈皮各6g，佛手片6g。6剂。

二诊：9月14日。药后胃痛略有减轻，但痛甚时仍反射至后背，泛吐酸水已少。原方加重化瘀之品。

方药：金铃子10g，黄连3g，吴茱萸1.5g，炙刺猬皮5g，九香虫5g，煅瓦楞子13g，炒五灵脂10g，香附10g，乌贼骨10g，橘皮5g，三七粉3g（冲）。6剂。

另方：乌贼骨120g，浙贝母60g，三七粉15g，炙刺猬皮30g，九香虫30g。共研细末，每次3g，每日3次，开水冲服。

10月16日随访：前方药连服18剂，胃病消失，末药仍在续服，饮食正常。达临床治愈标准。

按：中医学认为，脾胃正常功能与肝气疏泄有关，肝脾不和或肝胃不和，易致土壅木郁或肝气犯胃。本案系因肝胃不和、气血瘀阻所致，故方中以左金丸清肝解郁而制酸，金铃子散以疏肝理气而止痛，乌贼骨甘温酸涩以通血脉，五灵脂、香附化瘀止痛，瓦楞子味咸走血而软坚散结，从而使疼痛得解，泛酸得止。后以乌贝散加三七活血化瘀，刺猬皮、九香虫行瘀止痛，从而使疾病很快治愈。刺猬皮、九香虫是治疗瘀血胃痛的常用药，临床观察确有良效。

典型病例二：

患者胡某，男，48岁。

现病史：患胃痛12年之久，为灼热痛，并有口苦，口腻，失眠，纳差，寒热皆不受，稍有反酸与嗳气，大便秘结，小便黄，舌质红苔黄，脉弦数。经胃肠钡餐透视诊为十二指肠溃疡。

辨证：热郁胃腑。

治法：清热和中。

方药：蒲公英 30g，花粉 30g，郁金 15g，佛手 15g，白芍 30g，甘草 10g，延胡 10g，五灵脂 15g，海螵蛸 20g，瓦楞子 30g。服上方 4 剂后，胃痛、反酸明显减轻，胃纳好转。续服 10 剂后，胃痛消失。

按：此例由于热郁胃中，故胃脘灼热痛。胃火炽盛故泛酸；火盛津亏则大便秘结，小便黄；口苦，舌质红，苔黄，脉数，皆为热盛之象。方中蒲公英苦而甘寒，苦能清胃热、消炎、止痛，甘寒不劫津，因此不似黄连苦寒伤津；花粉苦寒微甘，清热生津，与蒲公英配合，清胃热而不伤胃阴；郁金、佛手疏肝解郁；白芍、甘草酸甘养阴；延胡索、五灵脂活血、祛瘀、止痛；海螵蛸、瓦楞子制酸，保护胃黏膜。

胃痛的其他治疗方法：

1. 中成药

（1）仲景胃灵片（肉桂、高良姜、延胡索、小茴香、砂仁、白芍、牡蛎、炙甘草等），适用于寒凝气滞之胃痛，每次 2 ~ 4 片，每日 3 次。

（2）安中片（桂枝、延胡索、砂仁、煅牡蛎、小茴香、高良姜、甘草等），适用于寒凝气滞之胃痛，每次 2 ~ 3 片，每日 3 次。

（3）胃苏颗粒（紫苏梗、香附、陈皮、佛手等），适用于气滞型胃脘胀痛，每次 1 包，每日 3 次。

（4）玄胡止痛颗粒（延胡索、白芷），适用于气滞血瘀的胃痛，每次 1 包，每日 3 次。

（5）附子理中丸、大蜜丸（附子、干姜、人参、白术、甘草），适用于脾胃虚寒之胃痛，每次 1 丸，每日 2 次。

2. 单方验方

（1）吴茱萸沸水泡过 14 粒，白开水吞下。治寒凝气滞之胃痛。

（2）良姜末 3 分，米汤调下。治寒凝气滞之胃痛。

（3）二味散：小茴香 30g，枳壳 15g，炒，研末，盐酒调服，每次 6g，治气滞胃痛。

（4）延胡索炒后研末，用 3 ~ 5 分，开水送下。治气滞血瘀之胃痛。

（5）胃气痛方：五灵脂 30g，半生半炒熟，为末，每服 3g，用热酒调服，如不饮酒，以开水调下。治血瘀之胃痛。

（6）莱菔子 15g 水煎，送服木香面 4.5g。治食积胃痛。

（7）鸡内金 10g，香橼皮 10g，共研细末，每服 1 ~ 2g。治食积胃脘胀痛。

（8）黄连 18g，甘草 3g，水煎温服。治肝胃郁热之胃痛。

（9）砂仁 30g，研为细末，以水调成糊状，涂于患者脐窝处，外以纱布覆盖，胶布固定，每日换药 1 次。治饮食停滞型胃痛。

（10）郁金 30g，研为极细粉末，用时取药末 6g，以水调成糊状，涂于患者脐窝内，外以纱布覆盖，胶布固定，每日换药 1 次。本方适用于肝气犯胃型胃痛。

（11）芒硝 30g。将芒硝布包平摊，置于患者肚脐上，外用胶布固定，再用布带围裹，敷 12 小时取下，每晚 1 次。本方适用于胃部手术后引起的残胃炎。通常连用 2 ~ 4 次。

3. 针灸疗法

主穴：足三里、内关、中脘。寒邪犯胃者加公孙、脾俞、胃俞。饮食停滞者加梁门、下脘。脾胃虚寒者加脾俞、胃俞、章门。肝气犯胃者加太冲、期门、阳陵泉。实证用泻法，虚证用补法，寒证中脘、脾俞、胃俞加用灸法。

吞酸

吞酸，证名。胃内酸水上攻口腔、咽溢、不及吐出而下咽，见《诸病源候论·脾胃病诸候》。又称咽酸。

《医林绳墨·吞酸吐酸》：“吞酸者，胃口酸水攻激于上，以致咽溢之间，不及吐出而咽下，酸味刺心，有若吞酸之状也。”《寿世保元·吞酸》：“饮食入胃，被湿热郁遏，食不得化，故作吞酸。”《证治汇补·吞酸章》：“吞酸为中气不舒，痰涎瘀滞，须先用开发疏畅之品。”

吞酸的原因多因肝气犯胃所致。常见于现代医学所指的消化性溃疡病、慢性胃炎和消化不良等。

吞酸作为脾胃病的一个症状，常与嘈杂、嗳气、胃痛、痞满等病证同时出现。胃中酸水上泛又称泛酸，是指以泛吐酸水为主症的病证。酸水由胃中上泛，若随即咽下者，称为吞酸；不咽下而吐出者，则称吐酸。

现代临床上食管炎可以根据其临床表现而将其归属于“吞酸”“吐酸”“胸痹”“噎食”“噎膈”“吐血”等病证。食管炎是指食管黏膜发生炎症而引起的临床证候。如食管不适、疼痛或胸骨后烧灼痛、反胃、吐酸、恶心、呕吐、吞咽障碍，甚至吐血等。食管炎经常和慢性胃炎、消化性溃疡或食管裂孔疝等病并存，但也可单独存在。其病因可由于胃或十二指肠内容物返流到食管或由化学药品、毒物对食管黏膜的腐蚀破坏作用而形成黏膜炎症。长期反复不愈的食管炎可致食管瘢痕形成、食管狭窄或裂孔疝，甚至发生慢性局限性穿透性溃疡。反之，食管裂孔疝也可导致反流性食管炎。

【病因病机】

吞酸作为脾胃病证，其病因病机与呕吐、痞满、胃痛、噎膈、反胃等有相似之处，不外饮食、情志、寒邪客胃及脾胃虚弱诸方面。

1. 饮食失调

饮食不节，过食肥甘厚味或醇酒煎炸食物，损伤脾胃，湿热内生，或进食腐败变质之品，使食不消化，胸膈郁塞，胃气不和而致吞酸嗳气。

2. 寒邪犯胃

暴受风塞，寒邪犯胃，胃阳被遏，湿浊内停，郁而成酸；或过食生冷，中阳受伤，寒滞客于脾胃而成本证。

3. 七情内伤

郁怒伤肝，使肝木疏泄功能被遏，气机阻滞，逆乘脾胃，而致两胁胀痛，嗳气吞酸；或因思虑伤脾，脾胃受损，中阳不足，痰浊内聚，酿而成酸。

4. 脾胃虚弱

素体禀赋不足，或劳倦内伤，脾胃受损，食少运迟，形成嗳气吐酸或泛吐清涎酸水之症。

综上所述，本病多由肝气郁结、胃气不和而发，这是病机的重点。其中有偏寒、偏热之不同，属于热者，多由肝郁化热而致；属于寒者，可因寒邪犯胃，或素体脾胃虚寒而成；饮食停滞而泛酸嗳腐者，是由食伤脾胃之故。根据五行学说，肝属木，在味为酸，因此古人十分强调吐酸为肝病。如高鼓峰《四明心法·吞酸》云："凡为吞酸尽属肝本，曲直作酸也……总是木气所致。"临床上尚需审证求因，不可一概而论。

【辨证要点】

首当明辨寒热。清代李用粹《证治汇补·吞酸》说："大凡积热中焦，久郁成热，则本从火化，因而作酸者，酸之热也。若寒客犯胃，顷刻成酸，本无郁热，因寒所化者，酸之寒也。"从舌脉辨，热证吐酸，多见舌质红，苔黄厚，脉弦数；寒证吐酸，多见舌质淡，苔薄白，脉沉迟。

其次辨脏腑。本病以脾胃的功能失常为主，与肝胆疏泄功能密切相关，因体质、饮食、情绪、病程长短以及用药副作用等关系密切。为此，临床辨证要注重调整脏腑功能。

【鉴别诊断】

吞酸与嘈杂均属胃病的一种症状，既可单独出现，也可同时出现。两者在病因和病机上有许多相同之处，但临床表现不一。吞酸是口吐酸水或泛酸，胃中不适；嘈杂是指胃中空虚，似饥非饥，似辣非辣，似痛非痛，胸膈懊侬，莫可名状，或得食而暂止，或食已而复嘈杂。

【辨证论治】

中医临床多按照寒热分型或者脏腑功能异常分型，治法与方药各有不同。

1. 寒热分型

（1）热证

症状：吞酸时作，嗳腐气秽，胃脘闷胀，两胁胀满，时有呛咳，心烦易怒，口干口苦，咽干口渴，舌红，苔黄，脉弦数。

治法：清泄肝火，和胃降逆。

方药：左金丸。热甚者加黄芩、山栀子，反酸明显者加乌贼骨、煅瓦楞子，呛咳、痰多者加瓜蒌、射干、枇杷叶。

（2）寒证

症状：吐酸时作，嗳气酸腐，胸脘胀闷，喜唾涎沫，饮食喜热，四肢不温，大便溏泄，舌淡苔白，脉沉迟。

治法：温中散寒，宽胸下气。

方药：香砂六君子汤。胃寒明显者加干姜、吴茱萸，吐涎多者加益智仁、炒苍术；咳嗽者加紫苏子、紫菀。

2. 脏腑功能失调分型

（1）胃失和降

症状：胸胁灼痛，胃脘痞满，恶心呕吐，食欲不振，常吐涎沫，大便不畅，舌苔薄白，舌质淡红，脉象弦滑。

治法：和胃降逆。

方药：旋覆代赭汤加减。旋覆花 12g，代赭石 30g，党参 12g，清半夏 12g，甘草 4g，大枣 4 枚，茯苓 15g，白术 12g。

此方为和胃降逆的主方，方中重用旋覆花、代赭石以治胃气上逆，减少反流；党参、白术、茯苓、大枣、甘草等健脾益气，宽中止痛；清半夏祛痰降逆，和胃止呕。若反酸明显者加煅瓦楞子、乌贼骨等，若消炎止痛加延胡索、杭白芍、金银花、黄芩、板蓝根等。

（2）肝气犯胃

症状：呕吐吞酸，嗳气频繁，胸胁灼痛，烦闷不舒，舌边红，苔薄腻，脉弦滑。

治法：疏肝理气，和胃降逆。

方药：四七汤加减。苏梗10g，陈皮12g，清半夏12g，茯苓15g，柴胡12g，木香10g，香附15g。

本证肝气郁结，必克脾土，导致肝胃不和，胃气上逆。治以四七汤加减，正是对证之药。药证相应，疗效则显。方中苏梗、柴胡、香附疏肝理气，陈皮、木香调和胃气，清半夏、茯苓和胃止呕。如心烦口苦加黄连、龙胆草，便秘加大黄、枳实等。

（3）胃阴不足

症状：胸胁灼痛，干噎呕吐，口燥咽干，似饥而不欲食，大便干结，舌红少津，无苔，脉细无力。

治法：滋阴养胃。

方药：麦门冬汤加减。麦冬15g，天冬12g，石斛10g，花粉12g，玉竹10g，甘草6g，清半夏9g，竹茹12g，生地黄15g，元参15g，陈皮12g，郁金12g。

肝郁气结为时日久，必耗损胃阴，虚热内生，这可能正处于反流性食道炎的发作阶段。治疗宜滋阴润燥、生津和胃。方中麦冬、天冬、石斛、花粉、玉竹、生地黄、元参生津润燥、和胃养阴，清半夏、竹茹降逆止呕，陈皮、郁金理气解郁。如热象明显者加黄连、金银花，胸骨后疼痛重者加五灵脂、延胡索等。

（4）脾胃虚寒

症状：胸膈或胃脘隐隐作痛，或有灼感，宿食不化，吐后则舒，反胃吐酸，精神疲惫，面色不华，大便稀溏，舌淡黄薄，脉沉缓无力。

治法：温中健脾，和胃降逆。

方药：四君子汤加减。党参12g，白术12g，茯苓15g，陈皮12g，清半夏9g，吴茱萸6g，砂仁9g，旋覆花12g，代赭石24g，木香6g，甘草6g。

本证迁延日久，郁结耗气，阴损及阳，终致气虚阳亏，形成脾胃虚寒之证。治疗宜健脾和胃、益气温阳，佐以降逆和胃。方中党参、茯苓、白术、甘草健脾益气，陈皮、清半夏、木香、砂仁、吴茱萸温中和胃，旋覆花、代赭石降逆止呕。若久病肾阳亏损者，可加附子、肉桂。此方用于反流性食管炎之久病体虚者。

典型病例：

患者周某，男，53岁。

初诊：2021年5月2日。

主诉：饭后泛酸多年，时有打嗝，劳累或情绪急躁则病情加重。

现病史：近半年来，吐酸水，口中黏，咽中不利，如有炙塞。饭后打嗝，胸骨后疼痛，时有左上腹疼痛。消瘦，口疮频发。因春季劳作，下肢沉重，时肿。睡眠不佳，多梦，醒后难再入睡。大便干难解，每日一行。舌体胖大，边红，苔白厚腻微黄，脉滑数。

消化系超声：胃黏膜红润，胰管略扩张。

中医诊断：吞酸。

西医诊断：反流性食管炎。

治法：疏肝理气，降逆和胃。

方药：四七汤加减。半夏15g，黄连10g，紫苏叶15g，柴胡15g，黄芩15g，佛手15g，川楝子15g，丁香10g，木香5g，槟榔片15g，炒鸡内金15g，厚朴10g，神曲15g。7剂，水煎服，日1剂，早晚饭后两次温服。

二诊：吞酸、打嗝及胸骨后痛明显好转，大便通畅，睡眠转佳。舌不红，左脉沉缓少力，右脉不滑。

方药：上方改黄连为5g，去佛手、川楝子，加文术15 g，生地黄15 g，炒白芍15g。继续服用1周，随诊。

按：本患病因病机属于肝气郁结，横逆犯胃。因肝气郁滞日久生热，故加川楝子、黄连。因有胃气上逆表现，加木香、丁香降气和胃。

嘈杂

嘈杂是胃中有似饥饿、空虚伴灼热的一种感觉。或进食后可暂缓一时，或虽嘈杂而食欲并不佳。是指胃中空虚。似饥非饥。似辣非辣，似痛非痛，莫可名状，时作时止的病证。可单独出现，又常与胃痛、吞酸兼见。有火嘈、痰嘈、酸水浸心作嘈、气郁胸膈作嘈及蛔虫作嘈之分。

嘈杂始见于元代朱丹溪《丹溪心法》："嘈杂，是痰因火动，治痰为先"，又说："食郁有热"。《景岳全书·杂证谟·嘈杂》说："嘈杂一证，或作或止，其为病也，则腹中空空，若无一物，似饥非饥，似辣非辣，似痛非痛，而胸膈懊侬，莫可名状，或得食而暂止，或食已而复嘈，或兼恶心，而渐见胃脘作痛。清朝程钟龄《医学心悟·嘈杂》对本证的论述亦甚可贵，指出若治失其宜，可变为噎膈。

嘈杂病证常有胃热、胃虚之不同，但作为脾胃系病证常见症状，嘈杂可与胃痛、胃痞等多种病症兼见。临床辨证论治可参照胃痛、胃痞等进行，不必仅拘执于胃热、胃虚证治。常见于现代医学所指的胃和十二指肠溃疡、慢性胃炎以及消化不良等疾病。

嘈杂是指胃中空虚，似饥非饥，似辣非辣，似痛非痛，莫可名状，时作时止的病证。嘈杂病证常有胃热、胃虚之不同，但作为脾胃系病证常见症状，嘈杂可与胃痛、胃痞等多种病症兼见。临床辨证论治可参照胃痛、胃痞等进行，不必仅拘执于胃热、胃虚证治。

【病因病机】

综合前贤论述，结合现代对本病病因病机的认识，可概括为气郁痰火湿食、脾胃虚弱、营血不足等方面，分述如下。

1. 饮食不节

由于过食辛辣香燥、醇酒肥甘或黏滑难消化之食物，积滞中焦，或痰湿内聚，郁而化热，痰热内扰而成本病。

2. 情志不和

肝主疏泄，若忧郁恼怒，使肝失调达，横逆犯胃，致肝胃不和，气失顺降而致嘈杂。

3. 脾胃虚弱

由于脾胃素虚，或病后胃气未复，阴分受损，或过食寒凉生冷食物，损伤脾阳，以致胃虚气逆，扰乱中焦而致本病。

4. 营血不足

由于素体脾虚，或思虑过度，劳伤心脾，或因失血过多，皆能造成营血不足，使胃失濡润，心失所养，致嘈杂萌生。

饮食不节、情志不和乃是引起嘈杂的始发病因病机。盖因肝气郁结、脾胃气机升降失常，可产生血滞、痰湿、火郁、食积等诸种病理产物停积或影响脾胃，致纳运失常，中土扰扰不宁。日久而虚，渐致脾胃亏损，营血不足。在上述病机转化过程中，存在虚实、寒热夹杂的情况。

【鉴别诊断】

嘈杂应与吞酸、胃痛、痞满相鉴别。嘈杂是指胃中空虚，似饥非饥，似辣非辣，似痛非痛，胸膈懊侬，莫可名状，或得食而暂止，或食已而复嘈杂，常与胃痛、吞酸并见。吞酸是指胃中酸水上泛，胃脘痛与饮食相关，以胀痛为主，局部有压痛，持续时间较长，常伴有泛酸、嘈杂、嗳气、呃逆等症状。痞满是指以自觉心下痞塞，触之无形，按之柔软，压之无痛为主要症状的病证。

【辨证要点】

《丹溪心法·嘈杂》曰："嘈杂，是痰因动火，治痰为先。"又说"食郁有热"。明代张介宾《景岳全书·嘈杂》云："嘈杂一证，或作或止，其为病也，则腹中空空，若无一物，似饥非饥，似辣非辣，似痛非痛，而胸膈懊，莫可名状，或得食而暂止，或食已而复嘈，或兼恶心，而渐见胃脘作痛。"病位在胃，与肝脾相关。病机可概括为胃热、胃虚、血虚三个方面，临床分虚实二类，实者多属胃热，虚者属胃虚、血虚。治疗分别用清胃和中、健脾和胃、补益心脾之法。嘈杂可出现在西医学多种疾病之中，如胃及十二指肠溃疡、慢性胃炎和消化不良等以嘈杂为主要临床表现者，可参照本病治疗。

【辨证论治】

1. 胃热

症状：嘈杂而兼恶心吞酸，口渴喜冷，口臭心烦，脘闷痰多，多食易饥，或似饥非饥，舌质红，苔黄干，脉滑数。

治法：清热化痰，降逆和中。

方药：黄连温胆汤。烧心、反酸明显者加煅瓦楞子、乌贼骨，口渴甚者加麦冬、玉竹，口中异味重者加蒲公英、丁香等。

2. 胃虚

症状：嘈杂时作时止，口淡无味，食后脘胀，体倦乏力，不思饮食，舌质淡，脉虚。

治法：益气健脾，调畅气机。

方药：四君子汤。腹胀明显者加炒枳壳、木香、砂仁，大便溏泄加莲子、炒苍术、薏苡仁等，嗳气者加半夏、生姜。

3. 血虚

症状：嘈杂而兼面白唇淡，头晕心悸，失眠多梦，舌质淡，脉细弱。

治法：益气养血，健脾和胃。

方药：归脾汤。口干者加麦冬、玉竹，呃逆者加半夏、竹茹，畏寒者加干姜、甘松、荜澄茄。

典型病例：

患者吴某，男，46岁。

初诊：2020年7月5日 。

主诉：胃中不适、嘈杂、纳差2个月。

现病史：近2个月以来，患者胃脘不适，嘈杂似饥，不思饮食，恶心欲吐，口干咽燥，时嗳气，反酸烧心，大便偏干，曾服用奥美拉唑及清热中成药治疗，病情未见好转，曾于当地医院做胃镜检查，诊断为萎缩性胃炎。病情反复发作，今为求中医诊治，随来诊。舌质红，苔黄干，脉滑数。

辅检：胃镜示萎缩性胃炎。

中医诊断：嘈杂（痰热内扰）。

西医诊断：萎缩性胃炎。

治法：清热化痰，降逆和中。

方药：温胆汤加减。竹茹15g，玉竹15g，麦冬15g，沙参15g，黄连5g，陈皮10g，半夏10g，枳实10g ，大枣5枚，甘草10g，石斛10g。7剂，水煎300mL，日1剂，早晚分服。

二诊：患者胃脘不适好转，进食明显改善，口干减轻，烧心泛酸减轻，仍有大便干燥，尿黄。舌红，苔黄，脉滑数。前方加生地黄20g，白芍15g。7剂，日1剂，水煎服。

三诊：患者大便一日一行，胃中泛酸烧心症状好转，进食进一步改善。舌淡红，苔略黄，脉略数。前方去半夏、枳实，再予七剂，痊愈。

腹痛

腹痛为症状名，以腹部疼痛为主要临床表现，是指胃脘以下、耻骨毛际以上部位发生的疼痛，即脘腹、脐腹、少腹部等疼痛。《症因脉治·腹痛论》:“痛在胃之下，脐之四傍，毛际之上，名曰腹痛。”在临床上极为常见，常伴见于多种疾病之中。腹痛病因复杂，症状多变，胀痛或刺痛，痛有定处或走窜聚散不定。腹部内有肝、胆、脾、肾、大小肠、膀胱等脏腑，并为手足三阴、足少阳、手足阳明、冲、任、带等经脉循行之处。若因外邪侵袭，或内有所伤，以致气血运行受阻，或气血不足以温养者，均能产生腹痛。本病以消化系统和妇科疾病为常见。腹痛在临床上常分为急性与慢性两类。病因极为复杂。常见于现代医学所指的肠易激综合征、消化不良、胃肠痉挛、不完全性肠梗阻、肠粘连、肠系膜和腹膜病变、腹型过敏性紫癜、泌尿系结石、急慢性胰腺炎、盆腔疾患、肠道寄生虫等以腹痛为主要表现的疾病均属本病范畴，可参照本病辨证论治。

腹痛是指胃脘以下、耻骨毛际以上部位发生的疼痛。西医中的肠易激综合征、消化不良、胃肠痉挛、不完全性肠梗阻、肠粘连、肠系膜和腹膜病变、腹型过敏性紫癜、泌尿系结石、急慢性胰腺炎、肠道寄生虫等以腹痛为主要表现的疾病均属本病范畴，可参照本病辨证论治。

【病因病机】

腹痛的病因多为感受外邪、饮食所伤、情志失调及素体虚弱、劳倦内伤等，致气机阻滞、脉络痹阻或经脉失养而发生腹痛。

1. 外感时邪

外感风、寒、暑、热、湿邪，侵入腹中，均可导致气机阻滞，气血经脉受阻。感受寒邪则寒凝气滞，脉络绌急，不通则痛。感受暑热或湿热之邪则肠道传导失职，腑气不通而发生腹痛。

2. 饮食不节

暴饮暴食，损伤脾胃，饮食停滞，腑气阻滞不通；过食肥甘厚腻辛辣刺激食物，导致湿热阻滞肠胃，中焦气机不畅；恣食生冷食物损伤脾胃，脾胃升降失常，腑气通降不利，气机阻滞不通。饮食不洁，肠虫滋生，阻滞肠腑，传导失司，导致不通则痛。

3. 情志失调

情志不畅，则肝失疏泄，肝气郁结，气机阻滞，不通则痛；或忧思伤脾，脾失健运，土壅木郁，气机不畅而发生腹痛。日久则血行不畅，导致气滞血瘀，络脉痹阻，疼痛加重，固定不移，且病情进一步加重，可造成腹中癥瘕痞块。

4. 禀赋不足

劳倦内伤，素体虚弱，脏腑亏虚，或劳倦内伤，导致脾失健运，气血化生不足，经脉失养，或者大病久病之后，中阳不足或脾肾阳虚，经脉失于温煦，均可出现不荣则痛。

5. 跌仆损伤

腹部手术，跌仆损伤，导致血络受损，血溢脉外，脏器粘连，可形成腹中瘀血，经络不畅，中焦气机阻滞，不通则痛。

【辨病思路】

1. 腹主动脉瘤

腹主动脉瘤为下腹部、背部、胸部的严重疼痛，大多数患者为持续性上腹部疼痛，平卧、仰卧或坐位时疼痛减轻，触诊上腹部可发现搏动性肿块，动脉瘤破裂后搏动感消失。其他表现还包括腰部瘀斑，股动脉和足背动脉搏动消失，下肢血压较上肢血压低，腹痛，伴肌卫、肌紧张，可有休克表现如心动过速、呼吸急促等。

2. 腹部肿瘤

腹部肿瘤晚期出现腹痛，伴食欲减退、体重下降、虚弱、情绪低落、腹部肿块及腹胀。

3. 腹部外伤

局限性腹痛伴瘀斑、腹部压痛、呕吐、出血、腹肌僵硬、肠鸣音减弱或消失。患者可有休克体征如血压下降、细速脉等。

4. 肾上腺危象

早期表现为严重腹痛伴恶心、呕吐、脱水、虚弱、食欲减退、高热。晚期则出现意识丧失、低血压、心动过速、少尿、皮肤湿冷、精神错乱。

5. 炭疽热

本病是由炭疽杆菌所致的一种急性感染性疾病。野生牧草动物常见，如牛、绵羊、山羊。孢子可在土壤中存活多年，人类可因接触被感染动物或生物试验而被感染。全球农业区高发。炭疽也可经皮肤、呼吸道、消化道传播。

消化系炭疽热是因食入被感染的食物所致。早期表现为食欲减退、恶心、呕吐、高热。晚期出现腹痛、严重血便、呕血。

6. 阑尾炎

阑尾炎最初表现为上腹部或脐周痛，其后出现食欲减退、恶心、呕吐、McBurney点压痛、反跳痛、腹肌紧张、呼吸受限，晚期可出现便秘或腹泻、低热、心动过速。

7. 胆囊炎

餐后右上腹部突发，渐进性疼痛，持续约数小时，可向右侧肩部、颈部、背部放射，伴食欲减退、恶心、呕吐、发热、腹肌紧张、面色苍白、多汗、Murphy征阳性。

8. 胆石病

患者感右上腹部突发重度疼痛，可持续数分钟至数小时，疼痛向上腹部、背部、肩部放射，伴食欲减退、恶心、呕吐、多汗、烦躁、厌油腻、消化不良。若存在胆管或胆道梗阻者可有腹部压痛、肌卫。

9. 肝硬化

右上腹钝痛伴食欲减退、消化不良、恶心、呕吐、便秘或腹泻。站立或卧位时右上腹部疼痛减轻。其他表现还包括发热、腹水、下肢水肿、体重减轻、黄疸、严重瘙痒、出血倾向、肝掌、蜘蛛痣。男性乳房发育，阴囊水肿亦可出现。

10.Crohn病

Crohn病可致腹痛腹泻、肠鸣音亢进、脱水、体重减轻、发热、腹部压痛、下腹部肿块，通便灌肠后腹痛可减轻。慢性表现包括右下腹部疼痛，伴腹泻、脂肪痢、体重减轻。并发症包括阴道瘘、直肠瘘。

11. 膀胱炎

本病多表现为耻骨上区腹痛、压痛，伴腰部不适背部疼痛、恶心、呕吐、尿频、尿急、夜尿增多、排尿困难、发热、寒战等。

12. 糖尿病酮症酸中毒

本病导致的腹部重度、锐性、束腰性疼痛可持续数日，表现为呼气有烂苹果味、细弱脉、 Kussmaul呼吸、皮肤肿胀、多尿、烦渴、夜尿增多、血压下降、肠鸣音减弱、意识障碍等。

13. 憩室炎

本病表现为间断性、弥漫性左下腹部疼痛，通便灌肠后疼痛减轻，进食后加重。其他表现还包括恶心、便秘或腹泻、低热，下腹部可触及压痛、质韧、固定性肿块。憩室破裂后可致下腹部疼痛、腹肌紧张、脓毒血症和休克（高热、寒战、血压下降）。

14. 十二指肠溃疡

本病表现为上腹部局限性、烧灼样饥饿痛，右侧多见，若溃疡穿孔后可有放射痛，于餐后 2 ~ 4 小时或午夜多见，进食或服用抑酸药疼痛可缓解。其他表现还包括肠功能减退、胸骨后烧灼感或“烧心”感。

15. 异位妊娠

异位妊娠可出现下腹部锐痛、钝痛、压榨性痛，呈持续性或间断性，伴阴道出血、恶心、呕吐、尿频、附件区压痛性肿块，有 1 ~ 2 个月停经史。输卵管破裂可致下腹部锐痛，向肩部、颈部放射。触诊附件区或宫颈部可使疼痛加剧，亦可出现休克体征（如面色苍白、心动过速、血压下降）。

16. 子宫内膜异位

本病表现为经期初 5 ~ 7 天下腹部持续性、重度疼痛。通便灌肠可使疼痛加剧，因异位组织不同伴随症状不同，可伴腹部压痛、便秘、痛经、性交痛、深骶部疼痛。

17. 大肠埃希菌

本病表现为 O157：H7 是一种致病性革兰阴性厌氧杆菌。大多数大肠杆菌是无害性的，存在于正常人或动物的肠道内，大肠埃希菌 O157：H7 为数万种大肠杆菌中的一种，可产生内毒素而致病。食用生食或被细菌感染的食物后可致病，表现为稀水样便或血便、恶心、呕吐、发热、腹部绞痛。5 岁以下儿童或老年人患病时易发生尿毒症，最终发展为肾功能衰竭。

18. 胃溃疡

本病表现为餐后 1 ~ 2 小时上腹部弥漫性、烧灼样疼痛，禁食或服用抑酸药后疼痛可减轻。餐后易感饱胀不适、恶心，伴消化不良、体重改变、食欲减退，或有消化道大出血表现。

19. 胃炎

急性胃炎者感上腹部不适、左上腹部烧灼感。其他典型表现包括发热、饱胀不适、食欲减退、恶心、咖啡样呕吐物、黑便。除非患者有出血性胃炎，否则大出血并不常见。

20. 肠胃炎

左上腹部弥漫性绞痛，可向其他象限放射或转移，伴腹泻、肠鸣音亢进、头痛、肌痛、恶心、呕吐。

21. 心力衰竭

心力衰竭的特点包括右上腹部疼痛、颈静脉怒张、心动过速、外周性水肿。其他表现还包括恶心、呕吐、腹水、持续性咳嗽、湿啰音、四肢冰冷、甲床发绀。因心功能分级和心血管损害程度不同而表现多样。

22. 肝脓肿

右上腹部重度疼痛，右上腹压痛为最主要表现。其他临床表现还包括食欲减退、腹泻、恶心、发热、多汗、右侧膈肌抬高，呕吐较少见。

23. 阿米巴肝脓肿

阿米巴肝脓肿为右上腹部、肩部重度疼痛，肝区触痛。伴随症状和体征包括发热、虚弱、体重减轻、寒战、多汗、黄疸或褐色皮肤。

24. 肝炎

不同原因的肝炎均可致肝脏肿大，右上腹部不适、钝痛、压痛。相关表现还包括深色尿、陶土样便、恶心、呕吐、食欲减退、黄疸、皮肤瘙痒。

25. 带状疱疹

胸部、腰部、骶部神经疱疹病毒感染致神经支配区局限性腹痛或胸痛、压痛、发热，伴斑丘疹、疱疹。

26. 肠梗阻

肠梗阻表现为剧烈绞窄性疼痛，伴腹胀、压痛、肌卫、蠕动波、早期肠鸣音亢进、晚期则肠鸣音减弱或消失、顽固便秘、易激惹。十二指肠、空肠梗阻时早期即出现恶心、呕吐胆汁。远端小肠或结肠梗阻时伴恶心、呕吐物恶臭。晚期肠梗阻可出现低血容量性休克，如血压下降、心动过速。

27. 肠易激综合征

食用生食或硬食后下腹部绞痛加剧，通便灌肠后疼痛可缓解。相关表现还包括压痛、腹泻与便秘交替、黏液样便、消化不良、恶心、腹胀。情绪紧张、焦虑可使症状加重。

28. 李斯特菌病

本病是因食入被李斯特菌污染的食物而产生的一种严重性感染性疾病。孕妇、婴儿及抵抗力低下者易感。临床表现包括发热、肌痛、腹痛、恶心、呕吐、腹泻。若神经系统受累，可出现脑膜炎，典型表现包括发热、头痛、颈项强直、意识改变。

妊娠期间受感染可致早产、胎儿感染或死胎。

29. 肠系膜动脉缺血

本病患者年龄多大于 50 岁，既往有慢性心功能衰竭、心源性心律失常、心梗或低血压史。腹泻或脐周绞痛 2 ~ 3 天后突发腹痛，应高度怀疑肠系膜动脉梗阻。早期腹痛较弱伴肠鸣音亢进、恶心、食欲减退、腹泻便秘交替。晚期则出现重度腹痛、压痛、心动过速、呼吸急促、肠鸣音消失、皮肤湿冷。

30. 心肌梗死

急性心肌梗死是一种致命性疾病，表现为胸骨后疼痛，向腹部放射，伴虚弱、多汗、恶心、呕吐、焦虑、晕厥、颈静脉怒张、呼吸困难。

31. 诺沃克类病毒感染

诺沃克类病毒感染可致急性胃肠炎，表现为急性绞窄性腹痛，空气传播和接触传播为其传播途径。其他表现还有急性呕吐、恶心、腹泻，较少出现低热、头痛、寒战、肌痛、全身乏力。抵抗力强的人感染 24 ~ 60 小时后可不发病。

32. 卵巢囊肿

卵巢囊肿扭转或出血可致右下腹或左下腹疼痛、压痛，突然站立或弯腰时可使疼痛加剧，若扭转回复可使疼痛减轻或弥散。伴轻度发热、中度恶心、呕吐、腹部压痛，触诊可发现腹部肿块，亦可出现停经。若囊肿增大可致腹胀。腹膜刺激或破裂可致腹膜炎，伴高热、重度恶心、呕吐。

33. 胰腺炎

急性胰腺炎为致命性疾病，表现为上腹部暴发性、持续性疼痛，向腰部、背部放射。弯腰、抱膝或减少活动可使疼痛减轻。早期表现为腹部压痛、恶心、呕吐、高热、面色苍白、心动过速。一些患者可表现为腹肌紧张、反跳痛、肠鸣音减弱。Turner 征（腹部或腰部瘀斑）、Cullen 征（脐周呈蓝色）阳性为出血性胰腺炎体征。若发生感染则可出现黄疸。

慢性胰腺炎可致左上腹部或上腹部重度疼痛，并向背部放射。伴腹部压痛、上腹部肿块、黄疸、发热、脾肿大。脂肪泻、体重减轻、消化不良较常见。

34. 盆腔炎

为右下腹或左下腹部疼痛，活动后可使疼痛加重、加深。可伴子宫出血，宫颈部、附件区触痛，腹部或盆腔部可触及肿块，伴发热、寒战、恶心、呕吐、排尿不适、阴道出血或脓性分泌物。

35. 溃疡穿孔

溃疡穿孔常有生命危险，为突发上腹部重度疼痛，并向右侧肩部、背部放射。其他表现还包括板状腹、压痛、肌卫、全腹反跳痛、肠鸣音消失、呼吸受限，大多情况还可出现发热、心动过速、血压下降、晕厥。

36. 腹膜炎

为致命性疾病，为病变区突发重度疼痛，活动后可减轻。腹部压痛的程度可因疾病的程度而不同。典型表现包括发热、寒战、恶心、呕吐、肠鸣音减弱或消失、腹部压痛、腹肌强直、反跳痛、肌卫、痛觉过敏、心动过速、血压下降、呼吸急促、腰肌试验和闭孔内肌试验阳性。

37. 胸膜炎

为上腹部或胸部、肋区刺痛或锐痛，活动或呼吸时可使疼痛加重。多数患者还存在胸膜摩擦音、浅快呼吸、低热。

38. 肺炎

下叶肺炎可致胸肋部和上腹部重度疼痛，伴腹部压痛、肌卫，吸气后疼痛可减轻。还可出现发热、寒战、胸痛、头痛、咳铁锈色或血痰、呼吸困难、干咳。伴随体征包括肺部湿啰音、支气管音、呼吸音减轻，叩诊呈浊音。

39. 气胸

气胸是一种致命性疾病，为胸部、上腹部、肋区疼痛。典型的胸痛随深吸气或活动而突然加重。伴随的症状和体征还包括烦躁、呼吸困难、面色苍白，并发感染时呼吸音增强或消失、呼吸急促、心动过速。应注意吸气时胸廓运动不对称。

40. 前列腺炎

腹部隐痛或下腹部、腹股沟区、会阴部、直肠不适。其他表现还包括排尿困难、尿频、尿急、发热、寒战、下背部疼痛、肌痛、关节痛、夜尿增多。慢性前列腺炎者可出现骶区疼痛、阴茎痛和射精痛。

41. 肾盂肾炎（急性）

下腹部单侧或双侧进行性疼痛、腰痛、肾区压痛，疼痛可向下腹部或腹股沟区放射。伴随症状和体征包括腹痛、腰痛、高热、寒战、恶心、呕吐、尿频、尿急。

42. 肾结石

疼痛取决于结石的位置，可致腹部或背部严重疼痛。典型表现为输尿管区、腰部重度绞窄性疼痛，耻骨上区、外生殖器牵扯痛。疼痛多剧痛或钝痛，为持续性，伴易激、恶心、呕吐、腹痛、发热、寒战、血压增高、尿频、血尿、排尿困难。

43. 镰状细胞病

本病表现为突发重度腹痛伴胸痛、背痛、肢体痛等，伴随表现包括体弱、关节痛、呼吸困难、溶血性黄疸。

44. 天花（重型）

1977 年天花在全球范围内根治。美国和俄罗斯有唯一的病毒储存库。发病初表现为高热、不适、重度头痛、背痛、腹痛。口腔黏膜、咽部、颜面部、前臂疱疹并逐渐蔓延至躯干和下肢。2 天后发展为水疱和脓疱，损害在面部和手足更明显。脓疱位于皮下，圆形，质韧。8 ~ 9 天后脓疱结痂，脱落后形成凹陷的瘢痕。发生脑炎、广泛出血或二次感染者可致死亡。

45. 脾梗死

本病表现为左上腹部暴发性疼痛伴胸痛，吸气后疼痛加剧，可向左侧肩部放射，伴腹肌紧张，脾区摩擦音。

46. 系统性红斑狼疮

该病广泛性腹痛较少，但于餐后可出现。典型表现包括蝶形红斑、光敏、秃头、黏膜溃疡、不变形关节炎。其他表现还包括食欲减退、呕吐、腹部压痛、肌卫、餐后腹胀、乏力、发热、体重减轻。心前区疼痛和心包摩擦音也可出现。

47. 溃疡性结肠炎

发病初为腹部不适，逐渐变为下腹部绞窄性疼痛。随着疾病的进展，疼痛可稳定和扩散，活动和咳嗽可使疼痛加重。典型表现为周期性腹泻、黏液脓血便便后可使疼痛减轻。腹部轻度或重度压痛，伴肠鸣音亢进或减弱、恶心、呕吐、食欲减退、体重减轻、间断性发热。

48. 尿毒症

本病表现为脐周或弥漫性转移性疼痛。可引起消化道症状如恶心、呕吐、食欲减退、腹泻。其他表现还包括出血、腹部压痛（部位和强度多变）、视力障碍、头痛、意识障碍、眩晕、少尿、无尿。若有心包炎则可出现胸痛。局部或弥漫性瘙痒多见。

49. 门静脉血栓形成

急性门静脉血栓形成是少见的并发症，几乎总是由于此前存在腹痛疾病。它可以表现为高热、剧痛，主要为右上腹，伴有血便，可有脾肿大。

50. 卟啉病

卟啉病有明显的代谢障碍，因卟啉或卟啉代谢产物过多和聚集的地方是在肝，或因红细胞的不同产生腹绞痛。典型病例是阳性家族史，加重期可由药物诱发，大部分病人可出现神经症状和皮肤症状。腹痛为绞痛，部位经常不确定，不需要手术。

51. 腹直肌分离

腹壁特别是脐以下两条纵行肌肉，保护着腹腔及腹壁，进而保护内脏。女性怀孕后由于受到增大的子宫的压迫，腹直肌会变得较薄弱，使腹壁膨隆，腹直肌变得纤细，同时两侧肌肉也会出现裂隙。腹直肌分离，可通过针刺，艾灸或手术处理。

52. 盆底肌痉挛综合征

盆底肌痉挛综合征是肛门外括约肌，耻骨直肠肌发生反常收缩，是女性盆底肌收缩或者痉挛的一种状态，引起粪便潴留、腹痛、呕吐。对于严重盆底肌肥大，肛管显著延长，必要时可采取耻骨直肠肌手术治疗。

【鉴别诊断】

凡是在胃脘以下、耻骨毛际以上部位的疼痛，即为腹痛。

根据性别、年龄、婚姻状况与饮食、情志、受凉等关系，起病经过，其他伴发症状，判定何脏腑受病，明确病理性质。

血、尿、便常规检查，血、尿淀粉酶检测，电子胃镜、肠镜、腹腔镜、腹部 X 线、CT、 MRI、B 超等检查有利于明确诊断。

【辨证论治】

1. 寒邪内阻

症状：腹痛拘急，痛势急暴，遇寒痛甚，得温痛减，口淡不渴，形寒肢冷，小便清长，大便清稀或秘结，舌质淡，苔白腻，脉沉紧。

治法：温中散寒，理气止痛。

方药：良附丸合正气天香散。良附丸由高良姜、香附组成，正气天香散由乌药、香附、陈皮、紫苏子、干姜组成。前方温里散寒，后方理气温中。服药后腹痛仍不缓解者加乌药、细辛、荜茇；伴恶心、呕吐者，加陈皮、砂仁；兼风寒感冒者，加紫苏子、防风、荆芥穗；兼暑湿感冒者，加藿香、佩兰；大便秘结严重者加大黄。

2. 湿热壅滞

症状：腹痛拒按，烦渴引饮，大便秘结，或溏滞不爽，潮热汗出，小便短黄，舌质红，苔黄燥或黄腻，脉滑数。

治法：泄热通腑，行气导滞。

方药：大承气汤合（或）枳实导滞丸。大承气汤由大黄、枳实、厚朴、芒硝组成，枳实导滞丸由大黄、枳实、黄芩、黄连、神曲、白术、茯苓、泽泻组成。若燥结不甚、湿热较重、大便不爽者，可去芒硝，加栀子、黄芩、黄柏；若少阳阳明合病、两胁胀痛、大便秘结者，可用大柴胡汤。

3. 饮食积滞

症状：脘腹胀满，疼痛拒按，嗳腐吞酸，厌食呕恶，痛而欲泻，泻后痛减，或大便秘结，舌苔厚腻，脉滑。

治法：消食导滞，理气止痛。

方药：枳实导滞丸。本方由大黄、枳实、黄芩、黄连、神曲、白术、茯苓、泽泻组成。腹胀甚者加木香、莱菔子、槟榔，轻者可用保和丸。

4. 肝郁气滞

症状：腹痛胀闷，痛无定处，痛引少腹，或兼痛窜两胁，时作时止，得嗳气或矢气则舒，遇忧思恼怒则剧，善太息，舌质红，苔薄白，脉弦。

治法：疏肝解郁，理气止痛。

方药：木香顺气散。本方由木香、青皮、橘皮、甘草、枳壳、厚朴、乌药、香附、苍术、砂仁、桂心、川芎组成。若气滞较重、胁肋胀痛者，加川楝子、郁金；若痛引少腹睾丸者，加橘核、荔枝核、川楝子；若腹痛肠鸣、腹泻者，可用痛泻要方；若少腹绞痛、阴囊寒疝者，可用天台乌药散。

5. 瘀血内停

症状：腹痛较剧，痛如针刺，痛处固定，经久不愈，入夜尤甚，舌质紫暗，脉细涩。

治法：活血化瘀，和络止痛。

方药：少腹逐瘀汤。本方由小茴香、干姜、延胡索、当归、川芎、官桂、赤芍、蒲黄、五灵脂、没药组成。若腹部术后作痛，可加泽兰、红花、桃仁；若跌仆损伤作痛，可加丹参、王不留行或服三七粉、云南白药、血竭；若下焦蓄血，大便色黑，可用桃核承气汤；若胁下积块，疼痛拒按，可用膈下逐瘀汤。

6. 中虚脏寒

症状：腹痛绵绵，时作时止，喜暖喜按，畏寒怯冷，神疲乏力，气短懒言，纳食不佳，面色萎黄，大便溏薄，舌质淡，苔白，脉弱或沉缓。

治法：温中补虚，缓急止痛。

方药：大建中汤或小建中汤。大建中汤由川椒、干姜、人参、饴糖组成，小建中汤由桂枝、生姜、芍药、饴糖、炙甘草、大枣组成。若腹痛下痢，脉微肢冷，脾肾阳虚者，可用附子理中汤；若大肠虚寒，积冷便秘者，可用温脾汤；若中气大虚，少气懒言，可用补中益气汤。还可根据辨证选用当归四逆汤、黄芪建中汤等。

【辨治备要】

（一）辨证要点

1. 辨虚实

实证腹痛，起病急，病程短，痛势急剧，暴痛拒按，其中气滞痛多表现为时轻时止，痛无定处，攻冲走窜，伴情志不畅，胸胁不舒，善太息，嗳气腹胀，得嗳气或矢气则胀痛减轻；血瘀痛多表现为刺痛拒按，痛处固定不移，甚至可扪及包块，痛无休止，入夜尤甚，伴面色晦暗发青，舌质紫暗有瘀点或瘀斑；食积痛多表现为脘腹胀痛，嗳腐吞酸，嗳气频作，嗳气或矢气后腹痛稍舒，痛甚欲便，便后痛减，或可见便秘。虚证腹痛，起病缓，病程长，痛势绵绵不绝，喜暖喜按，时缓时急，为虚痛。

2. 辨寒热

疼痛暴作，痛势拘急，遇冷痛剧，得热则减者，为寒痛；痛势急迫，痛处灼热，拒按，口渴，喜冷饮食，得凉痛减，或伴发热，或有便秘者，为热痛。

（二）治法方药

腹痛治疗以“通”字立法，但“通”并不是仅指通下之法，在临床上应根据辨证的虚实寒热，实则攻之，虚则补之，热者寒之，寒者热之，滞者通之。对于虚实夹杂及寒热错杂证，应随病机兼夹变化，或寒热并用，或攻补兼施，灵活运用。如《医学真传》云：“夫通则不痛，理也，但通之之法，各有不同。调气以和血，调血以和气，通也；下逆者使之上行，中结者使之旁达，亦通也。虚者，助之使通，寒者，温之使通，无非通之之法也。若必以下泄为通，则妄矣。”

兼气滞，以肝郁气滞为代表，治当疏肝理气，常加柴胡、香附、枳壳、木香、青皮、莪术等。理气药气味多香燥，具有耗气伤津之弊，所以用药中病即止；或在理气药运用时加柔肝养阴之品，如白芍、当归、枸杞子、沙参、麦冬等以反佐行气药的香燥之性。因行气药中多有挥发油，故不宜久煎。

兼血瘀，多用桃仁、红花、川芎、五灵脂、蒲黄、徐长卿、鬼箭羽、三七、血竭等，严重者可用虫类药加强通络作用，如全蝎、蜈蚣、水蛭、土鳖虫等。此类药有耗气伤血之弊，故应中病即止，或加补血养血药以防攻伐太过。瘀血腹痛多与气滞有关，可酌加行气药，如元胡、川楝子、乌药、九香虫、枳实等。血瘀腹痛偏寒者用蒲黄、五灵脂、桂枝、川芎，偏温者则用丹皮、赤芍、酒大黄等。

兼食积，常加用焦三仙、鸡内金、炒谷芽、炒麦芽、炒稻芽、枳实、厚朴、槟榔、莱菔子等。体虚病人应以健脾益胃为主，宜服香砂六君子汤、枳术丸、保和丸等。同时注意饮食清淡、少食多餐，平时宜进食容易消化的食物。

腹痛若由腑气不通、肠胃积滞所致者，应清除中焦郁热，荡涤肠腑积滞，可选用承气汤类。常用药有大黄、芒硝、枳实、厚朴等，便秘明显者大黄应后下，芒硝宜冲服，中病则止。对于年老体弱不任攻下者，可用缓下之剂，如黑芝麻、肉苁蓉、火麻仁等，并酌加太子参、党参、生黄芪、白术、茯苓等药健脾益胃；热盛伤津、无水舟停者可用增液汤加黑芝麻、肉苁蓉、当归等滋阴润肠。

若肠痈腹痛，见小腹右侧疼痛，可用大黄牡丹汤、大柴胡汤、薏苡附子败酱散等。

【临证要点】

1. 腹痛可见于多种病症

腹痛不是一个独立的疾病，而是很多疾病的一种证候表现，所以应注意查找原发病证。腹痛在内科疾病中，如痢疾之腹痛，伴有里急后重，下痢赤白脓血；霍乱之腹痛，吐泻交作，起病急骤，病情凶险，常发生厥脱等变证；积聚之腹痛，以腹中包块为特征；腹泻之腹痛，伴有大便次数增多，每日三次以上，大便稀溏甚至如水样；便秘之腹痛，伴有大便干结，排便次数减少，至少三天以上排便一次。内科腹痛一般不剧，痛无定处，压痛不显。无腹肌紧张、反跳痛等，无外伤史。外科腹痛多疼痛剧烈，痛有定处，压痛明显，可见腹痛拒按、腹肌紧张、反跳痛或腹部包块等。若小腹右侧疼痛，为肠痈。应注意体格检查及询问病史。妇科腹痛多在小腹，与经、带、胎、产有关，如痛经、先兆流产、宫外孕、输卵管破裂等，应及时进行妇科检查并询问月经史，以明确诊断。

2. 虚实夹杂、寒热错杂等灵活辨治

虚实夹杂者，临床见患者腹痛，畏寒怯冷，神疲乏力，纳食不佳，又见情志不畅、善太息、腹胀或两胁胀满等气滞证，或见脘腹胀痛、

嗳腐吞酸、嗳气频作等食积痛。寒热错杂者，寒痛缠绵发作，日久郁而化热，临床见腹痛，遇寒痛甚，得温痛减，形寒肢冷，又见大便秘结，或溏滞不爽，小便短黄，心烦易怒，口干胁痛等热证。热痛日久不愈，也可转化为寒，成为寒热交错之证。临床见腹痛势急迫，拒按，口渴，舌质红，苔黄燥或黄腻，脉滑数，又见腹痛，畏寒肢冷，大便清稀等寒证。对于虚实夹杂及寒热错杂证，应随病机兼夹变化，或寒热并用，或攻补兼施，灵活运用。

典型病例：

患者杨某，男，81岁。

初诊时间：2021年5月30日。

主诉：腹部疼痛，走路时明显，不能直腰。

望：舌紫暗，舌腹下静脉怒张；叩诊：左心浊音界在第4、5肋间与锁骨中线内0.4cm；听诊：心音遥远，律整；触诊：脉沉缓。

哈工大医院诊断：脂肪肝、 肝多发囊肿、肝内钙化、胆总管中上段及肝内总管轻度扩展。

辅检：彩超显示为脂肪肝、双肾多发囊肿、 胆总管中上段及肝内总管轻度扩展、阑尾局部肿大、双肾囊肿、结石、前列腺炎、腰突。

查体：血压为178/68mmHg，P为53次/分，双下肢肌间深静脉血栓，双下肢动脉狭窄、斑块。腹主动脉跳动明显，左下肢凹性浮肿。

予腹主动脉及消化系超声检查、肿瘤标志物检查。辅检回报显示为肝囊肿，胆囊炎，胆管未见扩张腹主动脉及髂总动脉内膜厚，斑块形成。脑动脉硬化，双下肢深静脉血栓形成。

中医诊断：瘀血腹痛。

治法：活血化瘀止痛。

方药：以血府逐瘀汤加减。黄芪15g，柴胡10g，陈皮10g，红花8g，赤芍10g，地龙10g，川芎10g，当归10g，巴戟天10g，桃仁10g，三七粉3g，延胡索15g ，川楝子10g，钩藤10g，天麻10g，葛根15g，三棱10g，莪术10g，苏木10g，姜黄10g ，土鳖虫5g，五灵脂5g。7剂，水煎服，日1剂，分3次口服。

服药七日后，腹痛消失。

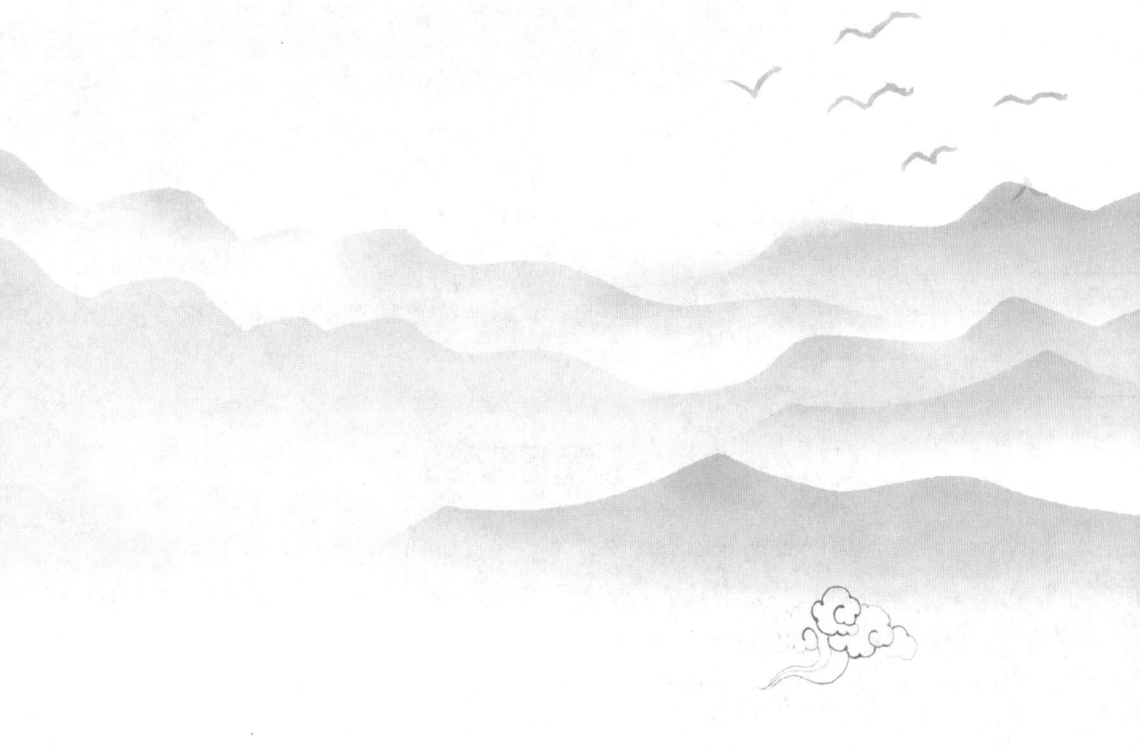

泄泻

泄泻是以排便次数增多，粪便稀溏，甚至泻出如水样为主症的病证，多由脾胃运化功能失职，湿邪内盛所致。泄者，泄漏之意，大便稀溏，时作时止，病势较缓；泻者，倾泻之意，大便如水倾注而直下，病势较急。故前贤以大便溏薄势缓者为泄，大便清稀如水而直下者为泻。本病证是一种常见的脾胃肠病证，一年四季均可发生，但以夏秋两季为多见。西医学中急性肠炎、慢性肠炎、胃肠功能紊乱、腹泻型肠易激综合征、肠结核等肠道疾病，以腹泻为主要表现者，均可参考本病辨证论治。其他疾病伴见泄泻者，除治疗原发疾病外，在辨治方面亦可与本病联系互参。

泄泻包含外邪侵袭，或饮食所伤等实证；或日久反复发作，耗伤正气等虚证；各种证型可单一出现，也可合并出现，亦可互相转化。各种治法应随证灵活选用，若风寒外束宜疏解，暑热宜清化，伤食亦消导，湿盛则应分利，脾肾阳虚宜温补，中气下陷宜升提，七情不和宜疏理，久泻不止宜固涩。泄泻初起不可骤用补涩，以免固闭邪气；久泻不止，不可分利太过，以免重伤阴液。在治疗的同时应注意饮食，避免生冷，禁食荤腥油腻等物。

泄泻是以排便次数增多，粪质稀溏或完谷不化，甚至泻出如水样为主症的病症，本病首载于《黄帝内经》，主要由于脾胃旺盛，肠道功能失司所致。本病主脏在脾，并与他脏腑紧密相关，但临床多从肝、脾、肾三脏论治。

【病因病机】

泄泻的致病原因有感受外邪、饮食所伤、情志失调及脏腑虚弱等，主要病机是脾病湿盛，脾胃运化功能失调，肠道分清泌浊、传导功能失司。

1. 感受外邪

六淫之邪伤人，皆能使人发生泄泻，但其中以湿为主，常夹寒、热、暑等病邪，即《难经》所谓："湿多成五泄。"脾喜燥而恶湿，湿邪最易困阻脾土，以致升降失职，清浊不分，而致泄泻。寒邪和暑邪既可侵袭皮毛，从表入里，亦可夹湿邪，直接损伤脾胃，使脾胃功能障碍，导致泄泻，故《杂病源流犀烛·泄泻源流》曰："湿盛则飧泄，乃独由于湿耳。不知风寒热虚，虽皆能为病，苟脾强无湿，四者均不得而干之，何自成泄？是泄虽有风寒热虚之不同，未有不源于湿者也。"

2. 饮食所伤

脾为仓廪之官，胃为水谷之府，故饮食不当常可导致泄泻。暴饮暴食，宿食内停；或误食腐馊不洁之物，损伤脾胃；或恣食肥甘，湿热内生；或过食生冷，寒邪伤中，均能损伤脾胃，使脾胃运化失职，升降失调，肠道传导失司，发生泄泻。正如《景岳全书·泄泻》曰："若饮食失节，起居不时，以致脾胃受伤，则水反为湿，谷反为滞，精华之气不能输化，乃至合污下降而泻痢作矣。"

3. 情志失调

郁怒或忧思均可致泄泻。郁怒伤肝，或忧思伤脾，若素体脾虚湿盛，复因情志刺激、精神紧张，或于怒时进食者，更易形成泄泻。正如《景岳全书·泄泻》云：“凡遇怒气便作泄泻者，必先以怒时夹食。”

4. 劳倦伤脾

脾胃素虚，或长期饮食失调，劳倦内伤，或久病失治，脾胃受损，不能受纳水谷、运化精微，清浊不分，混杂而下，而成泄泻。故《症因脉治·内伤泄泻》曰：“脾虚泻之因，脾气素虚，或大病后，过服寒冷，或饮食不节，劳伤脾胃，皆成脾虚泄泻之证。”

5. 久病年老

久病之后，肾阳损伤，或年老体衰，阳气不足，命门火衰，而为泄泻。《景岳全书·泄泻》指出：“肾为胃关，开窍于二阴，所以二便之开闭，皆肾脏之所主，今肾中阳气不足，则命门火衰，而阴寒独盛，故于子丑五更之后，当阳气未复，阴气盛极之时，即令人洞泄不止也。”

泄泻的病因有外感、内伤之分，而脾虚湿盛是泄泻发生的关键因素。在外邪之中湿邪最为重要，湿为阴邪，易困脾土，运化失常，湿困脾土，导致脾胃升降失职，清浊不分，混杂而下，成为泄泻。内伤之中，脾虚最为关键，脾主运化升清，脾气虚弱，清气不升，化生内湿，清气在下，则成泄泻。其他脏腑只有影响脾之运化，才可导致泄泻。另外，脾虚失运，可造成湿盛，而湿盛又可影响脾的运化，故脾虚与湿盛又相互影响，互为因果。泄泻的基本病机为脾胃受损，湿困脾土，导致脾胃升降失职，肠道传导失司，清浊不分，则生泄泻。本病病位在肠，但关键病变脏腑在脾胃，与肝、肾密切相关。

【辨证要点】

1. 辨暴泻与久泻

一般而言，暴泻者起病较急，病程较短，泄泻次数频多，以湿盛为主；久泻者起病较缓，病程较长，泄泻呈间歇性发作，以脾虚多见。

2. 辨虚实

急性暴泻，泻下腹痛，痛势急迫拒按，泻后痛减，多属实证；慢性久泻，病程较长，反复发作，腹痛不堪，喜温喜按，神疲肢冷，多属虚证。

3. 辨寒热

大便清稀或完谷不化者，多属寒证；大便色黄褐而臭，泻下急迫，肛门灼热者，多属热证。

4. 辨兼夹证

外感泄泻，多夹表证，当进一步辨其属于寒湿、湿热与暑湿。寒湿泄泻，泻多鹜溏，舌苔白腻，脉象濡缓；湿热泄泻，泻多如酱黄色，舌苔黄腻，脉象濡数；暑湿泄泻，多发于夏暑炎热之时，除泄泻外，尚有胸脘痞闷，舌苔厚腻。食滞肠胃之泄泻，以腹痛肠鸣，粪便臭如败卵，泻后痛减为特点；肝气乘脾之泄泻，以胸胁胀闷，嗳气食少，每因情志郁怒而增剧为特点；脾胃虚弱之泄泻，以大便时溏时泻，夹有水谷不化，稍进油腻之物，则大便次数增多，面黄肢倦为特点；肾阳虚衰之泄泻，多发于黎明之前，以腹痛肠鸣，泻后则安，形寒肢冷，腰膝酸软为特点。

泄泻病变过程较为复杂，临床往往出现虚实兼夹，寒热互见，故而辨证时，应全面分析。

【辨病思路】

泄泻常由消化器官发生功能或器质性病变导致，如急性肠炎、炎症性肠病、肠易激综合征、吸收不良综合征、肠道肿瘤、肠结核等，还可见于某些全身感染性疾病、变态反应、肝硬化等。凡上述疾病出现以泄泻为主症时，均可参照本病进行治疗。

1. 急性细菌性痢疾

急性腹泻，黏液脓血便，里急后重，全身症状重，高热，毒血症状明显，粪便中有红细胞、白细胞、巨噬细胞，细菌培养阳性。

2. 细菌性食物中毒

多发于夏秋季；有不洁饮食史，同食者发病，伴有剧烈呕吐，腹痛，排泄物可分离出致病菌。

3. 肠结核

多发于青壮年，以腹泻为主要症状，粪质为糊样，每日排便2～4次，可间有便秘，伴有午后低热、盗汗等中毒症状，可有肠外结核，胃肠钡剂造影、结肠镜活检有助于诊断。

4. 阿米巴痢疾

起病缓慢，中毒症状轻，腹泻次数少，有果酱样大便，粪便有大量成团的红细胞、少量白细胞，并可查到阿米巴滋养体。

5. 溃疡性结肠炎

腹泻轻者每日2～3次，重者排便频繁，每1～2小时1次，粪质为糊状，混有黏液脓血，常伴腹痛，里急后重，反复发作，病程长，结肠镜检有助于诊断。

6. 直肠癌

多发于中老年人，慢性腹泻，伴脓血便，里急后重，腹部可触及包块，直肠指检触及坚硬凹凸不平的包块，直肠镜活检有助于诊断。

7. 肠易激综合征

女性多见，病程长达数年至数十年，间歇性发作，腹泻多在清晨起床或早餐后，粪便有大量黏液而无病理成分。

8.Crohn 病

腹泻初为间歇性，继为持续性，粪便为糊状，累及结肠下端或直肠、肛门者，可有黏液血便，里急后重，常伴右下腹、脐周痉挛性阵痛或持续性钝痛，间歇性低热或中度发热，消瘦，低蛋白血症，X线钡剂造影、结肠镜检有助于诊断。

9. 急性出血坏死性肠炎

儿童、青少年多见，有不洁饮食或暴饮暴食史，血水样粪便，暗红色糊样便，有腥臭味，病人毒血症状明显。

【鉴别诊断】

1. 霍乱

本病多与霍乱相鉴别，霍乱是一种呕吐与泄泻同时并作的病证，其发病特点是起病急，变化快，病情凶险。起病时突然腹痛，继则吐泻交作，亦有少数病例不见腹痛而专为吐泻者。所吐之物均为未消化之食物，气味酸腐热臭，所泻之物多为夹有大便的黄色粪水，或如米泔而不甚臭秽。常伴恶寒、发热。部分病人在吐泻之后，津液耗伤，筋失濡养而发生转筋，腹中绞痛。若吐泻剧烈，则见面色苍白，目眶凹陷，指螺皱瘪，汗出肢冷等阴竭阳亡之危象。

2. 痢疾

泄泻与痢疾共同特点是大便稀溏，大便次数增加。但痢疾大便次数虽多而量少，排赤白脓血便，腹痛体里急后重感明显，是一类或具有传染性的疾病。

【辨证论治】

临证分型可为：寒湿证、湿热证、食滞证、脾胃虚弱证、肝气乘脾证、肾阳虚衰证。

脾虚湿盛是泄泻发病的关键，故以运脾化湿为泄泻的治疗法则。临证治疗宜辨暴泻、久泻，寒热虚实及兼夹证。暴泻者起病较急，病程较短，泄泻次数多；久泻多起病缓慢，病程较长，泄泻呈间歇性发作。实证则多急性起病，泻前腹痛，泻后痛减；虚证多缓慢起病，反复发作，腹痛不堪，喜按。暴泻以湿盛为主，重在化湿，佐以分利。再根据寒湿和湿热的不同，分别采取温化寒湿与清化湿热之法。夹表邪者，佐以分利；夹有暑邪者，佐以清暑；夹有伤食者，佐以消导。久泻以脾虚为主，当以健脾。因肝气乘脾者，宜抑肝扶脾；肾阳虚衰者，宜温肾健脾；中气下陷者，宜升提；久泻不止者，宜固涩。暴泻不可骤用补涩，以免关门留寇；久泻不可分利太过，以免劫其阴液。

若病情处于虚实寒热兼夹或互相转化时，当随证而施治。

（一）暴泻

1. 寒湿证

症状：泻下清稀，甚至如水样，有时如鹜溏，腹痛肠鸣，脘闷食少，或兼有恶寒发热，鼻塞头痛，肢体酸痛，舌苔薄白或白腻，脉濡缓。

治法：芳香化湿，疏表散寒。

方药：藿香正气散加减。若表邪较重，周身困重而骨节酸楚者，可加荆芥、防风以增疏风散寒之力。如湿邪偏重，胸闷腹胀尿少，肢体倦怠，苔白腻者，应着重化湿利湿，可用胃苓汤以健脾燥湿，淡渗分利。

2. 湿热证

症状：腹痛即泻，泻下急迫，或泻而不爽，粪色黄褐而臭，烦热口渴，小便短赤，肛门灼热，舌质红，苔黄腻，脉濡数或滑数。

治法：清热利湿。

方药：葛根芩连汤加减。若病情较轻者，可用六一散煎汤送服红灵丹；若湿重于热，症见胸腹满闷，口不渴，或渴不欲饮，舌苔微黄厚腻，脉濡缓者，可合平胃散燥湿宽中；夹食滞者宜加神曲、麦芽、山楂以消食化滞；若发生在夏季盛暑之时，暑湿犯表，困遏脾胃，身热烦渴，胸闷脘痞，呕吐下利，即为暑湿泄泻，可用黄连香薷饮，清解暑热，化湿和中；若暑热偏重，身热烦渴，可加薄荷、荷叶、清豆卷增强清暑之力。

3. 食滞证

症状：腹痛肠鸣，泻后痛减，泻下粪便臭如败卵，夹有不消化之物，脘腹痞满，嗳腐酸臭，不思饮食，舌苔垢浊或厚腻，脉滑大。

治法：消食导滞。

方药：保和丸加减。若食滞较重，脘腹胀满，泻下不爽者，可因势利导，采用“通因通用”之法，加大黄、枳实、槟榔，或用枳实导滞丸以消导积滞，清利湿热；积滞化热者，加黄连、山栀；呕吐甚者，加生姜、刀豆子、竹茹和胃降逆止呕。

（二）久泻

1. 脾胃虚弱证

症状：大便时溏时泻，反复发作，稍有饮食不慎，大便次数即增多，夹见水谷不化，饮食减少，脘腹胀闷不舒，面色少华，肢倦乏力，舌质淡，苔白，脉细弱。

治法：健脾益气，渗湿止泻。

方药：参苓白术散加减。若脾阳虚衰，阴寒内盛，伴见腹中冷痛，手足不温者，宜用附子理中丸加吴茱萸、肉桂以温中散寒止泻；若久泻不止，中气下陷，伴见滑脱不禁甚或脱肛者，可用补中益气汤，益气升清，健脾止泻；若泄泻日久，脾虚夹湿，肠鸣辘辘，大便溏黏者，舌苔厚腻难化，或食后即泻者，应于健脾止泻药中加入升阳化湿的药物，如防风、羌活、苍术、厚朴，或改用升阳益胃汤加减，以升清阳，化湿浊；若大便泻下呈黄褐色，为内夹湿热，可于原方中加黄连、厚朴、地锦草等清热除湿；若湿热未尽，泄泻日久，便溏而黏，气阴两伤，形瘦乏力，舌体瘦，舌质淡红，苔薄黄腻者，可用益胃汤加乌梅、五倍子、石榴皮、焦山楂、黄柏等标本兼治。

2. 肝气乘脾证

症状：肠鸣攻痛，腹痛即泻，泻后痛缓，每因抑郁恼怒或情绪紧张而诱发，平素多有胸胁胀闷，嗳气食少，矢气频作，舌苔薄白或薄腻，脉细弦。

治法：抑肝扶脾。

方药：痛泻要方加减。若肝体过虚，可加用当归、枸杞子等柔肝之品；若肝用不足，可加柴胡、青蒿等疏肝之味；脾虚明显时，可加用茯苓、扁豆、山药等化湿健脾之药；胃纳不和，可加半夏、木香之品以和中；若肝泻日久，气郁不解，转入血络，脾土不疏，泄泻缠绵难遇，可从化瘀入手，用血府逐瘀汤；在化瘀法下，还可根据其寒热不同，选用少腹逐瘀汤或膈下逐瘀汤化裁治之，其效更显；若夹有湿热，大便夹有黏液，可加黄连、黄芩等清肠化湿；反复发作不已者，可适当加入酸涩收敛之品，如乌梅、木瓜、诃子等；若脾气虚弱者，可加服参苓白术丸。病情平稳后，可服逍遥丸以善后。

3. 肾阳虚衰证

症状：每于黎明之前，脐腹作痛，继则肠鸣而泻，完谷不化，泻后则安，形寒肢冷，腹部喜暖，腰膝酸软，舌质淡，苔白，脉沉细。

治法：温肾健脾，涩肠止泻。

方药：四神丸加减。若肾阳虚衰明显，可加附子、肉桂等温肾之品；脾阳不足为著，可加干姜、莲子肉、芡实米等暖脾止泻之味；内寒腹痛，可加川椒、茴香等散寒之药；泻次频多，加乌梅、石榴皮、五倍子等酸收之品；若年老体衰，久泻不止，中气下陷，宜加黄芪、党参、白术之类，或配合补中益气汤益气升阳，健脾止泻；若滑脱不禁者，合桃花汤或真人养脏汤以固涩止泻；若虽为五更泻，但脾肾阳虚不显，反见心烦嘈杂，而有寒热错杂之症者，治当寒温并用，温脾止泻，可改用乌梅丸加减。慢性泄泻，虚证居多，治用温补固涩，但亦有虚中夹实者，固涩后泄泻次数虽然减少，而腹胀或痛，纳减不适，而有血瘀者，可用桂枝汤加当归、川芎、赤芍等，以养血和血。

典型病例一：

患者佟某，男，26岁。

初诊：2021年7月8日。

主诉：腹泻2年余。

现病史：患者2年前因食不洁饮食后出现腹泻，曾口服中药汤剂治疗（具体药物及剂量不详），症状稍缓解。现晨起及进食2小时后立即排便，大便溏，进食辛辣食物及冷饮后症状加重，伴乏力倦怠，纳差，口中异味，寐可。

门诊查体：舌胖大边有齿痕，脉沉细。

中医诊断：泄泻（脾肾阳虚证）。

西医诊断：慢性肠炎。

治法：健脾化湿，补肾助阳。

方药：参苓白术散合四神丸加减。补骨脂 15g，五味子 15g，吴茱萸 5g，肉豆蔻 15g，仙鹤草 30g，葛根 20g，木香 10g，莲子肉 15g，石榴皮 15g，芡实 20g，藿香 15g，地榆 15g，炒诃子 10g，仙灵脾 20g，白扁豆 15g，干姜 15g，茯苓 15g，陈皮 10g，炒白术 15g，白花蛇舌草 20g。7 剂，水煎服，日 1 剂，早晚饭后两次温服。嘱其忌食辛辣刺激之品。

二诊：腹泻次数减少，进食后未排便，大便偶有成形，乏力倦怠缓解，口中异味明显减轻，舌淡胖大，脉沉细。上方加山药 20g，佩兰 15g。7 剂，水煎服，日 1 剂，早晚饭后两次温服。

三诊：晨起排便 1 次，大便成形，乏力倦怠明显好转，口中异味消失，舌淡苔薄白，脉沉。予原方 7 剂加以巩固治疗。

用药后随访两个月，泄泻再无复发。

典型病例二：

患者稽某，男，41 岁。

初诊：2021 年 7 月 24 日。

主诉：腹泻 10 年余，加重 2 天。

现病史：患者 10 年前无明显诱因出现腹泻，间断口服药物治疗（具体药物及用量不详），时好时坏。2 天前喝酒后症状加重，现大便溏稀，餐后必泻，进食辛辣之物及饮酒后加重，口中异味，纳差。

门诊查体：舌暗胖大，苔白腻，舌两侧有白色肝郁条，脉弦滑。

肠镜：未见明显异常。

中医诊断：泄泻（肝郁脾虚证）。

西医诊断：肠易激综合征。

治法：抑肝扶脾。

方药：痛泻药方加味。炒白术 15g，酒白芍 15g，防风 10g，陈皮 10g，仙鹤草 30g，葛根 20g，桔梗 15g，茯苓 15g，炒神曲 15g，炒麦芽15g，乌梅10g，芡实20g，白扁豆15g，莲子肉15g，党参15g，地榆15g，焦山楂15g，炙甘草10g，藿香15g，苍术15g，砂仁5g。7剂，水煎服，日1剂，早晚饭后两次温服。嘱其忌食辛辣刺激之品。

二诊：大便次数减少，日2～3次，大便偶有成形，口中异味减轻，纳可。舌淡边有齿痕，舌两侧肝郁条，苔薄黄，脉弦滑。上方加山药20g，血余炭10g，石榴皮15g，佩兰15g。7剂，水煎服，日1剂，早晚饭后两次温服。

三诊：大便日1次，大便成形，口中异味消失，纳可。舌淡苔薄白，脉弦细。上方加蒲公英20g，7剂。继续巩固治疗。

用药后随访两个月，泄泻再无复发。

腹泻的其他治疗方法：

1. 中成药

（1）参苓白术丸：健脾，益气。用于体倦乏力，食少便溏。口服，每次6g，每天3次。

（2）补脾益肠丸：补中益气，健脾和胃，涩肠止泻。用于脾虚泄泻，临床表现为腹泻腹痛，腹胀肠鸣。口服，每次6g，每天3次。

（3）理中丸：温中散寒，健胃。用于脾胃虚寒，呕吐泄泻，胸满腹痛。口服，每次8丸，每天3次。

（4）四神丸：温肾散寒，涩肠止泻。用于肾阳不足所致的泄泻，症见肠鸣腹胀，五更泄泻，食少不化，久泻不止，面黄肢冷。口服，每次9g，每天1～2次。

（5）乌梅丸：温脏安蛔。用于治疗蛔厥，久痢，厥阴头痛，或脾胃虚引起的胃脘痛，肢体瘦弱。口服，每次2丸，每天2～3次。

2. 针灸

（1）寒湿证：足三里、阳陵泉、天枢、中脘。用泻法加灸。每日1次，5日为1疗程。

（2）食滞证：足三里、阴陵泉、天枢、大肠俞。用泻法。每日1次，

5日为1疗程。

（3）肝郁犯脾证：行间、三阴交、内关、气海、阳陵泉。用平补平泻法。每日1次，10日为1疗程。

（4）脾胃虚弱证：大肠俞、天枢、足三里、阴陵泉。用补法加灸，并加灸百会、脾俞、胃俞。每日1次，10日为1疗程。

（5）肾阳虚衰证：复溜、气海。用补法加灸。并灸肾俞、脾俞、神阙。每日1次，10日为1疗程。

3. 穴位敷贴

寒湿型：大蒜适量，捣烂敷足心，或贴脐中，每日1次，5日为1疗程。胡椒粉适量充填肚脐，纱布覆盖，隔日更换1次，5次为1疗程。

4. 推拿按摩

（1）寒湿泄泻：点按大椎、风门、风池，推拿手三阳经，点按列缺、合谷、天枢、中脘、神阙。

（2）食滞肠胃：点按大肠俞、盲俞、关元、中脘、内关。

（3）肝气乘脾：点按脾俞、命门、关元、气海，揉丹田，擦命门。

胁痛

胁痛是指由于肝络失和所致以一侧或两侧胁肋部疼痛为主要表现的病症，是临床上比较多见的一种自觉症状。胁，指侧胸部，为腋以下至第十二肋骨部的总称。胁痛是临床的常见病证，可见于西医学的多种疾病之中，如急慢性肝炎、急慢性胆囊炎、胆结石、胆道蛔虫、肋间神经痛等，凡上述疾病中以胁痛为主要表现者，均可参考本病辨证论治。

胁痛一证，其病位主要在肝胆。形成胁痛的原因较多，临床辨证应结合兼症，分清气、血、虚、实。气滞、血瘀、湿热而致的胁痛，一般为实证；肝阴不足而致的胁痛，则为虚证。虚证和实证不是单一和不变的，如气滞为主日久常可导致血瘀；血瘀或湿热为主，又可兼有气滞。实证化热伤阴或虚证兼有气滞，常可虚实并见。因此，在辨证时应全面分析，辨明主次。根据“通则不痛”的理论，治疗上应以通为主，实证多采用理气、化瘀、清热、利湿等法，虚证滋阴柔肝为治，同时亦可适当加入理气之品，以疏通肝气，提高疗效，但理气不宜辛燥，以免更伤其阴，可选辛平调气之品。治疗胁痛除服药外，亦可配合针灸，效果更好。

胁痛是以一侧或两侧胁肋部疼痛为主要表现的病症，其根本病机在于肝络失和。肝居胁下，其经脉布于两胁，胆附于肝，其脉循于胁，故胁痛之病主在肝胆，本病是临床上较多见的一种自觉症状。

【病因病机】

胁痛的病因主要有情志不遂、饮食不节、跌仆损伤、久病体虚等多种因素。这些因素导致肝气郁结、肝失条达，瘀血停滞、痹阻胁络，湿热蕴结、肝失疏泄，肝阴不足、络脉失养等诸多病机变化，最终导致胁痛发生。

1. 情志不遂

若因情志所伤，或暴怒伤肝，或抑郁忧思，皆可致肝失条达，疏泄不利，气阻络痹，而发为肝郁胁痛。正如清代尤怡《金匮翼·胁痛统论》云："肝郁胁痛者，悲哀恼怒，郁伤肝气。"若气郁日久，血行不畅，瘀血渐生，阻于胁络，不通则痛，易致瘀血胁痛。清代叶天士《临证指南医案·胁痛》曰："久病在络，气血皆窒。"

2. 跌仆损伤

因跌仆外伤，或因强力负重，致使胁络受损，瘀血停留，阻塞胁络，亦发胁痛，或跌仆闪挫，恶血不化，均可致瘀血阻滞胁络，不通则痛，而成胁痛。《金匮翼·胁痛总论》谓："污血胁痛者，凡跌仆损伤，污血必归胁下故也。"

3. 饮食所伤

饮食不节，过食肥甘，损伤脾胃，湿热内生，郁于肝胆，肝胆失于疏泄，可发为胁痛。如《景岳全书·胁痛》指出："以饮食劳倦而胁痛者，此脾胃之所传也。"清代张璐《张氏医通·胁痛》："饮食劳动之伤，皆足以致痰凝气聚……然必因脾气衰而致。"

4. 外感湿热

湿热之邪外袭，郁结少阳，枢机不利，肝胆经气失于疏泄，而致胁痛。《素问・缪刺论》中言："邪客于足少阳之络，令人胁痛不得息。"

5. 劳欲久病

久病耗伤或劳欲过度，使精血亏虚，肝阴不足，血虚不能养肝，故脉络失养，拘急而痛。《景岳全书・胁痛》指出："凡房劳过度，肾虚羸弱之人，多有胸胁间隐隐作痛，此肝肾精虚。"《金匮翼・胁痛总论》谓："肝虚者，肝阴虚也。阴虚则脉绌急，肝之脉贯膈布胁肋，阴虚血燥则经脉失养而痛。"

胁痛的基本病机为肝络失和，其病机变化可归结为"不通则痛"和"不荣则痛"两类，其病性有虚实之分；其病理因素，不外乎气滞、血瘀、湿热三者。因肝郁气滞，瘀血停滞，湿热蕴结所致的胁痛多属实证，是为"不通则痛"；因阴血不足，肝络失养所导致的胁痛则为虚证，属"不荣则痛"。胁痛的病变脏腑主要在于肝胆，且与脾、胃、肾有关。因肝居胁下，经脉布于两胁，胆附于肝，与肝呈表里关系，其脉亦循于胁，故胁痛之病，当主要责之肝胆；胃居于中焦，主受纳水谷，运化水湿，若因饮食所伤，脾失健运，湿热内生，郁遏肝胆，疏泄不畅，亦可发为胁痛；肝肾同源，精血互生，若因肝肾阴虚，精亏血少，肝脉失于濡养，则胁肋隐隐作痛。胁痛病症有虚有实，而以实证多见。实证中以气滞、血瘀、湿热为主，三者尤以气滞为先。虚证多属阴血亏损，肝失所养。虚实之间可以相互转化，故临床常见虚实夹杂之证。

【辨证要点】

1. 辨在气在血

大抵胀痛多属气郁，且疼痛游走不定，时轻时重，症状轻重与情绪变化有关；刺痛多属血瘀，且痛处固定不移，疼痛持续不已，局部拒按，入夜尤甚。

2. 辨属虚属实

胁痛实证之中以气滞、血瘀、湿热为主，多病程短，来势急，症见疼痛较重而拒按，脉实有力。虚证多为阴血不足，脉络失养，症见其痛隐隐，绵绵不休，且病程长，来势缓，并伴见全身阴血亏耗之证。

【辨病思路】

1. 急性后位或高位阑尾炎

高位阑尾炎发病开始时腹痛在上腹部或脐周围，随后转移至右上腹或右侧腹部而与急性胆囊炎相混淆，B超检查没有急性胆囊炎征象有助于二者鉴别。

2. 急性胰腺炎

急性胰腺炎病人腹痛和压痛多在上腹正中或偏左侧，血清淀粉酶升高幅度较急性胆囊炎为高，B超显示胰腺肿大水肿、边界不清等急性胰腺炎征象，CT检查对诊断急性胰腺炎B超更为准确。

3. 先天性胆总管扩张

该病由于胆总管扩张、胆管远端狭窄并继发感染，出现右上腹部疼痛、恶心呕吐、发热、黄疸，极类似胆石症，B超检查易做出鉴别诊断；内镜逆行性胰胆管造影术，更易显示扩张的胆总管。

4. 胃及十二指肠急性穿孔

多数胃及十二指肠急性穿孔病人有溃疡病史，腹部板样强直、压痛、反跳痛明显，肠鸣音消失，X线平片或透视腹腔内有游离气体，鉴别诊断多不难。

5. 右侧大叶性肺炎和胸膜炎

两者均可出现右上腹痛，右上腹部也可有压痛和肌紧张而误诊急性胆囊炎可能，但根据患者多有咳嗽、胸痛等症状，大叶性肺炎早期还有高热、血白细胞计数增高，胸部检查呼吸音减弱、啰音或胸膜摩擦音，X 线胸片检查有助于诊断。

6. 肝脓肿

可有右胁疼痛、发热及消化道症状，类似胆石症。然而肝脓肿的发热、寒战较为突出，全身消耗症状比较明显，B 超检查有助于鉴别诊断。

7. 心绞痛

可表现为严重的上腹或胸骨后疼痛，伴气短，多见于肥胖病人，有时与急性胆绞痛、胆囊炎相混，心电图检查有助于鉴别。

【鉴别诊断】

1. 悬饮

悬饮多因素体虚弱，时邪外袭，肺失宣通，饮停胸胁，而致络气不和；其表现为饮停胸胁，胸胁咳唾引痛，呼吸或转侧加重，患侧肋间饱满，叩诊呈浊音，或兼见发热。

2. 胃痛

胃痛表现为上腹部胃皖处胀痛为主，常伴有反酸，呃逆、嘈杂、嗳气等胃部不适，且多与饮食有关，肝气犯胃所致的胃痛，有时可见攻痛连胁，但仍以胃脘部疼痛为主。

【辨证论治】

临证分型可为：肝郁气滞证、邪郁少阳证、肝胆湿热证、瘀血阻络证、肝络失养证。

胁痛之治疗原则当根据“不通则痛，不荣则痛”的理论，以疏肝和络止痛为基本治则，结合肝胆的生理特点，灵活运用。实证之胁痛，宜用理气、活血、清利湿热之法；虚证之胁痛，宜补中寓通，采用滋阴、养血、柔肝之法。

1. 肝郁气滞证

症状：胁肋胀痛，走窜不定，甚则引及胸背肩臂，疼痛每因情志变化而增减，胸闷腹胀，嗳气频作，得嗳气而胀痛稍舒，善太息，纳少口苦，舌苔薄白，脉弦。

治法：疏肝理气，柔肝止痛。

方药：柴胡疏肝散加减。若胁痛甚，可加青皮、延胡索以增强理气止痛之力，中成药可服元胡止痛片；若气郁化火，症见胁肋掣痛，口干口苦，烦躁易怒，溲黄便秘，舌红苔黄者，可去方中辛温之川芎，加山栀、丹皮、黄芩、夏枯草等清肝泻火之品；若肝气横逆犯脾，症见肠鸣，腹泻，腹胀者，可酌加茯苓、白术，中成药可服逍遥丸；若肝郁化火，耗伤阴津，症见胁肋隐痛不休，眩晕少寐，舌红少津，脉细者，可去方中川芎，酌配枸杞子、菊花、首乌、天麻、沙参；若兼见胃失和降，恶心呕吐者，可加半夏、陈皮、生姜、旋覆花等和胃降逆；若气滞兼见血瘀者，可酌加丹皮、赤芍、当归尾、川楝子、延胡索、郁金等行气活血。

2. 邪郁少阳证

症状：胸胁苦满疼痛，兼寒热往来，口苦咽干，头痛目眩，心烦喜呕，舌苔薄白或微黄，脉弦。

治法：和解少阳。

方药：小柴胡汤。若见肝郁气滞表现者，可去人参，加郁金、枳壳、香附；若心烦明显，可加栀子、豆豉；若呕吐甚，可加陈皮、竹茹。若见右胁肋部绞痛难忍，伴往来寒热，身目发黄，恶心呕吐，口苦纳呆，便秘溲赤，苔黄腻，脉弦数者，治以和解少阳、内泻热结，可选用大柴胡汤，酌加通腑泻下之芒硝等。

3. 肝胆湿热证

症状：胁肋胀痛，口苦口黏，胸闷纳呆，恶心呕吐，小便黄赤，大便不爽，或兼有身热恶寒，身目发黄，舌红，苔黄腻，脉弦滑数。

治法：疏肝利胆，清热利湿。

方药：龙胆泻肝汤加减。若兼见发热，黄疸者，加茵陈、黄柏，以清热利湿退黄；若肠胃积热，大便不通，腹胀腹满者，加大黄、芒硝；若湿热煎熬，结成砂石，阻滞胆道，症见胸胁剧痛，连及肩背者，可加金钱草、海金沙、郁金、川楝子，中成药可服清肝利胆口服液；若胁肋剧痛，呕吐蛔虫者，先以乌梅丸安蛔，再予驱蛔。

4. 瘀血阻络证

症状：胁肋刺痛，痛有定处，痛处拒按，入夜尤甚，胁肋下或见有症块，舌质紫暗，脉沉涩。

治法：活血祛瘀，通络止痛。

方药：血府逐瘀汤或复元活血汤加减。若因跌打损伤而致胁痛，局部积瘀肿痛者，可酌加穿山甲、熟大黄、瓜蒌根破瘀散结，通络止痛；若胁肋下有症块，而正气未衰者，可酌加三棱、莪术、土鳖虫以增加破瘀散结消坚之力，中成药可服鳖甲煎丸。

5. 肝络失养证

症状：胁肋隐痛，悠悠不休，遇劳加重，伴见口干咽燥，心中烦热，头晕目眩，舌红少苔，脉细弦而数。

治法：养阴柔肝，理气止痛。

方药：一贯煎加减。若阴亏过甚，舌红而干，可酌加石斛、玄参、天冬；若心神不宁，而见心烦不寐者，可酌配酸枣仁、炒栀子、合欢皮；若肝肾阴虚，头目失养，而见头晕目眩者，可加菊花、女贞子、熟地黄等；若阴虚火旺，可酌配黄柏、知母、地骨皮等。

典型病例一：

患者朱某，男，33岁。

初诊：2021年7月17日。

主诉：右胁痛牵涉后背痛3月余。

现病史：患者3月前未见明显诱因出现右胁痛牵涉后背痛，未予重视。现伴晨起口苦，口干，劳累及生气后痛甚，得嗳气则舒，纳可，寐可，大便不爽，小便黄。

门诊查体：舌质红，苔黄腻，舌中裂纹，舌两侧肝郁条，脉弦细。

消化系超声：胆囊炎。

中医诊断：胁痛（肝胆湿热证）。

西医诊断：胆囊炎。

治法：疏肝利胆，清热利湿。

方药：四逆散合龙胆泻肝汤加减。柴胡 10g，赤芍 15g，枳壳 15g，龙胆草 10g，川楝子 10g，延胡索 15g，栀子 15g，蒲公英 20g，金钱草 30g，酒大黄 10g，甘草 10g，茵陈 20g，鸡内金 15g，白芍 15g，丹参 20g，郁金 15g，三七粉 5g，浙贝母 15g，木蝴蝶 15g，蒲黄 10g，地榆 10g。7 剂，水煎服，日 1 剂，早晚饭后两次温服。

二诊：晨起口苦、口干消失，右胁及背部疼痛缓解，二便正常。予原方 7 剂。

三诊：右胁及背部疼痛消失。

典型病例二：

患者刘某，男，23 岁。

初诊：2021 年 7 月 31 日。

主诉：右胁痛 1 年余。

现病史：患者 1 年前无明显诱因出现右胁痛，未予重视。现晨起口干，恶心，面黄，食欲不振，便溏稀，小便正常。

门诊查体：舌暗红，苔黄腻，脉沉细。

消化系超声：轻度脂肪肝；胆囊壁毛糙，胆囊结石。

中医诊断：胁痛（肝胆湿热证）。

西医诊断：胆囊结石。

治法：疏肝利胆，清热利湿。

方药：四逆散合龙胆泻肝汤加减。川楝子 10g，延胡索 15g，蒲公英 20g，鸡内金 15g，龙胆草 10g，柴胡 10g，白芍 15g，枳壳 15g，栀子 15g，茵陈 20g，酒大黄 10g，丹参 20g，萆薢 20g，土茯苓 30g，泽泻 15g，泽兰 15g，郁金 15g，金钱草 30g，车前草 20g，黄芪 20g，防己 10g。7 剂，水煎服，日 1 剂，早晚饭后两次温服。

二诊：右胁痛缓解，晨起口干、恶心消失，食欲不振，便溏，小便正常。上方去酒大黄，加焦山楂 15g，炒麦芽 15g，炒神曲 15g。7 剂。

三诊：右胁痛明显减轻，食欲改善，二便正常。继续服上方 7 剂，加以巩固治疗。

用药后随访一个月，胁痛再无复发。

胁痛的其他治疗方法：

1. 单方验方

（1）金钱草、茵陈、蒲公英各 30g，水煎服。清热化湿、利胆排石，适用于急慢性胆囊炎、胆石症引起的肝胆湿热胁痛。

（2）威灵仙 60g，水煎，早晚分服，每日 1 剂。通络止痛，适用于胆石症引起的胁痛，尤其对于肝内胆管泥沙样结石疗效显著。

（3）瓜蒌 1 个，没药（或红花）3g，甘草 6g，水煎服。适用于肋间神经痛。

2. 中成药

（1）肝郁化火证，可用丹栀逍遥丸。

（2）肝气郁结证，可用逍遥丸、舒肝丸、柴胡舒肝丸等。

（3）瘀血阻络证，可用元胡止痛片、三七胶囊（片）、血府逐瘀丸（胶囊）、五灵止痛胶囊等。

（4）热毒瘀血证，可选用片仔癀；肝胆湿热证，可用龙胆泻肝丸、茵莲清肝合剂、复方胆通胶囊、胆舒胶囊、七味肝胆清胶囊、大黄利胆胶囊。

（5）肝阴不足证，可用慢肝养阴胶囊、复方益肝灵片等；湿热兼气虚血瘀证，可用紫叶丹胶囊。

3. 擦涂疗法

红灵酒擦涂患处，每次 10 分钟，每日 2 次。活血通络止痛，适用于外伤所致胁痛。

4. 穴位注射疗法

用维生素 B_{12} 2mL 分别注入阳陵泉穴位，每穴 1mL，每日 1 次，5 天为 1 个疗程。适用于任何证型之胁痛。

5. 针灸

（1）体针：主穴取至阳、肝俞、胆俞、丘墟、太冲、支沟等。肝郁者加行间、期门，湿热者加阳陵泉、合谷，瘀血者加膈俞、三阴交，阴虚者加血海、阴郄。阴虚者用补法，其余用泻法。每日 1 次，10 次为 1 个疗程。

（2）耳针：取神门、肝、胆、胸等耳穴，每次 2 ~ 3 穴，中、强刺激捻转，留针 20 ~ 30 分钟。适用于任何证型胁痛。

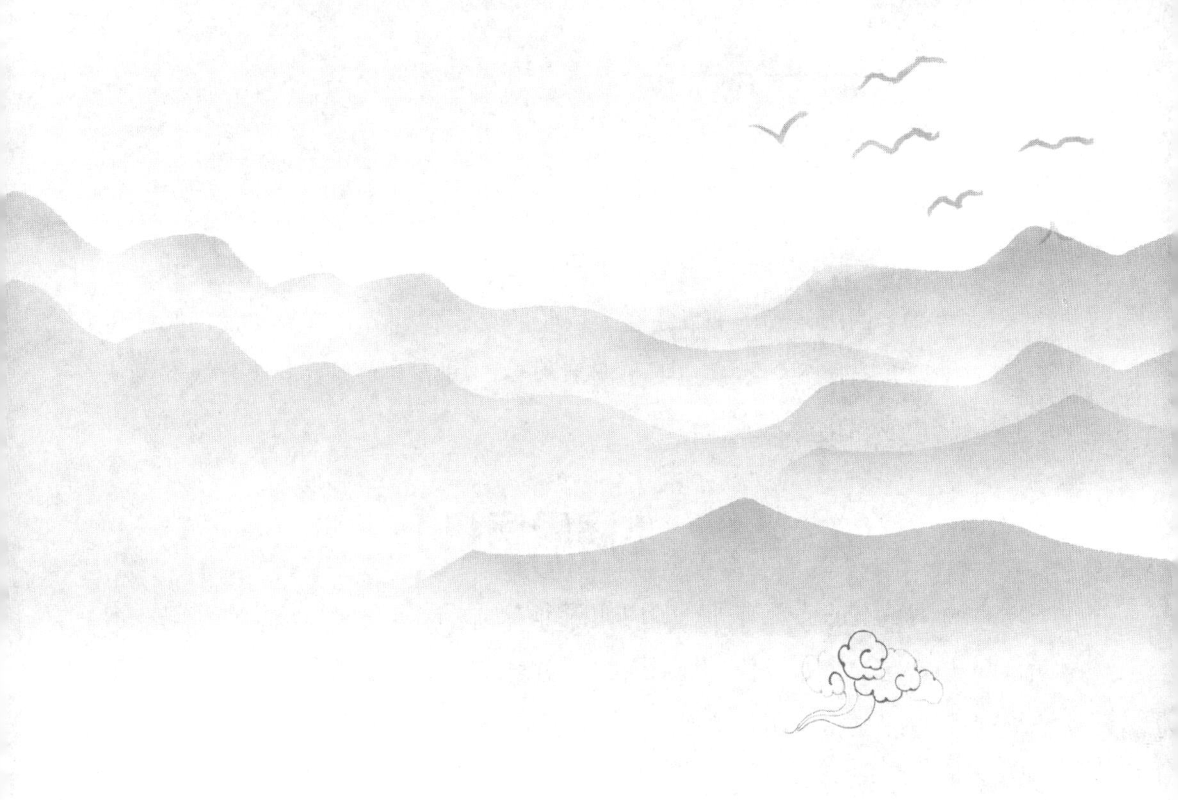

黄疸

黄疸是指因外感湿热疫毒，内伤饮食、劳倦或病后，导致湿邪困遏脾胃，壅塞肝胆，疏泄失常，胆汁泛溢，或血败不华于色，引发以目黄、身黄、小便黄为主症的一种病症。其中目睛黄染是本病的重要特征。与西医所述黄疸意义相同，可涉及西医学中肝细胞性黄疸、阻塞性黄疸和溶血性黄疸。临床常见的急慢性肝炎、肝硬化、胆囊炎、胆结石、钩端螺旋体病、蚕豆黄及某些消化系统肿瘤等疾病，凡出现黄疸者，均可参照本病辨证施治。

黄疸可出现于多种疾病，临床首当辨明阴阳方予施治。一般阳黄病程较短，阴黄病程较长，急黄为阳黄之重症，应及时救治。阳黄热盛于湿者易退，湿盛于热者应防其迁徙转阴，缠绵难愈。黄疸消退后，有时并不意味病情痊愈，仍需注意健脾疏肝等善后调理，以防残湿余热不清，或肝脾气血损伤不复，迁延不愈，引起反复或转成他病。萎黄多由气血亏虚所致，要注意鉴别，不可按黄疸施治。

黄疸是以目黄、身黄、小便黄为主症的病证，目睛黄染是其主要特征。西医认为本病发生主要由于胆红素代谢异常引起血清内胆红素浓度升高所致。本病主要是湿邪为患，病位主在脾胃肝胆，病邪可从热化或寒化。

【病因病机】

黄疸的病因有外感和内伤两个方面，外感多属湿热疫毒所致，内伤常与饮食、劳倦、病后有关。黄疸的病机关键是湿，由于湿邪困遏脾胃，壅塞肝胆，疏泄失常，胆汁泛溢而发生黄疸。

1. 感受外邪

夏秋季节，暑湿当令，或因湿热偏盛，由表入里，内蕴中焦，湿郁热蒸，不得泄越，而致发病。若湿热夹时邪疫毒伤人，则病势尤为暴急，具有传染性，表现热毒炽盛，内及营血的危重现象，称为急黄。如《诸病源候论·急黄候》指出："脾胃有热，谷气郁蒸，因为热毒所加，故卒然发黄，心满气喘，命在顷刻，故云急黄也。"

2. 饮食所伤

长期嗜酒无度，或过食肥甘厚腻，或饮食污染不洁，脾胃损伤，运化失职，湿浊内生，郁而化热，湿热熏蒸，胆汁泛溢而发为黄疸。如《金匮要略·黄疸病脉证并治》云："谷气不消，胃中苦浊，浊气下流，小便不通……身体尽黄，名曰谷疸。"《圣济总录·黄疸门》云："大率多因酒食过度，水谷相并，积于脾胃，复为风湿所搏，热气郁蒸，所以发为黄疸。"

3. 脾胃虚寒

长期饥饱失常，或恣食生冷，或劳倦太过，或病后脾阳受损，都可导致脾虚寒湿内生，困遏中焦，壅塞肝胆，致使胆液不循常道，外溢肌肤而为黄疸。如清代林珮琴《类证治裁·黄疸》云：“阴黄系脾脏寒湿不运，与胆液浸淫，外渍肌肤，则发而为黄。”《医学心悟·黄疸》云：“复有久病之人，及老年人，脾胃亏损，面目发黄，其色黑暗而不明。”

4. 病后续发

胁痛、症积或其他疾病之后，瘀血阻滞，湿热残留，日久损肝伤脾，湿遏瘀阻，胆汁泛溢肌肤，也可产生黄疸。如清代张璐《张氏医通·杂门》指出：“以诸黄虽多湿热，然经脉久病，不无瘀血阻滞也。”并云：“有瘀血发黄，大便必黑，腹胁有块或胀，脉沉或弦。”

5. 其他

亦有因砂石、虫体阻滞胆道而导致胆汁外溢而发黄者。

黄疸的病位在肝、胆、脾、胃，基本病机是脾胃运化失健，肝胆疏泄不利，胆汁不循常道，或溢于肌肤，或上蒸清窍，或下注膀胱。病理因素主要为湿邪，病理性质有阴阳之分。阳黄多因湿热蕴蒸，或疫毒伤血，发黄迅速而色鲜明；阴黄多因寒湿阻遏，脾阳不振，发黄持久而色晦暗。

【辨证要点】

在黄疸的治疗过程中，应区别急黄、阳黄与阴黄，以及病症虚实、湿热偏重等，及时掌握其病机转化，以进行相应的处理。

1. 辨急黄、阳黄、阴黄

急黄因湿热疫毒而致，起病急骤，变化迅速，身黄如金，伴热毒炽盛，或神志异常，或动血，或正虚邪实、错综复杂等危重症，需紧急救治。阳黄乃湿热为患，起病速，病程短，黄色鲜明如橘色，常伴口干，发热，小便短赤，大便秘结，舌苔黄腻，脉弦数等热证、实证的表现，若治疗及时，一般预后良好。阴黄多以寒湿为主，起病缓，病程长，黄色晦暗或黧黑，常伴纳少，脘腹胀满，大便不实，神疲形寒，口淡不渴，舌淡苔白腻，脉濡滑或沉迟等虚证、寒证以及血瘀证的表现，病情多缠绵，不易速愈。

2. 辨阳黄湿热偏胜

由于感受湿与热邪的程度、素体阴阳偏胜之不同，临床中阳黄有湿与热孰轻孰重之分：阳黄热重于湿者，见身目俱黄，黄色鲜明，伴发热口渴，小便短少黄赤，便秘，苔黄腻，脉滑数等；湿重于热者，黄色不及前者鲜明，常伴身热不扬，头身困重，胸脘痞闷，恶心呕吐，口黏，便溏，苔白腻，脉滑偏缓。

3. 辨阴黄虚实不同

阴黄寒湿阻遏、肝郁血瘀多为实证，或虚实夹杂；脾虚血亏为虚证。具体而言，黄色晦暗，伴脘腹痞闷、畏寒神疲、苔白腻多属阴黄寒湿证；色黄晦暗，面色黧黑，舌质紫暗有瘀斑，多属阴黄血瘀证；目黄、身黄而色淡，伴心悸气短，纳呆便溏，舌淡苔薄等为阴黄虚证。

【辨病思路】

黄疸常见于黄疸型肝炎、溶血性黄疸、梗阻性黄疸、钩端螺旋体病、肝癌、胆石症等。凡上述疾病出现以黄疸为主症时，可参考本病进行辨治。

1. 黄疸型肝炎

是由多种肝炎病毒引起的常见传染病，具有传染性强、传播途径复杂、流行面广、发病率较高等特点。临床以乏力、食欲减退、恶心、厌油、茶色尿、肝功能损害为主要表现，病原学检查一般为尿胆红素阳性。

2. 溶血性黄疸

有药物或感染的诱因，常有红细胞本身缺陷，表现为贫血、血红蛋白尿，网织红细胞增多，血清中间接胆红素升高，粪、尿中尿胆原增多。

3. 梗阻性黄疸

肝大较为常见，胆囊肿大亦常见，肝功能改变较轻，有原发病的症状、体征，如胆绞痛、Murphy 征阳性、腹内肿块，化验检查如血清碱性磷酸酶和胆固醇显著上升，X 线及超声检查发现胆石症、肝内外胆管扩张等。

4. 钩端螺旋体病

有疫水（被携带钩端螺旋体的动物尿液污染的水源称疫水）接触史，急起发热，有结膜充血、腓肠肌压痛、淋巴结肿大等症状，白细胞总数增多。血清学及病原体检查可检测特异性抗体。

5. 肝癌

常有肝区疼痛，肝脏呈进行性增大，质硬，甲胎蛋白增高。B 超及 CT 有诊断价值。

【鉴别诊断】

黄疸应与萎黄相鉴别。萎黄之病因与饥饱劳倦、食滞虫积或病后失血有关，其病机为脾胃虚弱，气血不足，肌肤失养，其主症为肌肤萎黄不泽，目睛及小便不黄，常伴头昏倦怠、心悸少寐、纳少便溏等症状。

黄疸应与黄胖病相鉴别，黄胖病之气血耗伤源于肠中钩虫匿伏，蚕食血气，以致血虚不华于色，其表现为面部肿胀色黄，肌肤色黄带白，而目睛如故。《杂病源流犀烛·诸疸源流》对此有详细论述："黄胖宿病也，与黄疸暴病不同。盖黄疸眼目皆黄，无肿状；黄胖多肿，色黄中带白，眼目如故，或洋洋少神，虽病根都发于脾，然黄疸则由脾经湿热郁蒸而成，黄胖则湿热未甚，多虫与食积所致，必吐黄水，毛发皆直，或好食生米、茶叶、土炭之类。"

【辨证论治】

临证分型为：阳黄之热重于湿证、湿重于热证、胆腑郁热证、疫毒炽盛证（急黄），阴黄之寒湿阻遏证、脾虚湿滞证，黄疸后期之湿热留恋证、肝脾不调证、气滞血瘀证。

黄疸的治疗方法主要为化湿邪，利小便。化湿可以退黄，如属湿热，当清热化湿，必要时还应通利腑气，以使湿热下泄；如属寒湿，应予健脾温化。利小便，主要是通过淡渗利湿，达到退黄的目的。正如《金匮要略》所说："诸病黄家，但利其小便。"阳黄证以清热利湿为主，通利二便是驱逐体内湿邪的主要途径，无论湿热之轻重，苦寒攻下法的应用均有利于黄疸的消退，但须中病即止，以防损伤脾阳。至于急黄热毒炽盛，邪入心营者，又当以清热解毒、凉营开窍为主。阴黄脾虚湿滞者，治以健脾养血，利湿退黄。黄疸中末期的治疗应重在健脾疏肝、活血化瘀，以防黄疸转生积聚、鼓胀，而先安未受邪之地。

（一）阳黄

1. 热重于湿证

症状：身目俱黄，黄色鲜明，发热口渴，或见心中懊憹，腹部胀闷，胁痛，口干而苦，恶心呕吐，小便短少黄赤，大便秘结，舌质红，舌苔黄腻，脉象弦数。

治法：清热通腑，利湿退黄。

方药：茵陈蒿汤加减。若湿热较盛，可加茯苓、滑石、车前草利湿清热，使邪从小便而去；若热毒内蕴，可加黄柏、连翘、垂盆草、蒲公英、虎杖、土茯苓、田基黄等以清热解毒；如胁痛较甚，可加柴胡、郁金、川楝子、延胡索等疏肝理气止痛；如心中懊憹，可加黄连、龙胆草清热除烦；如恶心呕吐，可加橘皮、竹茹、半夏等和胃止呕；若有砂石内阻者，加金钱草、鸡内金、郁金以化滞消石，使胆道通畅而黄退。

2. 湿重于热证

症状：身目俱黄，黄色不及前者鲜明，头重身困，胸脘痞满，食欲减退，恶心呕吐，腹胀或大便溏垢，舌质红，舌苔厚腻微黄，脉象濡数或濡缓。

治法：利湿化浊运脾，佐以清热。

方药：茵陈五苓散合甘露消毒丹加减。本证湿重于热，湿为阴邪，黏腻难解，治法当以利湿化浊运脾为主，佐以清热，不可过用苦寒，以免脾阳受损。如治疗失当，迁延日久，则易转为阴黄。如邪郁肌表，寒热头痛，宜先用麻黄连翘赤小豆汤疏表清热，利湿退黄；如湿阻气机，胸腹痞胀，呕恶纳差等症较著，可加入苍术、厚朴、半夏，以健脾燥湿，行气和胃。

3. 胆腑郁热证

症状：身目发黄，黄色鲜明，上腹、右胁胀闷疼痛，牵引肩背，身热不退，或寒热往来，口苦咽干，呕吐呃逆，尿黄赤，大便秘，舌红苔黄，脉弦滑数。

治法：疏肝泄热，利胆退黄。

方药：大柴胡汤加减。若砂石阻滞，可加金钱草、海金沙、玄明粉利胆化石；恶心呕逆明显，加厚朴、竹茹、陈皮和胃降逆。

4. 疫毒炽盛证（急黄）

症状：发病急骤，黄疸迅速加深，其色如金，皮肤瘙痒，高热口渴，胁痛腹满，神昏谵语，烦躁抽搐，或见衄血、便血，或肌肤瘀斑，舌质红绛，苔黄而燥，脉弦滑或数。

治法：清热解毒，凉血开窍。

方药：犀角散加味。如衄血、便血、肌肤瘀斑重者，可加黑地榆、侧柏叶、紫草、茜根炭等凉血止血；如腹大有水，小便短少不利，可加马鞭草、木通、白茅根、车前草，并另吞琥珀、蟋蟀、沉香粉，以通利小便；如大便不通，腹满而痛者，可加大黄、枳实、槟榔通腑行气导滞；如动风抽搐者，加用钩藤、石决明，另服羚羊角粉或紫雪丹，以熄风止痉；如神昏谵语，加服安宫牛黄丸以凉开透窍。

（二）阴黄

1. 寒湿阻遏证

症状：身目俱黄，黄色晦暗，或如烟熏，脘腹痞胀，纳谷减少，大便不实，神疲畏寒，口淡不渴，舌体胖大，舌淡苔腻，脉濡缓或沉迟。

治法：温中化湿，健脾和胃。

方药：茵陈术附汤加减。若湿邪较重，可加猪苓、泽泻、茯苓等渗利小便；若脾虚较甚，可加黄芪、山药、薏苡仁健脾利湿；若脘腹胀满，胸闷、呕恶显著，可加苍术、厚朴、半夏、陈皮健脾燥湿，行气和胃；若胁腹疼痛作胀，肝脾同病者，当酌加柴胡、香附、郁金、川楝子疏肝理气；若湿浊不清，气滞血结，胁下结痛，腹部胀满，肤色苍黄或黧黑，可加服硝石矾石散，以化浊祛瘀软坚。

2. 脾虚湿滞证

症状：面目及肌肤淡黄，甚则晦暗不泽，肢软乏力，心悸气短，大便溏薄，舌质淡苔薄，脉濡细。

治法：健脾养血，利湿退黄。

方药：黄芪建中汤加减。如气虚乏力明显者，应重用黄芪，并加党参，以增强补气作用；畏寒，肢冷，舌淡者，宜加附子温阳祛寒；心悸不宁，脉细而弱者，加熟地黄、首乌、酸枣仁等补血养心安神。

（三）黄疸后期

1. 湿热留恋证

症状：脘痞腹胀，胁肋隐痛，饮食减少，口中干苦，小便黄赤，舌苔腻，脉濡数。

治法：利湿清热，以除余邪。

方药：茵陈四苓散加减。方中茵陈、黄芩、黄柏清热化湿，茯苓、猪苓、泽泻淡渗分利，白术、苏梗、陈皮化湿行气宽中。

2. 肝脾不调证

症状：脘腹痞闷，肢倦乏力，胁肋隐痛不适，饮食欠佳，大便不调，舌苔薄白，脉细弦。

治法：调和肝脾，理气助运。

方药：柴胡疏肝散或归芍六君子汤加减。前方偏重于疏肝理气，用于肝脾气滞者；后方偏重于调养肝脾，用于肝血不足，脾气亏虚者。方中当归、白芍、柴胡、枳壳、香附、郁金养血疏肝，党参、白术、茯苓、山药益气健脾，陈皮、山楂、麦芽理气助运。

3. 气滞血瘀证

症状：胁下结块，隐痛、刺痛不适，胸胁胀闷，面颈部见有赤丝红纹，舌有紫斑或紫点，脉涩。

治法：疏肝理气，活血化瘀。

方药：逍遥散合鳖甲煎丸。方中柴胡、枳壳、香附疏肝理气，当归、赤芍、丹参、桃仁、莪术活血化瘀。并服鳖甲煎丸以软坚消积。

典型病例一：

患者于某，男，48 岁。

初诊：2021 年 6 月 24 日。

主诉：右胁部疼痛不适半月余。

现病史：半月前患者未见明显诱因出现右胁疼痛不适，现患者双目黄染，右胁部疼痛，纳呆，腹胀，乏力，口干，夜眠差，小便黄，大便可。

既往史：既往有乙肝病史 4 年余，肝硬化病史 4 年。

门诊查体：舌红，舌中裂纹，苔黄厚腻，脉滑数。

中医诊断：黄疸（湿重于热）。

西医诊断：肝硬化。

治法：清热利湿，化浊运脾。

方药：茵陈五苓散加减。茵陈 20g，乌贼骨 30g，瓦楞子 30g，枳实 15g，佛手 15g，垂盆草 20g，鸡内金 20g，焦山楂 15g，泽泻 15g，焦麦芽 15g，车前草 30g，冬瓜皮 20g，甘草 6g，炒神曲 15g，厚朴 15g，石榴皮 15g，郁金 15g，金钱草 30g，泽兰 15g，川楝子 10g。7 剂，水煎服，日 4 剂，早晚饭后两次温服。

嘱患者清淡饮食，勿食辛辣油腻之物。

二诊：右胁部疼痛及双目黄染明显减轻，纳呆、腹胀、口干均较前缓解，偶有乏力，夜寐差，二便正常。舌红，苔黄腻，脉滑数。上方加茯神 20g，夜交藤 20g，黄芪 30g。7 剂。

三诊：右胁部疼痛及腹胀均消失，双目无黄染，精神可，纳可，寐可，二便正常。舌红，苔薄黄，脉滑。继服上方，14 剂。

用药后随访两个月，复查肝功基本恢复正常，病情稳定。

典型病例二：

患者孙某，男，48 岁。

初诊：2020 年 12 月 24 日。

主诉：身目黄染进行性加重 1 个月。

现病史：患者 1 月前无明显诱因出现身目黄染，逐渐加重，面色晦暗，纳差厌食油腻，体倦乏力，小便黄，大便溏稀，日行 3 ~ 4 次。

既往史：乙肝、肝硬化病史 3 年余。

门诊查体：舌暗苔白腻，舌下络脉增粗迂曲，脉沉涩。

消化系彩超示：肝硬化，脾大。肝功：ALT 162 U/L，AST 89 U/L。

中医诊断：黄疸（脾虚湿盛，痰瘀互结）。

西医诊断：乙型肝炎、肝硬化失代偿期。

治法：健脾化湿，活血化瘀。

方药：参苓白术散加减。党参 15g，茯苓 20g，炒白术 20g，清半夏 10g，陈皮 15g，山药 15g，泽泻 15g，茵陈 15g，郁金 15g，丹参 15g，土鳖虫 10g，醋鳖甲 20g，桂枝 10g，泽泻 15g，鸡内金 15g，金钱草 30g。7 剂，水煎服，日 1 剂，早晚饭后两次温服。

二诊：身目黄染明显减轻，纳差、倦怠乏力明显缓解，小便正常，大便日行 1 次。舌暗苔白，舌下络脉增粗，脉沉涩。上方加泽兰 15g，竹茹 15g，胆南星 10g。14 剂。

三诊：身目黄染已基本消失，精神可，纳可，二便正常。舌暗苔白，脉沉。继服上方 14 剂，以巩固治疗。

用药后随访三个月，复查肝功基本恢复正常，病情稳定。

黄疸的其他治疗方法：

1. 单方验方

（1）茵陈 30 ~ 60g，水煎服，代茶饮。可用于各类黄疸。

（2）金钱草、茵陈各 30g，水煎服。适用于胆囊炎、胆石症引起的黄疸。

（3）虎杖、茵陈、板蓝根各 30g，红枣 10 枚，煎水 150mL，加糖适量，每日分 2 ~ 3 次服，连续服至黄疸消退。适用于热重于湿引起的黄疸。

（4）青黛 1.5g，明矾 3g，共研细末，装入胶囊，分 3 次服。可清热消炎、排石退黄，适用于黄疸经久不退者。

2. 中成药

黄疸肝胆湿热证者，可选用双虎清肝颗粒、清肝利胆口服液、茵栀黄口服液、黄疸茵陈颗粒、当飞利肝宁胶囊等；阳黄湿重于热者，可选用茵陈五苓丸；阳黄热盛者，可选用清开灵胶囊。

3. 通关疗法

瓜蒂、丁香、赤小豆各 7 枚，共为细末备用。每次取少许，吹入鼻中，须臾有少量黄液流出，隔日吹一次。

4. 外擦疗法

茵陈 1 把，生姜 1 块，共捣烂，擦于胸、背、四肢，治疗黄疸。

5. 针灸疗法

阳黄取胆俞、阴陵泉、内庭、太冲、阳纲、阳陵泉、建里等穴，阴黄取至阳、脾俞、胆俞、中脘、三阴交、肾俞、足三里、肝俞等穴。阳黄用泻法；阴黄用补法，可加灸；虚实夹杂者宜平补平泻。每日 1 次，每次留针 20 ~ 30 分钟，10 次为 1 个疗程。

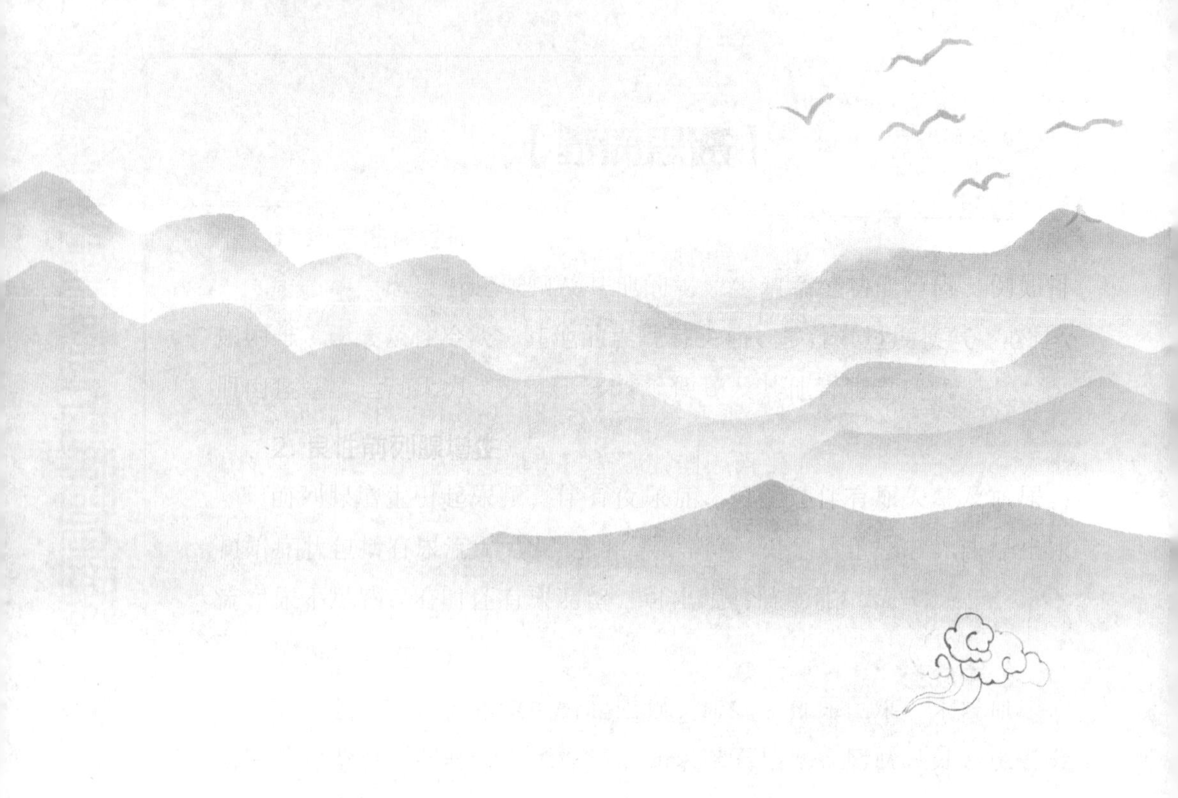

水肿

水肿是指因感受外邪、饮食失调或劳倦过度，使肺失通调、脾失转输、肾失开合、膀胱气化不利，导致体内水液脂潴留， 泛滥肌肤，表现以头面、眼睑、四肢、腹背，甚至全身浮肿为特征的一类病证。

本病在《内经》中称为“水”，并根据不同症状分为风水、石水、涌水。《金匮要略》 称为“水气”，按病因、脉证分为风水、皮水、正水、石水、黄汗五类。又根据五脏证候分为心水、肺水、肝水、脾水、肾水。直至元代朱丹溪的《丹溪心法·水肿》篇，才将水肿分为阴水和阳水两大类，指出：若遍身肿， 烦渴，小便赤涩，大便闭，此属阳水；若遍身肿，不烦渴，大便溏，小便少，不赤涩，此属阴水。这一分类方法至今对指导临床辨证仍有重要意义。常见于现代医学的急慢性肾小球肾炎、肾病综合征、 继发性肾小球疾病等均属本病范畴，可参照本病辨证论治。

水肿初起多从眼睑开始，继则延及头面、四肢以及全身，也可先从下肢开始，然后及于全身。如病势严重，可伴有胸腔水而见腹部膨胀、胸闷心悸、气喘不能平卧等症。

若起病急骤，从面目先肿；肿势以腰以上较甚，肤色光亮而薄，按之凹陷易于恢复，是为阳水；若起病缓慢，从下肢先肿，肿势以腰以下为甚，肤色萎黄或晦暗，按之恢复较慢，是为阴水。

【病因病机】

水肿的病因有风邪袭表、疮毒内犯、外感水湿、饮食不节及禀赋不足、久病劳倦，形成本病的机理为肺失通调、脾失转输、肾失开阖、三焦气化不利。

1. 风邪袭表

风为六淫之首，风寒或风热之邪，侵袭肺卫，肺失通调，风水相搏，发为水肿。此即《景岳全书·肿胀》所言：“凡外感毒风，邪留肌肤，则亦能忽然浮肿。”

2. 疮毒内犯

肌肤疮毒，或咽喉肿烂，火热内攻，损伤肺脾肾，致津液气化失常，发为水肿。《济生方·水肿门》云：“年少，血热生疮，变为肿满，烦渴，小便少，此为热肿。”

3. 外感水湿

久居湿地，冒雨涉水，湿衣裹身时间过久，水湿内侵，困遏脾阳，脾胃失其升清降浊之能，水无所制，发为水肿。正如《医宗金鉴·水气病脉证》曰：“皮水，外无表证，内有水湿也。”

4. 饮食不节

过食肥甘，嗜食辛辣，久则湿热中阻，损伤脾胃；或因饮食过饥，营养不足，脾气失养，以致脾运不健，脾失转输，水湿壅滞，发为水肿。如《景岳全书·水肿》言："大人小儿素无脾虚泄泻等证，而忽而通身浮肿，或小便不利者，多以饮食失节，或湿热所致。"

5. 禀赋不足，久病劳倦

肾气亏虚，膀胱开阖不利，气化失常，水泛肌肤，发为水肿；或劳倦久病，脾肾亏虚，津液输布及气化失常，发为水肿。

【鉴别诊断】

鼓胀、饮证

水肿主要影响肺、脾、肾而致水气通调失职，水泛肌肤，四肢皮色不变，发病时头面或下肢先肿，甚者全身浮肿，可有喘息但先肿后喘，多伴有尿量减少。

鼓胀主要影响肝、脾、肾，脾虚木贼，湿热相乘，水聚腹腔，单腹肿胀，青筋暴露；病重时或兼下肢肿，或先有积聚后成鼓胀，有时小便减少。

饮证由水气射肺所致，病位在肺，水凌胸肺，久咳喘逆后面目浮肿，其形如肿，实不是肿；严重时可见身肿，先喘，久喘才成肿胀，小便初正常，后偶有不适。

【辨病思路】

（一）全身性水肿

1. 血管性或血管神经性水肿

血管性或血管神经性水肿可由食物、药物过敏、情绪应激或遗传因素导致，常反复急性发作，无痛，非凹陷性水肿，波及皮肤和黏膜（尤其是呼吸道、颜面、颈、唇、喉、手、足、生殖器或肠），腹痛，恶心，呕吐，伴随内脏水肿的腹泻，伴随致命性的喉头水肿、呼吸困难和喘鸣。

2. 烧伤

严重烧伤可致水肿和组织损害。重度烧伤后两天内可出现严重的全身性水肿，稍轻的重度烧伤可导致局部性水肿。

3. 肝硬化

肝硬化晚期，水肿通常于小腿和大腿处开始，逐渐发展为全身性。伴随症状和体征包括腹痛、厌食、恶心、呕吐、肝大、腹水、黄疸、瘙痒、出血倾向、呼气呈烂苹果味、嗜睡、智力改变和扑翼样震颤。

4. 心力衰竭

心衰晚期，会出现下肢水肿，严重者还会出现全身凹陷性水肿，通常夜晚加重，运动和抬高肢体可改善水肿，其他经典的迟发表现有咯血、发绀、肝脏显著增大、杵状指、捻发音以及室性奔马律。患者往往出现呼吸急促、心悸、低血压、恶心、运动迟缓、出汗、苍白等症状，呼吸困难、端坐呼吸、心动过速和疲劳预示左心衰竭，颈静脉怒张、肝大、外周性水肿预示右心衰竭。

5. 营养不良

营养不良导致的全身性水肿可能会掩盖显著的肌肉萎缩，此外还有肌无力、嗜睡、厌食、冷漠、皮肤皱褶干燥、贫血的表现（比如苍白和眩晕）。

6. 黏液水肿

黏液水肿是由于甲状腺功能减退导致的全身性非凹陷性水肿。皮肤干燥、鳞状、无弹性、蜡状、苍白，颜面浮肿，上睑下垂，还可表现为面具样面容，脱发或粗化。伴随症状包括声音嘶哑、体重增加、疲惫、寒冷耐受不良、心动过缓、换气不足、便秘、腹胀、月经过多性功能减退和不育。

7. 肾病综合征

肾病综合征以全身凹陷性水肿为特点，但水肿起初局限在眼周。

严重患者因全身性水肿可增加体重的 50%。其他常见的症状和体征包括腹水、厌食、疲惫、全身乏力、抑郁和面色苍白。

8. 心包积液

发生心包积液时，全身性水肿在上肢和下肢尤甚。可伴胸痛、呼吸困难、端坐呼吸、干咳、心包摩擦音、颈静脉怒张、吞咽困难和发热。

9. 心包炎（慢性病程）

本病和右心衰相似，也是由凹陷性的上肢和下肢的水肿逐渐发展为全身性水肿。其他症状和体征包括腹水、Kussmaul 征、呼吸困难、疲劳、虚弱、腹胀和肝大。

10. 蛋白丢失性肠病

本病为白蛋白水平的增加导致渐进性的全身凹陷性水肿，患者也可有低热，以及伴有血性腹泻和脂肪泻的轻度腹痛。

11. 肾功能衰竭

全身凹陷性水肿是急性肾功能衰竭的晚期表现。慢性肾衰水肿较少发展为全身性水肿，其严重程度取决于体液过剩的程度。任何一种形式的肾衰都可导致少尿、厌食、恶心、呕吐、嗜睡、意识错乱、高血压、呼吸困难、捻发音、眩晕和苍白。

12. 感染性休克

全身性水肿发展迅速，是感染性休克进入晚期的信号，水肿呈中重度凹陷性。伴随症状包括皮肤湿冷、低血压、少尿、心悸、发绀、口渴、焦虑以及呼吸系统衰竭的表现。

13. 药物不良反应

任何导致钠潴留的药物均可加重或引起全身性水肿。比如抗高血压药、皮质类固醇、雄激素、合成代谢类固醇、雌激素类、非甾体抗炎药（如布洛芬和萘普生）。

（二）上肢水肿

1. 血管神经性水肿

脖颈血管神经性水肿是一种常见疾病，具有无痛性、突然起病的特点，常在手、脚、眼睑、唇、颜面、颈部、生殖器或肠道等部位出现非凹陷性水肿。尽管这些隆起的部位通常不会瘙痒，但往往会有烧灼感和刺痛感。如果水肿波及喉部，可能会出现呼吸窘迫的迹象。

2. 上肢外伤

挤压伤后很短时间内，整个上肢会出现严重的水肿，可能会伴随瘀斑或浅表的出血、疼痛或麻木和麻痹。

3. 烧伤

烧伤两天后，可能会发生中至重度水肿、疼痛和组织损伤。

4. 上腔静脉综合征

发生本病时通常是双侧缓慢进展的水肿，伴随颜面和颈部的水肿。静脉曲张标示了这些水肿区。患者还会有头痛、眩晕和视物模糊等症状。

5. 血栓性静脉炎

由外周血管植入的中心导管导致的血栓性静脉炎可能引起上肢的水肿、疼痛和发热。深静脉血栓性静脉炎也可能产生发绀、发热、畏寒和全身乏力。血栓性浅静脉炎可产生沿静脉走行部位的发红、压痛和硬结。

6. 中毒

被有毒性的蛇、水生动物或昆虫叮咬后，患者最初可能产生环绕被叮咬部位的水肿，迅速蔓延至整个上肢，常见疼痛、红斑和瘙痒，偶尔会产生感觉异常。接下来，患者会产生全身症状，比如恶心、呕吐、虚弱、肌肉痉挛、发热、畏寒、低血压、头痛，一些严重的病例还可能出现呼吸困难、癫痫和瘫痪。

（三）下肢水肿

1. 烧伤

中至重度下肢烧伤后两天内均可以发生中至重度水肿、疼痛以及组织烧伤。

2. 蜂窝织炎

蜂窝织炎多由葡萄球菌属或链球菌属感染所致，可形成下肢凹陷性水肿和伴有受累区红斑、皮温升高、压痛的橘皮样皮肤改变。

3. 肝硬化

肝硬化多导致双侧性下肢水肿，多伴随腹水、黄疸和腹部膨隆。

4. 心力衰竭

双下肢水肿是右心衰竭的早期表现。其他症状或体征包括厌食、体重增加、恶心、胸部紧迫感、低血压、呼吸急促、劳力性呼吸困难、端坐呼吸、阵发性夜间呼吸困难、心悸、室性奔马律和呼吸捻发音，以及踝部凹陷性水肿、肝大、咯血、发绀、心力衰竭加重。

5. 低蛋白血症

低蛋白血症患者往往存在继发于蛋白减少和渗透压降低而形成的双侧性下肢水肿。

6. 腿部外伤

创伤周围可能存在轻或重度的局部性水肿。

7. 肾病综合征

肾病综合征多见于儿童并导致双侧性的下肢水肿，多伴随多尿和眼睑肿胀。

8. 骨髓炎

骨性感染影响到下肢时，它往往产生局限性的、可能波及邻近关节的水肿。水肿多伴随发热、局部性压痛和随运动而加重的疼痛。

9. 股蓝肿

本病因静脉血栓形成的疾患可导致严重的单侧性腿部水肿和发

绀，可能波及腹部和侧腹部。其他的症状和体征包括疼痛、皮肤发冷、受累腿无脉以及低血压和心动过速等休克表现。

10. 腓肠肌破裂

腓肠肌破裂多导致腿部水肿，多见于运动员，常突发疼痛，踝关节瘀斑明显。

11. 腘窝囊肿破裂

腘窝囊肿破裂可导致突发单侧性腓肠肌疼痛和水肿，通常在步行和锻炼后发生，多发生于有关节炎的患者，可压迫血管从而导致更为严重的水肿和血栓性静脉炎。

12. 血栓性静脉炎

深或浅静脉血栓形成均可导致单侧性的轻至中度水肿。深静脉血栓性静脉炎可以是没有症状的，也可以产生疼痛，皮温升高，以及受累腿部的发绀，还可伴发热、畏寒、全身乏力；浅表静脉血栓性静脉炎多产生典型的疼痛、皮温升高、发红、压痛以及沿受累静脉的硬结。

13. 静脉功能不全（慢性）

本病多导致中至重度的单侧或双侧性腿部水肿，多见于女性。水肿早期是软的、凹陷性的，随后水肿似组织增厚般变硬。其他症状和体征包括皮肤发黑，踝关节周围易形成静脉曲张性溃疡。

14. 其他病因

（1）冠状动脉旁路搭桥手术：提取单侧隐静脉可导致单侧静脉缺如。水肿通常发生在受累的腿部或踝关节，并且通常在 6 ~ 8 周后缓解。

（2）诊断性检查：静脉造影是一个导致腿部水肿的罕见病因。

（3）药物：雌激素、激素类避孕药、锂、非甾体抗炎药、血管扩张剂以及导致钠潴留的药物均可产生双侧性腿部水肿。

（4）中毒：被毒虫咬或刺的部位周围可产生局限性水肿，还可产生红斑、疼痛、荨麻疹、瘙痒和烧灼感。

【辨证备要】

（一）辨证要点

1. 辨阳水、阴水

阳水多由感受风邪、疮毒而来，发病较急，每成于数日之间，浮肿由面目开始，自上而下，继及全身，肿处皮肤绷紧光亮，按之凹陷即起，身热烦渴，小便短赤，大便秘结，脉滑有力。阴水多因饮食劳倦、先后天脏腑亏损，或阳水失治、误治转化所致，发病缓慢，浮肿由足踝开始，自下而上，继及全身，肿处皮肤松弛，按之凹陷不易恢复，甚则按之如泥，身冷不热，不渴，小便或短但不赤涩，大便溏薄，脉沉细无力。

2. 辨病邪性质

水肿以头面为主，恶风头痛者，多属风；水肿以下肢为主，纳呆身重者，多属湿；水肿伴有咽痛、溲赤者，多属热；因疮痍、猩红赤斑而致水肿者，多属疮毒。

3. 辨脏腑

水肿有在肺、脾、肾、心之差异。若水肿较甚，咳喘少气，不能平卧者，病变部位多在肺；水肿日久，纳食不佳，身重倦怠，苔腻者，病变部位多在脾；水肿反复，腰膝酸软者，病变部位多在肾；水肿下肢明显，心悸怔忡，甚则不能平卧者，病变部位多在心。

4. 辨虚实

年青体壮，病程短，发病迅速，肿势急剧，咽喉肿痛或皮肤疮疡，小便短赤或不通，大便秘结，多属实；年老体衰，病程长，浮肿按之如泥，畏寒肢冷，腰膝酸软，小便清长，大便稀溏，多属虚。阳水病久，失治误治形成阴水，由实转虚；阴水复感外邪，而致水肿加剧，则转阳水，但证属本虚标实。

（二）治疗原则

发汗、利尿、泻下逐水为治疗水肿的三条基本原则，具体应用视阴阳虚实不同而异。阳水以祛邪为主，应予发汗、利水或攻逐，临床应用时配合清热解毒、理气化湿等法；阴水当以扶正为主，健脾温肾，同时配以利水、养阴、活血、祛瘀等法；对于虚实夹杂者，则当兼顾，或先攻后补，或攻补兼施。

发病初期用发汗、利水之法，方用五苓散、猪苓汤、防己黄芪汤等。水肿甚、形体壮者可泻下逐水，方用十枣汤、甘遂半夏汤、大黄甘遂汤，使用时中病即止，不可久用。脾虚水停且兼瘀血可用当归芍药散。若水肿是由于长期饮食失调，致脾胃虚弱，精微不化，而见遍体浮肿、面色萎黄、晨起头面较甚、动则下肢肿胀、能食而疲倦乏力、大便如常或溏、小便反多、舌苔薄腻、脉软弱等症，治宜行气化湿，不宜分利伤气，可用参苓白术散加减；水肿消退后，亦可服用参苓白术散以善后。肾阳虚患者证属浊毒内闭，见神昏欲寐、溲闭、泛恶，甚至口泛尿臭或兼头痛烦躁，加大黄、半夏、黄连。对于久病水肿者，虽无明显瘀阻之象，临床上亦常合用益母草、泽兰、赤芍、桃仁、红花等以活血利水，可重用赤芍。

水肿日久不愈，可导致脾肾衰败，或湿浊内蕴，可形成严重变证。如浊毒内蕴，湿热壅塞，胃失和降，形成癃闭、关格，见二便不通、恶心呕吐；或肾精内竭，肝风内动，而见头晕头痛、肢体颤抖；或阳虚水泛，上凌心肺，而见心悸胸闷、喘促难卧；或邪闭心窍，而见神昏肢冷、面色晦滞、泛恶口臭、二便不通、肌短牙宣。以上均是水肿的严重变证，应密切观察临床变化，及早发现并治疗。

【辨证论治】

（一）阳水

1. 风水相搏

症状：眼睑浮肿，继则四肢及全身皆肿，来势迅速，可兼恶寒、发热、肢节酸楚、小便不利等症。偏于风热者，伴咽喉红肿疼痛，舌质红，脉浮滑数。偏于风寒者，兼恶寒，咳喘，苔薄白，脉浮滑或浮紧。

治法：疏风清热，宣肺行水。

方药：越婢加术汤。本方由麻黄、生石膏、白术、生姜、大枣、甘草组成。风热偏盛，可加连翘、桔梗、板蓝根、鲜芦根；风寒偏盛，去石膏，加苏叶、桂枝、防风；一身悉肿，小便不利，加茯苓、泽泻；若咳喘较甚，可加杏仁、前胡。

2. 湿毒浸淫

症状：眼睑浮肿，延及全身，皮肤光亮，尿少色赤，身发疮痍，甚则溃烂，恶风发热，舌质红，苔薄黄，脉浮数或滑数。

治法：宣肺解毒，利湿消肿。

方药：麻黄连翘赤小豆汤合五味消毒饮。麻黄连翘赤小豆汤由麻黄、连翘、杏仁、赤小豆、大枣、桑白皮、生姜、甘草等组成，五味消毒饮由金银花、野菊花、蒲公英、紫花地丁、紫背天葵组成。前方宣肺利尿、解毒消肿，后方清热解毒。如脓肿毒甚者，当重用蒲公英、紫花地丁；湿盛糜烂者，加苦参、茯苓；皮肤瘙痒者，加白鲜皮、地肤子、蝉衣；疮疡色红肿痛者，加丹皮、赤芍；大便不通者，加大黄、芒硝。

3. 水湿浸渍

症状：全身水肿，下肢明显，按之没指，小便短少，身体困重，胸闷，纳呆，苔白腻，脉沉缓。

治法：运脾化湿，通阳利水。

方药：五皮饮合胃苓汤。五皮饮由桑白皮、陈皮、大腹皮、茯苓皮、生姜皮组成，胃苓汤由苍术、厚朴、陈皮、甘草、桂枝、白术、茯苓、猪苓、泽泻、生姜、大枣组成。前方理气化湿利水，后方通阳利水，燥湿运脾。外感风邪，肿甚而喘者，可加麻黄、杏仁、葶苈子；面肿，胸满，不得卧者，加苏子、葶苈子；若湿困中焦，脘腹胀满者，加椒目、大腹皮、干姜。

4. 湿热壅盛

症状：遍体浮肿，皮肤绷紧光亮，胸脘痞闷，烦热口渴，小便短赤，大便干结，舌红，苔黄腻，脉沉数或濡数。

治法：分利湿热。

方药：疏凿饮子。本方由槟榔、大腹皮、茯苓皮、椒目、赤小豆、秦艽、羌活、泽泻、商陆、木通、生姜组成。若肿势严重，兼见喘促不得平卧者，加葶苈子、桑白皮；湿热化燥伤阴，口燥咽干，可加白茅根、芦根，不宜过用苦温燥湿、攻逐伤阴之品；腹满不减，大便不通者，可合用己椒苈黄丸。

（二）阴水

1. 脾阳虚衰

症状：身肿日久，腰以下为甚，按之凹陷不易恢复，脘腹胀闷，纳减便溏，面色不华，神疲乏力，四肢倦怠，小便短少，舌质淡，苔白腻或白滑，脉沉缓或沉弱。

治法：健脾温阳利水。

方药：实脾饮。本方由附子、干姜、白术、茯苓、木瓜、厚朴、木香、槟榔、草蔻仁、生姜、大枣、炙甘草组成。气虚甚，症见气短声弱者，加人参、黄芪；若小便短少，加桂枝、泽泻。

2. 肾阴衰微

症状：水肿反复消长不已，面浮身肿，腰以下甚，按之凹陷不起，尿量减少或反多，腰酸冷痛，四肢厥冷，怯寒神疲，面色苍白，心悸胸闷，喘促难卧，腹大胀满，舌质淡胖，苔白，脉沉细或沉迟无力。

治法：温肾助阳，化气行水。

方药：真武汤。本方由附子、白术、茯苓、芍药、生姜组成。小便不利，水肿较甚者，合五苓散并用；神疲肢冷者，加巴戟天、肉桂；咳喘面浮，汗多，不能平卧者，加党参、蛤蚧、五味子、山茱萸、煅牡蛎、黑锡丹；心悸，唇发绀，脉虚数者，加肉桂、炙甘草，加重附子剂量。

3. 瘀水互结

症状：水肿延久不退，肿势轻重不一，四肢或全身浮肿，以下肢为主，或有皮肤瘀斑，腰部刺痛，或伴血尿，舌紫暗，苔白，脉沉细涩。

治法：活血祛瘀，化气行水。

方药：桃红四物汤合五苓散。桃红四物汤由当归、白芍、熟地黄、川芎、桃仁、红花组成；五苓散由茯苓、猪苓、白术、泽泻、桂枝组成。前方活血化瘀，后方通阳行水。若全身肿甚，气喘烦闷，小便不利，此为血瘀水盛，肺气上逆，可加葶苈子、椒目、泽兰；如见腰膝酸软，神疲乏力，可合用济生肾气丸；对气阳虚者，可配黄芪、附子。

典型病例：

患者田某，男，46 岁。

主诉：腰酸软，浮肿 3 个月，怕冷，伴神疲，腹胀。

现病史：5 个月前就腰酸软痛，无力，膝冷。查尿蛋白 (+)，肾功血肌酐为 160umol/L，血红蛋白浓度为 109g/L。又因劳累后病情加重，复查肾功，血肌酐为 185umol/L，血红蛋白浓度为 109g/L。尿蛋白 (2+)。

查体：双下肢凹陷性水肿，脉弦，舌紫暗，苔白，BP 值为 160/98mmHg.

中医诊断：阴水（肾阳衰微）。

西医诊断：慢性肾功能不全（失代偿期）。

治法：护肾降浊排毒，化瘀利水。

方药：真武汤加減。桂枝 10g，防己 10g，巴戟天 10g，仙灵脾 15g，茯苓 18g，车前子 15g，益母草 20g，泽兰 15g，制附子 5g，大腹皮 15g，生黄芪 10，生地黄 15g，丹参 15g，猪苓 15g，狗脊 10g，枸杞子 10g，怀牛膝 10g，丹皮 15g，姜黄 10g，茵陈 15g，蒲黄碳 5，大黄碳 5g。另加水蛭粉 0.8g，每日 3 次，冲服；三七粉 3g，每日 3 次，冲服。

经半年诊疗，患者肾功正常，水肿消失。

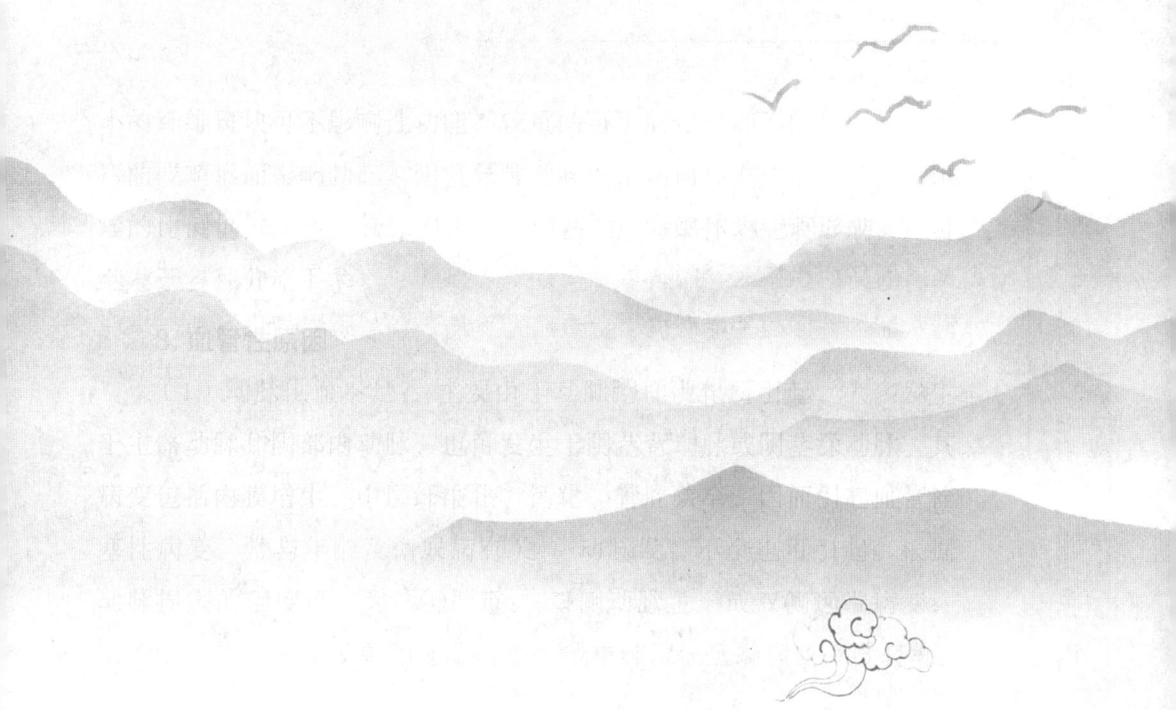

淋证

淋证是以小便频数、淋沥刺痛、欲出未尽、小腹拘急，或痛引腰腹为主症的病证。淋证的发生主要因外感湿热、饮食不节、情志失调、禀赋不足或劳伤久病引起，其主要病机为湿热蕴结下焦，肾与膀胱气化不利。西医学中的急慢性尿路感染、泌尿道结核、尿路结石、急慢性前列腺炎、化学性膀胱炎、乳糜尿以及尿道综合征等病具有淋证表现者，均可参照本病进行辨证论治。

淋证是以小便频数、淋沥刺痛、小腹拘急引痛为主症的病证。根据病因和症状特点不同，可分为热淋、血淋、石淋、气淋、膏淋、劳淋六证。淋证的基本病机为湿热蕴结下焦，肾与膀胱气化不利。病理因素以湿热为主，病位在膀胱与肾。病理性质初病多实，久则转虚，或虚实夹杂。辨证时首辨淋证类别，再审证候虚实，三辨标本缓急。初起湿热蕴结、膀胱气化失司者属实，治以清热利湿通淋；病久脾肾两亏、膀胱气化无权者属虚，治宜培补脾肾；虚实夹杂者，宜标本兼治，并根据各个淋证的特征，或参以止血，或辅以行气，或配以排石，或佐以泄浊等。治疗淋证实证多以清利湿热为主；虚证及虚实夹杂者当祛邪扶正并用。

【病因病机】

1. 外感湿热

因下阴不洁，秽浊之邪从下侵入机体，上犯膀胱，或由小肠邪热、心经火热、下肢丹毒等它脏外感之热邪传入膀胱，发为淋证。

2. 饮食不节

多食辛热肥甘之品，或嗜酒太过，脾胃运化失常，积湿生热，下注膀胱，乃成淋证。正如严用和《济生方·淋闭论治》云："此由饮酒房劳，或动役冒热，或饮冷逐热，或散石发动，热结下焦，遂成淋闭；亦有温病后，余热不散，霍乱后，当风取凉，亦令人淋闭。"说明了淋证的发病多由湿热而致。其湿热可来源于外感，亦可由饮食不当而自生。

3. 情志失调

情志不遂，肝气郁结，三焦通调失常，或气郁化火，气火郁于膀胱，导致淋证。《医宗必读·淋证》言："妇女多郁，常可发为气淋和石淋。"

4. 禀赋不足或劳伤久病

禀赋不足，肾与膀胱先天畸形；或久病缠身，劳伤过度，房事不节，多产多育；或久淋不愈，耗伤正气；或妊娠、产后脾肾气虚，膀胱易于感受外邪，而致本病。

淋证的病位在膀胱与肾，与肝、脾相关；基本病理变化为湿热蕴结下焦，肾与膀胱气化不利，病理因素主要为湿热之邪。由于湿热导致病理变化的不同，及累及脏腑器官之差异，临床上乃有六淋之分。若湿热客于下焦，膀胱气化不利，小便灼热刺痛，则为热淋；若膀胱湿热，灼伤血络，迫血妄行，血随尿出，乃成血淋；若湿热久蕴，熬尿成石，遂致石淋；若湿热蕴久，阻滞经脉，脂液不循常道，小便混浊，而为膏淋；若肝气失于疏泄，气火郁于膀胱，则为气淋；若久淋不愈，湿热留恋膀胱，由腑及脏，继则由肾及脾，脾肾受损，正虚邪弱，遂成劳淋； 若肾阴不足，虚火扰动阴血，亦为血淋；若肾虚下元不固，不能摄纳精微脂液，亦为膏淋；若中气不足，气虚下陷，膀胱气化无权，亦成气淋。

淋证的病理性质有实、有虚，且多见虚实夹杂之证。初起多因湿热为患，正气尚未虚损，故多属实证。但淋久湿热伤正，由肾及脾，每致脾肾两虚，而由实转虚。如邪气未尽，正气渐伤，或虚体受邪，则成虚实夹杂之证，常见阴虚夹湿热、气虚夹水湿等。因此，淋证多以肾虚为本，膀胱湿热为标。

淋证虽有六淋之分，但各种淋证间存在着一定的联系。表现在转归上，首先是虚实之间的转化。如实证的热淋、血淋、气淋可转化为虚证的劳淋。反之，虚证的劳淋，亦可能兼夹实证的热淋、血淋、气淋。而当湿热未尽，正气已伤，处于实证向虚证的移行阶段，则表现为虚实夹杂的证候。

本病预后往往与证候类型及病情轻重有关。淋证之实证，如热淋、血淋、石淋初起，病情轻者一般预后良好，若处理不当可致热毒入营血；若久淋不愈，脾肾两虚，则发为劳淋；甚者脾肾衰败，可导致水肿、癃闭、关格；若石阻水道，可出现水气上凌心肺等重证。

【辨病思路】

1. 焦虑性神经症

病态的焦虑会引起尿频及其他的泌尿生殖系统功能障碍，例如排尿困难、阳痿及性冷淡。其他的表现有头痛、多汗、过度换气、心悸、肌肉痉挛、运动无力、头晕、多食、便秘及其他胃肠道症状。

2. 良性前列腺增生

前列腺增生引起尿频，伴有夜尿症，可能还伴有尿失禁及血尿。初始症状包括有尿流无力及变细、尿等待、里急后重感、无法停止尿流、尿不尽感，有时还有尿潴留，可出现膀胱膨胀。

3. 膀胱结石

结石造成的膀胱刺激可引起尿频、尿急、排尿困难、末段血尿，由膀胱痉挛可引起耻骨上区疼痛。如果结石堵塞在膀胱颈处，患者会出现充盈型尿失禁，并伴有下背部或脚跟处疼痛。

4. 膀胱癌

膀胱刺激会引起尿频、尿急、尿漏及夜尿症。膀胱癌的首要症状通常为间断性无痛性血尿（常伴有血凝块）。有转移的患者还会出现因膀胱痉挛引起的耻骨上区及骨盆疼痛。

5. 多发性硬化症（MS）

尿频、尿急、尿失禁是本病的常见尿道症状，且随着硬化的发生，这些症状会减弱。而视觉问题（例如复视、视物模糊）及感觉损害（例如感觉异常）通常会成为早期症状。其他表现有便秘、肌无力、瘫痪、痉挛、反射亢进、意向震颤、共济失调、构音障碍、阳痿及情绪不稳。

6. 前列腺癌

前列腺癌晚期会出现尿频、尿等待、尿漏、夜尿、排尿困难、膀胱膨胀、会阴区疼痛、便秘。可触诊到质硬、不规则前列腺体。

7. 前列腺炎

急性前列腺炎通常引起尿频、尿急、排尿困难、夜尿症及尿道脓性分泌物。其他表现有发热、寒战、下背部疼痛、肌痛、关节痛及会阴区有胀感。触诊前列腺呈紧张感、液体感、压痛及发热。此时不适宜用前列腺按摩方法获取前列腺液。慢性前列腺炎的症状及体征与急性相似，程度稍轻。患者还会出现射精时疼痛。

8. 直肠肿瘤

瘤体对膀胱造成的压力会引起尿频。早期表现有排便习惯的改变，通常以站立时强烈排便感起始，顽固性便秘与腹泻交替出现，便中带血或黏液，便不尽感。

9.Reiter 综合征

Reiter 综合征自限性疾病，尿频及其他急性尿道炎症状于性交后 1 ~ 2 周后出现，其他表现有膝关节、脚踝及跖趾关节的不对称性关节痛，单侧或双侧的结膜炎，口腔、舌头、龟头、手掌及脚底的无痛性小溃疡。

10. 生殖腔道肿瘤

女性生殖腔道肿瘤压迫膀胱引起尿频，其他表现包括腹肌紧张、月经紊乱、阴道出血、体重减轻、骨盆疼痛、疲劳。

11. 脊髓损害

脊髓不完全横切损伤造成括约肌功能下降时，可出现尿频、持续性遗尿、尿漏、尿急、尿等待及膀胱膨胀，低于损伤水平的其他表现有无力、瘫痪、感觉紊乱、反射亢进及阳痿。

12. 尿道狭窄

发生本病时，由于膀胱的失代偿可引起尿频、尿急、夜尿症，早期体征有尿等待、里急后重感、尿流无力、变细，进一步发展可能会出现充盈性尿失禁、尿性囊肿及尿脓毒病。

13. 尿路感染

本病可累及尿道、膀胱及肾脏，可引起尿频、尿急、排尿困难、血尿、尿混浊，男性患者还可出现尿道分泌物。患者自诉有发热、膀胱痉挛或排尿时烧灼感。

【鉴别诊断】

1. 癃闭

二者都有小便量少、排尿困难之症状。但淋证尿频而尿痛，且每日排尿总量多为正常；癃闭则无尿痛，每日排尿量少于正常，严重时甚至无尿。诚如《医学心悟·小便不通》所说："癃闭与淋证不同，淋则便数而茎痛，癃闭则小便点滴而难出。"但癃闭复感湿热，常可并发淋证，而淋证日久不愈，亦可发展成癃闭。

2. 尿血

血淋与尿血都有小便出血，尿色红赤，甚至溺出纯血等症状。其鉴别的要点是有无尿痛。如《丹溪心法·淋》所说："痛者为血淋，不痛者为尿血。"

3. 尿浊

膏淋与尿浊在小便混浊症状上相似，但后者在排尿时无疼痛滞涩感，可资鉴别。即如《临证指南医案·淋浊》所言："大凡痛则为淋，不痛为浊。"

【辨证论治】

1. 热淋

症状：小便频数短涩，灼热刺痛，溺色黄赤，少腹拘急胀痛，寒热起伏，口苦，呕恶，腰痛拒按，大便秘结，苔黄腻，脉滑数。

治法：清热利湿通淋。

方药：八正散。本方由瞿麦、萹蓄、木通、车前子、滑石、栀子、灯芯草、大黄、甘草组成。若大便秘结、腹胀者，可重用生大黄、枳实；伴寒热、口苦、呕恶者，可合用小柴胡汤；若湿热伤阴者见口干、舌红少苔、脉细者，去大黄，加生地黄、知母、白茅根。

2. 石淋

症状：尿中夹砂石，排尿涩痛，或排尿时突然中断，尿道窘迫疼痛，少腹拘急，往往突发，一侧腰腹绞痛难忍，甚则牵及外阴，尿中带血。舌红，苔薄黄，脉弦或带数。

治法：清热利湿，排石通淋。

方药：石韦散。本方由石韦、冬葵子、瞿麦、滑石、车前子组成。临证应用时多加金钱草、海金沙、鸡内金等；腰腹绞痛者，加芍药、甘草；若尿中带血，可加小蓟、生地黄、藕节；小腹胀痛加木香、乌药；绞痛缓解，多无明显自觉症状，可用金钱草煎汤代茶；若结石过大，阻塞尿路，肾盂严重积水者，宜手术治疗。

3. 血淋

症状：小便热涩刺痛，尿色深红，或夹有血块，疼痛满急加剧，心烦，舌尖红，苔黄，脉滑数。

治法：清热通淋，凉血止血。

方药：小蓟饮子。本方由小蓟、生地黄、蒲黄、藕节、滑石、木通、淡竹叶、栀子、当归、甘草组成。舌暗或有瘀点，脉细涩者，加三七、牛膝、桃仁以化瘀止血；若出血不止，可加仙鹤草、琥珀粉；尿痛涩滞不显著，腰膝酸软，神疲乏力，舌淡红，脉细数，当滋阴清热，补虚止血，可用知柏地黄丸加减。

4. 气淋

症状：郁怒之后，小便涩滞，淋沥不已，少腹胀满疼痛，苔薄白，脉弦。

治法：理气疏导，通淋利尿。

方药：沉香散。本方由沉香、橘皮、当归、白芍、石韦、滑石、冬葵子、王不留行、甘草组成。胸胁胀满者，加青皮、乌药、小茴香、广郁金；若气滞日久，舌暗有瘀斑，脉涩者，加红花、赤芍、益母草；若久病少腹坠胀，尿有余沥，面色萎黄，舌质淡，脉虚细无力，可用补中益气汤。

5. 膏淋

症状：小便混浊，呈乳白或如米泔水，上有浮油，置之沉淀，或伴有絮状凝块物，尿道热涩疼痛，尿时阻塞不畅，口干，舌质红，苔黄腻，脉濡数。

治法：清热利湿，分清泄浊。

方药：程氏萆薢分清饮。本方由萆薢、黄柏、车前子、石菖蒲、茯苓、白术、莲子心、丹参组成。小腹胀，尿涩不畅，加乌药、青皮；伴有血尿，加小蓟、藕节、白茅根；小便黄赤，热痛明显，加甘草梢、竹叶、通草；病久湿热伤阴，加生地黄、麦冬、知母。

6. 劳淋

症状：小便不甚赤涩，溺痛不甚，但淋沥不已，时作时止，遇劳即发，病程缠绵，面色萎黄，少气懒言，神疲乏力，小腹坠胀，里急后重或大便时小便点滴而出，腰膝酸软，肾阳虚见畏寒肢冷，肾阴虚见面色潮红，五心烦热，舌质淡，脉细弱。

治法：补脾益肾。

方药：无比山药丸。本方由山药、地黄、山茱萸、肉苁蓉、菟丝子、杜仲、巴戟天、赤石脂、五味子、茯神、泽泻、牛膝组成。若中气下陷，症见少腹坠胀，尿频涩滞，余沥难尽，不耐劳累，面色无华，少气懒言，舌淡，脉细无力，可用补中益气汤加减。

典型病例一：

患者詹某，男，83岁。

初诊：2019年4月。

患者主诉：患者1天前，无明显诱因突然出现左侧小腹部疼痛，牵扯左侧腰痛，伴有血尿，排尿灼热疼痛，排尿不畅，查泌尿系彩超：前列腺回声不均匀（结合临床）。双肾囊性团块，左肾集合系统分离并左侧输尿管上段扩张。肾脏三维CT左侧输尿管下段结石，伴上方输尿管及左肾积水，双肾多发囊肿，双侧肾周渗出性改变，膀胱充盈不良，壁厚，胆囊炎，前列腺稍大。因患者年世高，未能碎石治疗，故求中医诊治。症见面色无华，表情痛苦，左腹压痛（+），舌红苔黄，脉弦数。肾功正常范围。尿分析为蛋白质（+），红细胞（+）。

中医诊断：淋证，证属石淋。

西医诊断：输尿管结石，肾积水。

治法：清热利湿，排石通淋。

方药：自拟验方。海金沙 10g，金钱草 20g，瞿麦 15g，滑石 15g，萹蓄 10g，鸡内金 15g，石伟 10g，乌药 15g，青皮 10g，白芍 15g，郁金 10g，虎杖 10g，当归 15g，泽泻 15g，栀子 15g。7 剂，水煎取汁 450mL，日 3 次口服。

嘱密切观察病情变化，随诊。

患者自述服药后第 3 天，左腹部疼痛明显减轻，排尿色黄，无酱油色样尿液。服药 5 天复查泌尿系彩超显示：前列腺回声不均匀（结合临床）双肾囊性团块，左肾 I 度积水并左侧输尿管扩张。服药 7 天时自觉排尿轻松，灼热感消失。再服 5 剂后，无明显其他不适，复查彩超显示前列腺回声不均匀（结合临床）双肾囊性团块。尿分析为无阳性指标。

按：输尿管结石目前均以碎石为主，本案为老年男性病例，经单纯中药口服，临床得到了很好的疗效。中药在治疗输尿管结石上有很大的优势。方中金钱草味甘、咸，性微寒，归肝、胆、肾、膀胱经，具有利湿退黄、利尿通淋、解毒消肿的功效。现代药理研究，金钱草对尿路结石的主要成分——含水草酸钙的结晶有抑制作用，且呈现剂量依赖性，说明金钱草对尿路结石的作用和用药剂量成正相关，临床上可供参考。

典型病例二：

患者张某，女，60 岁。

初诊：2021 年 3 月 8 日。

主诉：尿频、尿急伴尿痛 1 周余。该患者平素有夜尿频病史，1 周前，因天气变化，患者不慎着凉后出现尿频尿急，伴有尿痛症状，排尿灼热感，夜尿频繁，排尿量少，一夜小便 5 次左右，自觉憋尿困难，伴有腰膝酸软，乏力症状。舌红，苔薄黄，脉数而无力。尿分析为白细胞（+-）。

中医诊断：淋证，证属热淋兼有肾虚。

西医诊断：泌尿系感染。

治法：清热利湿，补脾益肾。

方药：自拟验方。瞿麦 15g，萹蓄 15g，大黄 10g，滑石 15g，甘草 10g，栀子 15g，灯芯草 5g，车前子 15g，益智仁 15g，乌药 10g，萆薢 15g，石菖蒲 15g ，丹皮 10g，泽泻 15g，茯苓 15g。7 剂，日 1 剂水煎，早晚温服。

二诊：服药后尿痛明显减轻，尿急、尿频好转，大便正常，尿黄，每夜排尿 2 次。仍有腰酸症状，舌淡红，苔薄白，脉数。前方加熟地黄 15g，杜仲 15g，续断 15g，山药 15g。7 剂，水煎服。

三诊：患者无排尿疼痛症状，腰酸有所减轻，夜尿频明显好转，舌淡红，苔薄白，脉沉。复查尿分析：白细胞：（-）。予缩泉丸 6g，每日 3 次口服；金匮肾气丸 6g，日 3 次口服。服药 1 个月后，患者诸症好转，无尿频、尿急症状，夜间起夜 1 次左右。随访 3 个月，患者未再复发。

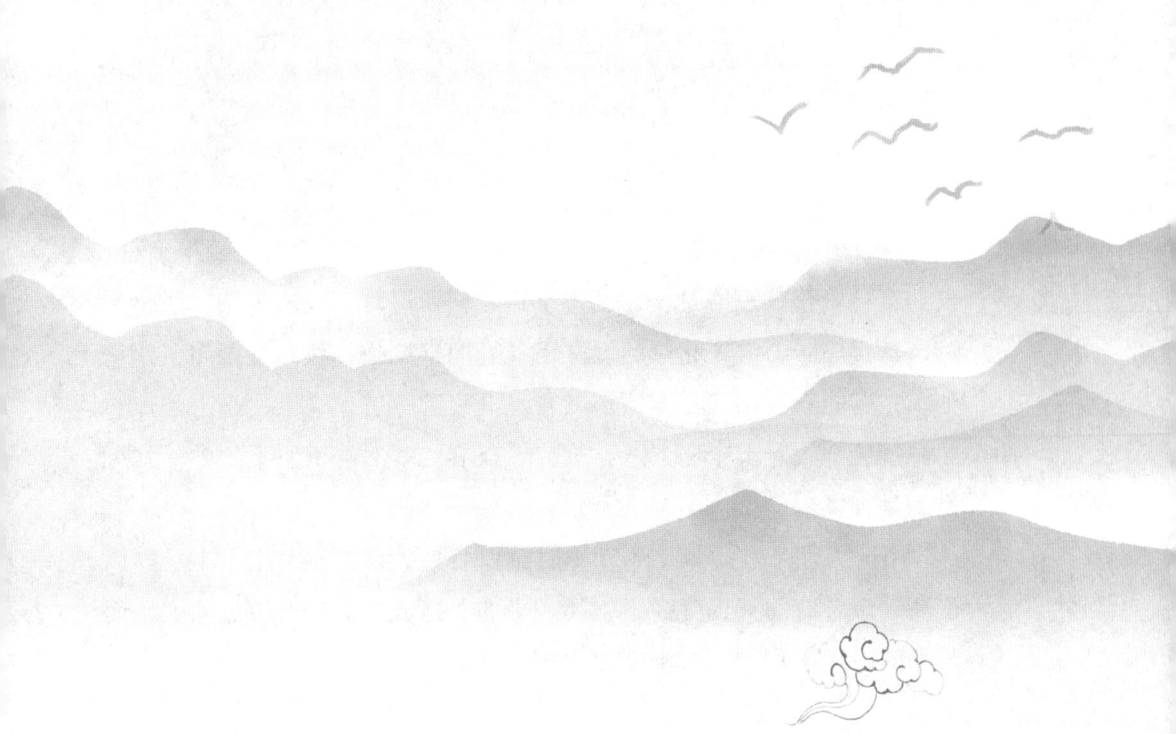

阳痿

阳痿是指成年男子性交时阴茎痿软不举，或举而不坚，或坚而不久，无法进行正常性生活的病证。阴茎勃起是产生于心理、触觉和其他感官刺激后的动脉血流增加。受阻于阴茎内的血液产生了阴茎增长的长度、周长和硬度。这个过程中任何一个部分（心理、血管、神经或激素）障碍都会引起阳痿。西医学中各种功能性及器质性疾病造成的男子阴茎勃起功能障碍等属于本病范畴，可参照本病辨证论治。

导致阳痿的原因颇多，先天禀赋不足，后天斫丧太过，少年手淫；长期精神紧张，思虑过度，情志郁结，伤及肝脾；以酒为浆，过食辛辣及膏粱厚味，湿聚化热，湿热下注，阻遏阳道，致阳气不布，宗筋弛纵，皆能产生阳痿。本病涉及肾、肝、脾等脏。《景岳全书》曰：“阳痿者，火衰者十居七八，火盛者仅有之耳。”阐明了阳痿的常见类型是肾虚。

中国男性患本病者不少，平时难以启齿，来诊时医生不主动提出诊断，患者有的只提旁症，大约一半的美国成年男性发生过阳痿，而长期的阳痿困扰了大约 100 万美国男性。

【病因病机】

本病的病因主要有劳伤久病、情志失调、饮食不节、外邪侵袭等；基本病机为脏腑受损，精血不足，或邪气瘀滞，宗筋失养而不用。

1. 情志失调

情志不遂，忧思郁怒，致肝失条达，疏泄不利，气机不畅，脉络不张，血液不充，宗筋弛纵，则病阳痿；或猝受惊恐，突遭不测，心肾不交，茎失所主，导致痿软不用；或忧思气结，伤及脾胃，水谷不化，精微不布，无以“散精于肝，淫气于筋”，致宗筋失养而阳痿。

2. 劳逸失度

劳心劳力，操劳太过，致劳伤心脾，伤精耗气，气血不足，宗筋失荣，故阳痿难举；或过度安逸，多食少劳，多坐少动，气血不运；或身体虚胖，痰湿壅盛，肢体柔弱，脏腑不强，阳事不旺。

3. 饮食不节

过食醇酒厚味，损伤脾胃，致脾胃虚弱，气血生化不足，不能输布精微以养宗筋，则宗筋不举而痿软；或脾胃运化失常，聚湿生热，湿热下注肝肾，经络阻滞，气血不荣宗筋，乃成阳痿。

4. 禀赋不足或劳欲过度

禀赋不足，或恣情纵欲，房事过度，或少年手淫，或早婚多育，或久病及肾，以致肾精亏损，命门火衰，宗筋失于温养则痿软不兴；或肾阴损伤太过，相火偏亢，火热内生，灼伤宗筋，也可导致阴茎痿软不用；久病劳伤，损及脾胃，气血化源不足，致宗筋失养而成阳痿。

此外，生活不洁，湿热内侵，蕴结肝经，下注宗筋，气机受阻，也可发为阳痿。

阳痿的基本病机是脏腑受损，精血不足，或邪气瘀滞，宗筋失养而不用。病位在宗筋，与肝、肾、心、脾关系密切。病理性质有虚实之分，且多虚实相兼。病理因素为气滞、湿热、寒湿、痰浊、血瘀。宗筋作强有赖于肝、肾、脾精血之濡养，宗筋失养则阳事不举。阳事之举，必赖心火之先动，如心火失养，难行君主之令，阴茎软而不举。肝郁不舒，湿热下注属实，多责之于肝。命门火衰，心脾两虚，惊恐伤肾属虚，多与心、脾、肾有关。若久病不愈，常可因实致虚，如湿热下注，湿阻阳气，可致脾肾阳虚之证；湿热灼伤阴精，或肝郁化火伤及肝肾，而成肝肾阴虚之证。脏腑因功能失调，亦可因虚致实，如脾虚痰湿内生，或久病入络夹瘀，可致脾虚夹湿夹痰、肾虚夹痰夹瘀之证。久病阳痿，所欲不遂，多兼肝郁不舒，病情更加错综复杂。

【辨病思路】

阳痿的病因过去都认为90%是由于精神或心理因素所致，随着研究的深入、诊断技术的不断创新，发现有30% ~ 50%的阳痿是器质性病变所致。有许多是精神性及器质性原因的混合性影响。现将可以引起阳痿的病因分别予以介绍。

（一）精神性原因

精神性阳痿的发病因素通常有：①由于性无知或父母及家庭的影响，导致对性的问题有神秘感和恐惧感；②家庭矛盾或夫妇间感情不和，致思想负担过重；③过度疲劳、情绪激动、心情忧郁、环境不适等。

在第一次发生阳痿时，往往都有特殊的发病因素干扰了正常的性活动，于是对自己的勃起能力产生怀疑。怀疑自己的生殖器官是否发育太小，既往有手术史、手淫史是否会影响性功能，因而每次性生活都高度紧张或焦虑，造成大脑皮层的强烈抑制而引起阳痿。

（二）器质性原因

1. 糖尿病

糖尿病病人阳痿的发生率可较正常人高 2 ~ 5 倍，据统计 35% ~ 59% 有临床表现的糖尿病病人都有不同程度的阳痿，其确切原因尚不清楚，一般认为与下述原因有关：

（1）神经系病变：患糖尿病后，自主神经纤维可见肿胀破裂、空泡化及轴索直径的改变。糖尿病患者阴茎海绵体内的去甲肾上腺素含量明显低于正常人，也间接地反映了交感神经受损。神经病理学研究也发现供应自主神经的血管有病变，因而可影响神经的营养供应。

（2）血管病变：糖尿病病人的血管腔常明显狭窄，加以血管壁的钙化及血管内膜的改变，都可影响阴茎的供血。

（3）内分泌异常：糖尿病与内分泌异常的因果关系尚不清楚，但糖尿病病人常有睾丸功能不全。

（4）精神因素：由于长期患病，病人要限制饮食，依赖药物，体力减退，都可引起焦虑而影响性功能。

值得注意的是有些病人阳痿可以是糖尿病的第一征象，即病人因阳痿而求诊，经检查才发现有糖尿病，故应引起注意。

2. 老年

老年虽不是一种病理情况，但阳痿患病率常随年龄而增加。除了性兴趣减少及性生活次数减少外，阳痿在老年人中发病较年轻人高得多，据统计在 40 岁时发病率约 1.5%，至 70 岁时达 25%。血浆睾酮水平随年龄而降低，血管阻塞性病变增多也可能是原因之一。另外，需要产生反射性勃起的刺激是阴茎的触觉，老年人触觉的敏锐性普遍降低，也会引起阳痿。

3. 神经系疾病

（1）多发性硬化：其特点为病程呈发作性，发作时可伴发阳痿，所以常很难正确诊断，并易在早期时诊断为精神性阳痿。晚期病人几乎都有性功能障碍，同时伴有延迟射精，不射精，或难以达到性欲高潮及性欲减退。

（2）慢性酒精中毒：10%慢性酒精中毒病人有多发性神经病变，可引起阳痿。

（3）腰椎间盘突出症：一般说，腰椎间盘突出症及椎板切除手术并不经常发生阳痿。但有人认为阳痿可发生于$L_{4\sim5}$的椎间盘突出症及骶神经根受损者。

4. 内科疾病

任何急性或慢性疾病都可影响性能力，但通过何种途径产生影响及影响的程度常不能预测。其机制可以直接作用于器官和组织，也可以通过意识的影响产生阳痿。一般心肺疾病不会引起阳痿，除非病情严重、体质极度衰弱或心肌梗死后有恐惧心理才影响性欲及性功能。有的病人并不是因为疾病本身所引起，而是由于药物的影响。

慢性肾功能衰竭病人常发生阳痿，多是由于尿毒症的影响，出现睾丸萎缩及睾酮水平下降，神经系统功能紊乱，血清锌水平降低，伴发疾病和药物作用，以及精神压力、情绪低落所致。经透析及肾移植治疗可有所好转，但不能恢复至患病前水平。

5. 骨盆骨折及脊椎骨折截瘫后

严重骨盆骨折可引起不可逆性性交能力丧失，约33%～80%发生阳痿，尿道膜部损伤且完全断裂者阳痿更多见，有时单纯趾骨分离也可引起阳痿。相反，极严重的骨盆骨折却对性交能力并无影响，其原因可能与有无圆茎海绵体的动脉栓塞及阴部神经和盆腔副交感神经的损伤有关。

脊髓损伤病人的性功能障碍随受伤后的时间、脊髓损伤的平面及其严重程度而不同。在脊髓圆椎近端的病人从脊髓休克恢复后产生上运动神经元病变，损伤位于脊髓圆椎及马尾者可引起下运动神经元病变。低髓段（$S_{1\sim4}$）及其反射在下运动神经元损伤中同时受损，T_{12}及L_1脊椎的损伤并不属于这两种典型病变，而是一种上、下运动神经元病变组合的混合病变。所以若病人为T_{10}或T_{12}病变，病变下脊髓段中的勃起中枢仍能起作用而产生反射性勃起，而精神性勃起则不能发生，若病变范围低于T_{12}不包括圆椎，仍可发生反射性勃起。若病变包括圆椎则反射性勃起不能发生，精神性勃起虽可发生，但只产生部分阴茎勃起，不能性交。损伤上限在T_{12}以下，下限在S_2以上则可发生混合性勃起（精神性勃起与反射性勃起的组合）。也就是说，精神性勃起大多发生于下运动神经元病变，反射性勃起则多发生于任何平面的完全性上运动神经元病变。

6. 手术后

前列腺手术后阳痿发生率为 5% ～ 40%，性能力的降低或丧失常与年龄增大及病人术前状况有关。腹主动脉瘤切除及移植物重建手术也可由神经性（切断或牵伸）、血管性（粥样斑块脱落进入阴部内动脉或阻塞血管）及精神性影响而造成阳痿。其他如交感神经切除术、膀胱癌根治性切除术、直肠癌腹会阴联合切除术等，都会在术后发生阳痿。

7. 生殖器疾病

（1）先天性畸形：先天性阴茎弯曲、双阴茎、小阴茎、阴茎阴囊移位、膀胱后翻、尿道上下裂等可因畸形、弯曲、海绵体功能障碍而不能勃起，也可因心理影响而造成精神性阳痿。

（2）阴茎损伤：阴茎创伤性离断或癌症的切除使阴茎缺失或部分缺失都会产生阳痿。故阴茎离断后应争取一期吻合，小阴茎癌可用局部放疗以尽量保持性功能。勃起阴茎的钝性损伤有时愈合后会造成严重成角或勃起障碍。

（3）继发性阴茎畸形：纤维性海绵体炎的病变轻重程度不一，

小的纤维斑块可不影响性功能，较重的可引起疼痛和不同程度的阴茎弯曲或畸形而影响勃起。阴茎异常勃起不论用何种方法治疗，发生阳痿的比例仍占 50%。其原因在于长期勃起后海绵体内疤痕形成，也可继发于各种分流手术。

8. 血管性原因

（1）动脉供血不足：主要由于动脉粥样硬化所引起，大多发生于主髂动脉和阴部内动脉，也可发生于阴茎背动脉或阴茎深动脉。其病变包括内膜增生、中层纤维化、钙化、管腔狭窄，因而引起血管栓塞性病变，常与年龄及糖尿病有关，动脉发育不全也可引起。根据动脉损害的程度可分为：①严重：双侧动脉主干或双侧远端病变；②中度：单侧主干及单侧远端病变，或单纯双侧远端病变；③轻度：单侧病变。

（2）静脉引流障碍：常由于海绵体被静脉过度引流，如先天性或医源性阴茎海绵体与龟头之间的瘘管，白膜的静脉畸形。临床表现为不能维持正常已完成的勃起。

（3）动静脉瘘：多见于阴部内血管的动静脉瘘，使海绵窦不能充盈。

9. 内分泌疾病

内分泌疾病可引起阳痿的情况很多，常见的有：

（1）下丘脑垂体异常：约占阳痿病例的 7% ~ 19%。常见的异常为肿瘤，其他因素有周围病灶浸润或垂体血运障碍等。发生阳痿的原因为促性腺激素释放激素（GnRH）减少，导致 LH 或 FSH 降低，也可因多巴胺减少而催乳激素增加（多巴胺是抑制催乳激素的物质）。

（2）原发性性腺功能不全：约占阳痿病例的 7%。常见的有先天性和获得性两种。前者如 Klinefelter 综合征及其他染色体缺陷病，先天性双侧无睾症；后者如流行性腮腺炎并发睾丸炎、血管病、放疗和化疗后等。以上都可由血中游离睾酮降低，LH 及 FSH 增加而引起阳痿。

（3）皮质醇增多症：70% 的本病患者可发生阳痿。病因多为双侧肾上腺皮质增生、腺瘤、腺癌或医源性引起皮质醇增多，因而抑制促性腺激素及睾丸间质细胞分泌睾酮造成阳痿。

（4）女性化肿瘤：可发生于肾上腺或睾丸间质细胞，使雌激素增多而引起阳痿。

（5）甲状腺机能减退：患者的睾酮及睾酮结合球蛋白降低，催乳激素增高。阳痿的发生与全身蛋白合成障碍导致睾丸曲细精管退行性病变及间质细胞减少有关。

（6）甲状腺功能亢进：71% 甲亢病人有性欲减退，56% 有阳痿。但阳痿与甲亢的程度不一致。甲亢伴阳痿的病人，T_3、T_4、LH、总睾酮、睾酮结合球蛋白及 17β－雌二醇增高，而 FSH 及游离睾酮正常。甲亢病人注射绒毛膜促性腺激素后，雄激素芳香化反应加快，雄烯二酮和睾酮分别转化为雌酮和雌二醇，故雌激素含量增高可能是导致阳痿的主要原因。

（7）肾上腺机能不足：本病引起阳痿的原因不太清楚，可能与消瘦、营养不良致垂体分泌 LH 及睾丸间质细胞分泌睾酮减少有关。

（8）高催乳激素血症：催乳激素增高的原因很多，如阻滞多巴胺受体或减少多巴胺储备的药物、雌激素过多、甲状腺机能减退、慢性肾功能衰竭及血液透析、垂体肿瘤等都可发生。诊断可根据血浆 PRL 值来决定。80% ~ 90%PRL 增高的病人有性欲减退及阳痿。大多数患者同时有睾酮下降，LH 降低。可能是由于 PRL 增高对下丘脑的抑制作用，因而减少 GnRH 的分泌，使脑垂体分泌 LH 减少。但有时睾酮也可正常，故性功能障碍可能由于 PRL 直接作用于中枢神经系，抑制 5α－还原酶，使惰性睾酮变为活性强的双氢睾酮之故。

10. 药物影响

临床上许多常用的药物往往可以对性功能产生很强的抑制作用，因此在检查性功能障碍病人时，应重点了解有关服药史。但有些病人究竟是疾病的影响，还是药物的影响常很难确定，而且药物的作用个体差异较大，不要发现用过这类药品就把性功能障碍的病因全部归之于该药，而应全面分析后才能证实确是药物的副反应。药物对性功能的影响，一般通过下列机制起作用：

（1）植物神经系作用：许多对植物神经系有明显影响的药物可产生阳痿及射精障碍。如作用于交感神经系的抗高血压药，如甲基多巴、利血平、胍乙啶等都是肾上腺素能神经元阻滞剂，都会干扰射精并引起阳痿。酚苄明、酚妥拉明可产生 α－肾上腺素能抑制射精。心得安是 β－肾上腺素能阻滞剂，虽然有些学者认为不会发生性问题，但也有引起阳痿的报道。有阿托品样作用的药物可抑制乙醚胆碱，故也能抑制副交感神经。本类药品有导眠能、三环类抗抑郁剂、吩噻嗪及一些抗帕金森氏病药。

（2）中枢抑制或镇静作用：抑制和镇静都可影响性功能障碍，如利血平及甲基多巴有镇静抑制作用，可乐定也产生中枢抑制，但起主要作用的还是其 α－肾上腺素能拮抗作用。肼苯哒嗪可通过未知中枢作用而引起性功能障碍。鸦片制剂除了抗雄激素作用外，也有中枢抑制作用。安定药及镇静剂可抑制较高级中枢引起性功能障碍。

（3）作用于内分泌功能：PRL 增高是许多药物导致男性性功能障碍的原因，鸦片类、甲基多巴、利血平、吩噻嗪、二甲麦角新碱、甲氰咪呱、胃复安、三环类抗抑郁药及激素制剂（雌激素、黄体酮）均有此作用。许多药物的抗多巴胺性能可造成 PRL 升高，吩噻嗪及胃复安均能阻滞多巴胺受体，利血平及甲基多巴可通过多巴胺储备的降低而使血 PRL 升高 。雌激素及黄体酮直接作用于垂体水平。

11. 其他

回肠或结肠造瘘术后、溃疡性结肠炎或克隆氏病在严重而病情不能控制的情况下，常进行全结肠切除和回肠造瘘手术。虽然手术后因长期慢性疼痛及体格消耗得到解决，情绪上会有所好转，但是由于人工肛门的日常清洁及处理比较麻烦，而且参加社交活动或进行性生活均有诸多不便，因此会给患者心理上带来一定影响，约 1/3 的病人可发生性功能障碍。尤其是直肠癌患者行腹会阴联合切除及结肠造瘘术后，由于手术创伤的范围较大，对阴茎的血液供应、神经支配均有损伤的可能。同时，病人对手术切除是否已彻底、手术后癌症会不会复发、自己的生命期限，以及术后放化疗、人工肛门等影响的多虑，极易发生阳痿，甚至可达 50% ~ 100% 的发生率。

【鉴别诊断】

（一）诊断

成年男子性交时，阴茎痿而不举，或举而不坚，或坚而不久，无法进行正常性生活。常有性欲下降，神疲乏力，腰酸膝软，畏寒肢冷，夜寐不安，精神苦闷，胆怯多疑，或小便不畅，滴沥不尽等症。常有操劳过度、房事不节、手淫频繁，或有肥胖、消渴、惊悸、郁证等病史。此外，阳痿的诊断须除外阴茎发育不全引起的性交不能。如因过度劳累、情绪反常等因素造成的一过性阴茎勃起障碍，不属于阳痿范围。

阳痿在西医学上有精神性与器质性之别，通过检查尿常规、前列腺液、血脂、血糖、睾丸、促性腺激素、夜间阴茎勃起试验等可以鉴别，多普勒超声、阴茎动脉测压等可确定是否有阴茎血流障碍。

（二）鉴别

早泄：阳痿是指欲性交时阴茎不能勃起，或举而不坚，或坚而不久，不能进行正常性生活的病证；早泄是同房时，阴茎能勃起，但因过早射精，射精后阴茎痿软的病证。二者在临床表现上有明显差别，但在病因病机上有相同之处，若早泄日久不愈，可进一步导致阳痿，故阳痿病情重于早泄。

【辨证论治】

1. 肝气郁结

症状：临房不举，睡中自举，或起而不坚，情志抑郁，胸胁胀痛，嗳气，脘闷不适，食少便溏，舌质淡，苔薄白，脉弦或弦细。

治法：疏肝解郁，行气起痿。

方药：柴胡疏肝散。本方由柴胡、香附、枳壳、川芎、芍药、陈皮、炙甘草组成。若口干口苦，急躁易怒，目赤尿黄，加丹皮、山栀、龙胆草；如有血瘀者，加丹参、当归、鸡血藤，重者加蜈蚣；腰酸肢软者，加沙苑子、枸杞子、仙灵脾；伴纳呆便溏者，可加炒白术、山药、薏苡仁、木香；如失眠、心理压力较大者，可加酸枣仁、五味子、合欢皮、石菖蒲、郁金。

2. 湿热下注

症状：阳痿不举，阴茎弛长，睾丸坠胀作痛，阴囊瘙痒或潮湿多汗，泛恶口苦，胁胀腹闷，肢体困倦，尿黄赤涩灼痛，大便不爽，口黏口苦，舌质红，苔腻黄，脉滑数。

治法：清利湿热。

方药：龙胆泻肝汤。本方由龙胆草、生地黄、木通、泽泻、车前子、当归、柴胡、栀子、黄芩、生甘草组成。如阴部湿痒者，可加地肤子、黄柏、苦参、蛇床子；小腹胀痛者，加延胡索、川楝子；精液带血者，加大蓟、小蓟、茜草、仙鹤草；如热势不甚，湿浊困遏，阳气不振者，可加厚朴、苍术、陈皮、砂仁。

3. 命门火衰

症状：阳痿不举，性欲减退，或举而不坚，精薄清冷，神疲倦怠，畏寒肢冷，面色皖白，头晕耳鸣，腰膝酸软，夜尿清长，五更泄泻，阴器冷缩，舌淡胖，苔薄白，脉沉迟或细。

治法：温肾填精，壮阳起痿。

方药：赞育丹。本方由熟地黄、当归、杜仲、巴戟天、肉苁蓉、仙灵脾、蛇床子、肉桂、白术、枸杞子、仙茅、山萸肉、韭菜子、附子、人参、鹿茸组成。如火衰不甚，精血薄弱，可予左归丸或金匮肾气丸加减；如滑精频繁，精薄精冷，可加覆盆子、金樱子、益智仁补肾固精。

4. 心脾亏虚

症状：阳痿不举，遇劳加重，心悸，失眠多梦，神疲乏力，面色萎黄，食少纳呆，腹胀便溏，舌淡边有齿痕，苔薄白，脉细弱。

治法：健脾养心，益气起痿。

方药：归脾汤。本方由人参、白术、黄芪、炙甘草、远志、酸枣仁、茯神、龙眼肉、当归、木香、大枣、生姜组成。如肝气郁结者，可合柴胡疏肝散；脾肾阳虚者，加仙灵脾、补骨脂、九香虫、阳起石；形体肥胖者，加泽泻、荷叶、薏苡仁、苍术、陈皮。

5. 惊恐伤肾

症状：临房不举，时有自举，兼见胆怯多疑，言迟声低，心悸惊惕，夜寐多梦，舌质淡，苔白，脉弦细。

治法：益肾宁神壮胆。

方药：启阳娱心丹。本方由人参、远志、茯神、石菖蒲、甘草、橘红、砂仁、柴胡、菟丝子、白术、酸枣仁、当归、白芍、山药、神曲组成。如惊惕不安甚者，加龙齿、磁石；失眠多梦者，加五味子、琥珀、合欢皮；心肾不交者，加黄连、肉桂；腰膝酸软，加杜仲、肉苁蓉、海马、锁阳；脉络瘀阻者，加蜈蚣、露蜂房、丹参、川芎。

典型病例：

患者王某，男，57岁。

主诉：阴茎举而不坚，不能性交2年，伴腰酸沉，全身畏冷，舌体胖大，苔薄白。曾服六味地黄丸、五子衍宗丸、知柏地黄丸、鸡血藤膏、男宝等治疗无效。有性生活过频史。检查前列腺（—）；阴茎血压比值0.79（正常值>0.65）；放免检查中促卵泡成熟激素2.7IU/L（正常值2 ~ 5.0），促黄体生成素6.6IU/L（正常值2.5 ~ 9.8），睾酮65nmol/L（正常值25±6）。

辨治：房劳伤肾，阴损及阳，命门火衰。

治则：温补肾阳命门之火。

中医诊断：阳痿（命门火衰）。

西医诊断：勃起功能障碍。

方药：赞育丹加减。韭菜子10g，肉苁蓉6g，巴戟天10g，蛇床子10g，仙灵脾15g，杜仲15g，金英子10g，益智仁10g，芡实10g，茴香5g，五加皮10g，菟丝子10g，枸杞子10g，石菖蒲10g，红参 10g，阳起石 10g，补骨脂 10g，炙甘草 10g。日 1 剂，水煎服。30 日为 1 个疗程。

服药 10 剂后即告：阴茎能自动勃起，可勉强性交，五六天一次。又于前方加肉苁蓉 15g，白蒺藜 20g，服药一段时间后，阴茎坚挺，性生活 5 天一次，持续 10 分钟。化验精液常规（6 天未射精）精子数 0.84 亿 /mL，活动率 45%。随访 4 个月，性生活正常。

遗精

遗精是指以不因性活动而精液自行频繁泄出为主要特点的病证，常伴有头昏、精神萎靡、腰腿酸软、失眠等。其中，因梦而遗精的称为梦遗；无梦而遗精，甚至清醒时无性刺激情况之下精液流出的称为滑精。遗精多由劳心太过、欲念不遂、饮食不节、恣情纵欲等所致。基本病机为肾气不固，或热扰精室而致肾失封藏，精关不固。或因劳心太过，烦劳伤神，心阴耗损，心阳独亢，肾水亏虚，心肾不交，虚火妄动，扰动精室而遗精，如《折肱漫录·遗精》云："梦遗之证……大半起于心肾不交。"或思虑太甚，损伤心脾，导致脾气下陷，心神失养，气不摄精，产生遗精。西医学中的神经衰弱、神经症、前列腺炎、精囊炎等疾病如以遗精为主症者，属于本病范畴，可参照本病辨证论治。

遗精临床辨证应分虚实，常用治法是“上则清心安神，中则调其脾胃，升举阳气，下则益肾固精”。始病时以君相火旺、心肾不交为多，病机虚实参见，以清心泻相火和清下焦湿热为主；遗精日久，精滑不固者，须治以补肾固涩；劳伤心脾者，则以补益心脾、益气固摄为法。总之，谨守病机，不可一见遗精即予补涩。遗精日久可引起神经衰弱、性神经症、抑郁症、强迫症，甚至精神分裂症，属因遗致病，而前列腺炎、精囊炎、阴茎头包皮炎等致遗精者，属于因病致遗，应区别对待。

【病因病机】

1. 欲念不遂

少年气盛，情动于中，意淫于外，或心有恋慕，所欲不遂，或壮夫久旷，思慕色欲，阴精暗耗，皆令心动神摇，君相火旺，扰动精室而遗精。《金匮翼·梦遗滑精》云：“动于心者，神摇于上，则精遗于下也。”

2. 恣情纵欲

房事不节，或少年无知，频犯手淫，或醉而入房，纵欲无度，日久肾精虚亏，水不制火，相火扰动精室，肾不固精乃成遗精。如《证治要诀·遗精》言：“有色欲过度，而滑泄不禁者。”

3. 饮食不节

嗜食醇酒厚味，损伤脾胃，湿浊内生，蕴而生热，湿热循经下注，或郁于肝胆，迫精下泄，均可致遗精。《张氏医通·遗精》谓：“脾胃湿热之人，及饮酒厚味太过，与酒客辈，痰火为殃，多致不梦而遗泄。”

遗精的基本病机总属肾气不固，或热扰精室，而致肾失封藏，精关不固。病位在肾，与心、肝、脾三脏密切相关。肾为封藏之本，受五脏六腑之精而藏之。正常情况下，肾精不会外泄，如肾脏自病，或其他因素影响肾之封藏功能，则精关不固，精液外泄，发生遗精。精之藏制虽在肾，但精之主宰则在心，心为君主之官，主神明，性欲之萌动，精液之蓄泄，无不听命于心，神安才可精固。若劳心太过，心有欲念，以致君火摇于上，心失主宰，则精自遗。肝肾内寄相火，相火因肾精的涵育而守位秉命，其系上属于心。若君火妄动，相火随而应之，势必影响肾之封藏。故君相火旺，或心、肝、肾阴虚火旺，皆可扰动精室而成遗泄。脾主运化，为气血生化之源，水谷入胃，脾气散精，下归于肾，则为肾中所藏精髓。若久嗜醇酒厚味，脾胃湿热内生，下扰精室，则迫精外泄；抑或劳倦思虑，脾气下陷，气不摄精而成遗精。

病理性质有虚实之别，且多虚实夹杂；病理因素不外乎湿与火。因君相火旺、湿热下注，扰动精室而遗者多属实；肾脏亏损，封藏失职而泄者多属虚。初起多因于火旺、湿热，以实证为主；久病则相火、湿热伤阴，而致肾阴亏虚，甚或阴损及阳而成阴阳两虚、肾阳衰惫等虚证。此外，在病理演变过程中，常出现阴虚火旺、阴虚湿热，或在肾虚的同时兼夹痰湿或痰瘀，皆为虚实夹杂证。

遗精初起大多轻浅，若调理得当，多可痊愈。若讳疾忌医，久病不治，或调治不当，日久肾精耗伤，阴阳俱虚，或命门火衰，下元衰惫，则会转变成早泄、阳痿、不育或虚劳等病。

【辨病思路】

遗精主要是由皮层中枢、脊髓中枢的功能紊乱，以及生殖系统某些疾病所致。以上刺激使大脑皮层持续存在性兴奋，或大脑皮质下中枢活动加强，从而诱发遗精。

1. 精神因素

由于性的要求过分强烈不能克制，特别是在睡眠前思淫引起性兴奋，长时间使性活动中枢神经受到刺激而造成遗精（如经常观看含色情内容的书画、影视作品等导致冲动发生遗精）。

2. 中枢调节失衡

大脑皮层功能不全，失去对低级性中枢的控制，而勃起中枢和射精中枢的兴奋性增强，也会发生遗精。

3. 局部病变及炎症刺激

如包茎、包皮过长，尿道炎，前列腺炎等，这些病变可以刺激性器官而发生遗精。

4. 物理因素

仰卧入睡，被褥温暖沉重，刺激、压迫外生殖器，或穿紧身衣裤，束缚时挤压勃起的阴茎，而诱发遗精。

【诊断要点】

男子梦中遗精，每周超过2次以上；或清醒时，不因性生活而排泄精液。常伴有头昏、精神萎靡、腰腿酸软、失眠等症。本病常有恣情纵欲、情志内伤、久嗜醇酒厚味等病史。

【鉴别诊断】

早泄：早泄是性交时精液过早泄出，而影响性生活。诚如《沈氏尊生书》所描述："未交即泄，或乍交即泄。"明确指出了早泄的特征，以此可资与遗精鉴别。

精浊：精浊常在大便时或排尿终了时发生，尿道口有米泔样或糊状分泌物溢出，并伴有茎中作痒作痛，痛甚如刀刻、火灼。

【辨证论治】

1. 君相火旺

症状：遗精梦泄，性欲亢进，易举易泄，心烦寐差，潮热颧红，腰酸耳鸣，口干多饮，溲黄便结，舌红，苔少或薄黄，脉细数。

治法：清心泄肝。

方药：黄连清心饮合三才封髓丹。黄连清心饮由黄连、生地黄、当归、甘草、酸枣仁、茯神、远志、人参、莲子肉组成；三才封髓丹由天冬、熟地黄、人参、黄柏、砂仁、甘草组成。如肝火偏旺者，加龙胆草；小溲短赤灼热者，加淡竹叶、灯芯草；若遗精频作，潮热颧红，可用大补阴丸。

2. 湿热下注

症状：遗精频作，小溲黄赤，热涩不畅，口苦而黏，舌质红，苔黄腻，脉濡数或滑数。

治法：清热利湿。

方药：程氏萆薢分清饮。本方由萆薢、车前子、茯苓、莲子心、石菖蒲、黄柏、丹参、白术组成。如口苦而黏者，加茵陈、佩兰、草果；小溲短赤灼热者，加淡竹叶、灯芯草。

3. 劳伤心脾

症状：遗精时作，劳则加重，失眠健忘，伴心悸气短，四肢倦怠，纳少腹胀，面色萎黄，大便溏薄，舌质淡胖，边有齿印，舌苔薄白，脉细弱。

治法：调补心脾，益气摄精。

方药：妙香散。本方由山药、茯苓、茯神、远志、黄芪、人参、桔梗、甘草、木香、辰砂、麝香组成。如遗精频繁者，加鸡内金、莲子、山药、芡实；中气下陷者，可加升麻、柴胡、糯稻根须。

4. 肾气不固

症状：遗精频作，多为无梦而遗，甚而滑精不禁，伴见头昏，腰膝酸软，形寒肢冷，面色白，阳痿早泄，精液清冷，夜尿清长，舌质淡胖而嫩，苔白滑，脉沉细。

治法：补肾益精，固涩止遗。

方药：金锁固精丸。本方由沙苑子、芡实、莲须、煅龙骨、煅牡蛎、莲肉组成。如滑泄久遗，阳痿早泄，阴部有冷感，以肾阳虚为主者，可加枸杞子、菟丝子、杜仲、鹿角胶、肉桂、锁阳、附子，或合右归丸；若头晕耳鸣，五心烦热，形瘦盗汗，以肾阴虚为主者，加熟地黄、黄柏、金樱子、龟甲、阿胶，或合左归丸。

典型病例：

患者刘某，男，31岁。

初诊：2018年7月。

患者自述遗精半年余，伴有失眠及心烦症状。平素每晚只能睡2～3个小时，伴有头痛、头晕症状，精神欠佳，晚上难以入睡，入睡则盗汗、多梦、遗精（每周3～4次）。尿液黄，大便略干，诊其舌质红少苔，脉细数。

中医诊断：遗精（阴虚火旺）。

西医诊断：遗精。

治法：滋阴降火，安神补肾涩精。

方药：自拟验方。生地黄15g，黄连10g，巴戟天15g，黄柏10g，菟丝子15g，龙骨20g，芡实10g，酸枣仁15g，鳖甲20g，远志10g，夜交藤15g。7剂，日1剂，水煎早晚温服。

二诊：服前方7剂后心烦症状大减，多梦、头痛减轻，头晕及盗汗症状明显减轻，仍有遗精症状，次数较前减少。口干渴，尿微黄，大便正常，睡眠略有好转，舌淡红，少苔，脉细无力。前方加麦冬15g，合欢花6g，知母15g，酸枣仁改为20g。7剂，日1剂，水煎早晚温服。

三诊：患者睡眠好转，可睡眠4个小时，多梦好转，盗汗基本痊愈。略有乏力、头晕不适，余症均改善。尿色微黄，大便正常，舌淡红，薄白苔，脉弱。调整用药如下：生地黄15g，巴戟天15g，黄柏10g，酸枣仁20g，菟丝子15g，龙骨20g，芡实10g，知母15g，鳖甲20g，远志10g，夜交藤15g，枸杞子15g，山药15g，山芋肉15g，丹皮10g，白芍15g，7剂，日1剂，水煎早晚温服。

四诊：患者无遗精症状，睡眠逐渐好转，乏力头晕减轻，以前方加减又服3剂，患者病痊愈。

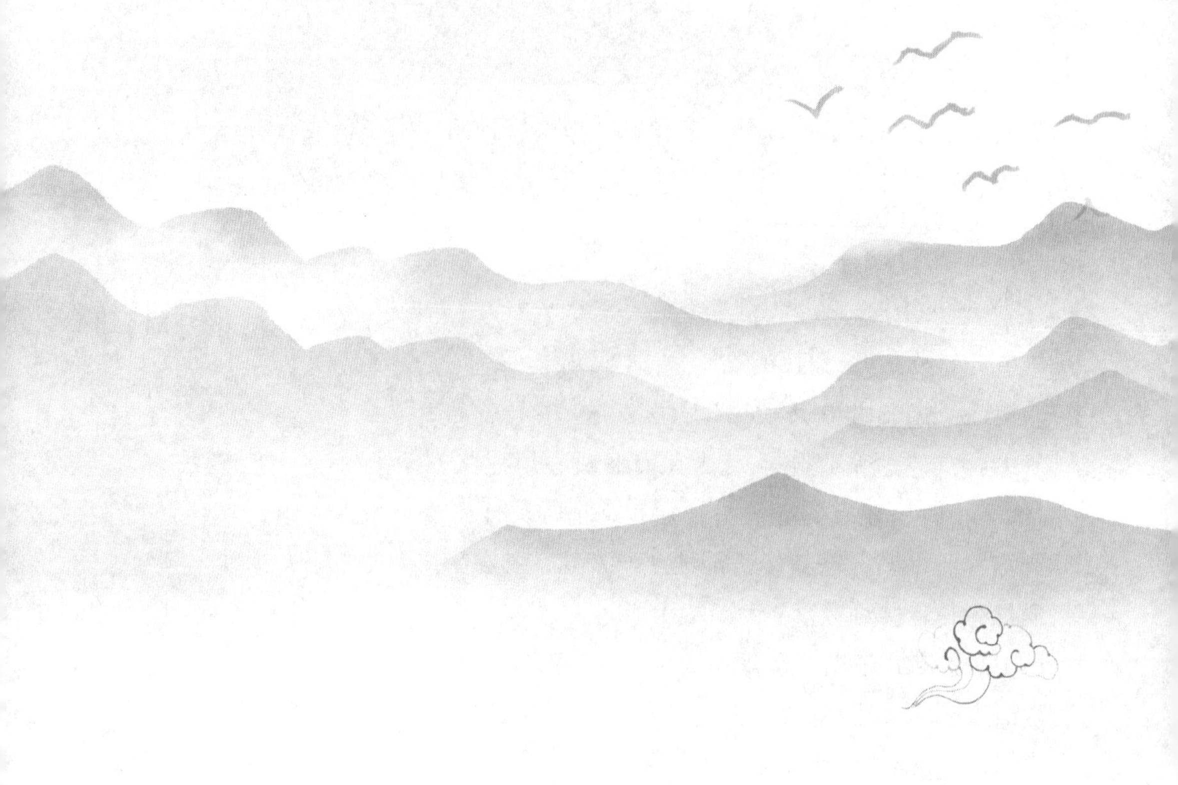

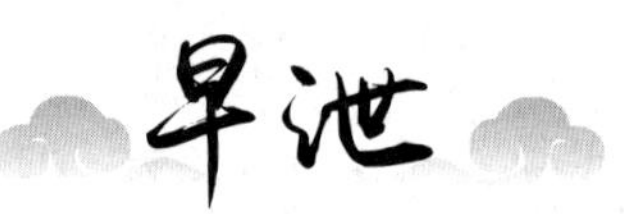

早泄

早泄常因前列腺炎、尿道炎或病变、大脑皮层本身受到过度刺激等使射精中枢超负荷和过度敏感，即使在非性兴奋时也可发生射精或在性生活时出现早泄。

早泄是指性交时射精过早，甚至未交即泄或乍交即泄，以致不能进行正常性交的一种病症。早泄是男子性功能障碍的一种常见症状，多与遗精、阳痿相伴出现。有学者认为早泄系指性交时阴茎进入阴道后不久（不足 2 分钟）即出现射精而言。

【病因病机】

早泄多由情志内伤、湿热侵袭、纵欲过度、久病体虚所致。精关封藏失职为基本病机，责之于心、肝、肾。临床以虚多实少，或本虚标实证候表现为主者多见。

【辨病思路】

1. 早泄概述

早泄是最常见的男子性功能障碍，可能约有 1/3 已婚男性在不同程度上曾经或一直为此而烦恼。大部分夫妻双方在取得性生活经验后，均能找到共同达到性高潮或比较和谐的性生活方式。以往曾试图给早泄定一个标准，例如以能否使女方达到性满足为标准。这显然是不确切的。因为女性个体之间有很大差异。亦有强调阴茎停留在阴道内时间在 90 秒以下或来回抽动 15 次以下为标准，这也不能反映个体间性要求的差异。

2. 早泄病因

早泄的病因多为功能性的。患者从性兴奋到高潮进展迅速，对射精反射异常敏感。以往的性交经历、心理因素和习惯有一定的影响。此外由于性生活不满意而产生焦虑，也可导致情况恶化形成条件反射性快速射精反应。前列腺炎症及泌尿生殖系统炎症是否是早泄的病因，目前尚有争论。

3. 早泄治疗

早泄的原因可能为精神性的，进行心理分析，发现并解决期望过切、性紧张等问题，解除其思想顾虑。

①减少性敏感性：应用阴茎套、龟头涂布表面麻醉剂、饮酒、服镇静药等以降低对性刺激的敏感性，可推迟高度兴奋的发生。

②牵拉阴囊：性交时牵拉阴囊和睾丸可降低性兴奋性以延缓射精。

③间歇法（Seman's 法）：此法是行为疗法的一种，目的是通过训练提高射精所需要的刺激阈值。方法为由女方刺激阴茎至快要射精的程度，然后停止刺激待兴奋高潮减退，再刺激阴茎，如此反复进行，直至男方能耐受大量刺激而又不射精为止。

④挤捏法（Squeeze technique）：也是一种循序训练的行为疗法。方法为由女方刺激阴茎达射精不可避免的感觉时，立即停止刺激，把拇指放在阴茎系带的部位，食指与中指放在阴茎背侧，使其正好位于冠状沟上、下方，稳捏压迫 4 秒钟然后突然放松。挤捏所用压力的轻重与勃起的程度成正比，勃起坚硬者用力挤捏，阴茎松软者用中等力量挤捏，反复训练可延缓射精的紧迫感。坚持使用能很好地改善射精抑制，重建射精时间。一般需用挤捏术 3 ～ 6 个月后才能使疗效持久。

【鉴别诊断】

1. 阳痿

阳痿是欲性交时阴茎不能勃起，或举而不坚，或坚而不久，不能进行正常性生活。早泄是同房时，阴茎能勃起，但因过早射精，随后阴茎痿软。早泄日久可进一步导致阳痿。

2. 遗精

遗精是不因为性生活而精液自行频繁泄出。常有头昏，精神萎靡，腰腿酸软，失眠等。分别有因梦而遗精叫“梦遗”。无梦甚至清醒时无刺激而精液流出称为“滑精”。

3. 精浊

精浊是常在大小便终了从尿道口有米泔样或糊状分泌物排出，并伴有阴茎痒痛、火灼。

【辨证论治】

1. 肝经湿热

症状：早泄，阴茎易举，伴口苦咽干，胸闷胁痛，阴囊湿痒，小便黄浊，舌红，苔黄腻，脉弦滑而数。

治法：清泄肝经湿热。

方药：龙胆泻肝汤。本方由龙胆草、泽泻、木通、车前子、当归、柴胡、生地黄、黄芩、栀子、生甘草组成。如湿热壅盛者，可加苦参、白花蛇舌草、黄柏；阴囊潮湿、瘙痒者，加土茯苓、地肤子、蛇床子。

2. 心脾两虚

症状：早泄，心悸怔忡，健忘多梦，食少，腹胀便溏，神疲乏力，舌淡，脉细弱。

治法：补益心脾。

方药：归脾汤。本方由人参、黄芪、白术、茯神、酸枣仁、龙眼肉、木香、炙甘草、当归、远志、生姜、大枣组成。如伴有肾虚者，加山萸肉、杜仲、菟丝子、金樱子、芡实；心阴不足者，合用生脉散。

3. 相火妄动

症状：早泄，阳事易举，腰膝酸软，五心烦热，潮热盗汗，舌红少苔，脉细数。

治法：滋阴降火。

方药：知柏地黄丸。本方由知母、黄柏、熟地黄、山茱萸、山药、茯苓、丹皮、泽泻组成。如遗精明显者，加金樱子、沙苑子、女贞子、旱莲草、龟甲；五心烦热明显者，加鳖甲、地骨皮；肾虚腰酸者，加川断、狗脊、杜仲。

4. 肾气不固证

症状：早泄遗精，性欲减退，腰膝酸软，小便清长，夜尿多，面色㿠白，舌淡苔白，脉沉弱。

治法：益肾固精。

方药：金匮肾气丸。本方由桂枝、附子、干地黄、山茱萸、山药、茯苓、牡丹皮、泽泻组成。肾虚早泄常可加龙骨、牡蛎、杜仲、肉苁蓉、菟丝子、金樱子、芡实。如早泄而精子清冷，改用赞育丹；夜尿频多者，加益智仁、乌药。

典型病例：

患者刘某，男，33岁。

初诊时间：2022年1月3日。

主诉：1年前发生早泄，有时不梦自遗，腰膝酸软，神疲乏力。

现病史：自妻子生二胎后，因工作压力大，致小便频数，腰膝酸软，甚至早泄，偶有遗精。

中医查体：面色㿠白。脉象弦缓，尺脉浮大，舌苔薄白，舌质淡红。化验精子成活率仅30%，活动力减弱。

中医诊断：早泄（肾气不固）。

西医诊断：早泄。

方药：金匮肾气丸加减。茴香10g，五加皮10g，香附10g，山药15g，菟丝子15g，蛇床子10g，阳起石10g，山萸肉10g，锁阳15g，鹿角胶10g，芡实米10g，知母15g，龟板胶5g，熟地黄20g，沙参10g，煅龙骨10g，煅牡蛎20g。水煎服。

嘱其忌房事，养精神，并加气功疗法（纳气锁精法：即吸气时凹腹缩肛，如忍大便之状；呼气时自然松腹，仍需纳肛，有欲便不排之忍耐状。日3次，每次10分钟，7日后时间延至15分钟）。服上方30剂及练气功后，精神好转。又30剂后早泄已除。查精子成活率上升为75%。

郁病

郁病是指情志不畅、气机郁滞所引起的以心情抑郁、情绪不宁、胸部满闷、胸胁胀痛，或易怒欲哭，或咽中如有异物梗塞等症为主要临床表现的一类病证。郁病有广义、狭义之分。广义的郁病，是指因病而郁，即泛指由外感六淫、内伤七情引起的脏腑功能不和，从而导致气、血、痰、火、湿、食等病理产物的滞塞和郁结造成脏腑生理功能紊乱，气血津液运行失调所出现的一类病证。狭义的郁病，是指因郁而病，主要指情志不舒，气郁不畅，忧思不解，气滞于内，气结不行，气机失调而致气机郁滞，脏腑功能失调引起的心情抑郁，以情绪不宁，胁肋胀痛等为主要症状。

郁病主要表现为心情抑郁、情绪不宁、胸部满闷、胸胁胀痛，易怒欲哭等。郁病有广义、狭义之分，本节主要论述狭义之郁。本病主要见于西医学的神经症、更年期综合征、反应性精神病等。

【病因病机】

郁病多因郁怒、忧思、恐惧等七情内伤，使气机不畅，出现湿、痰、热、食、瘀等病理产物，进而损伤心、脾、肾，致使脏腑功能失调，加之机体脏气易郁，最终发为本病。

1. 情志内伤

愤恨恼怒，郁怒不畅，使肝失条达，气机不畅，以致肝气郁结而成气郁。气郁可致血郁、火郁、痰郁。气为血帅，气行则血行，气滞则血行不畅，故气郁日久可成血郁；气郁日久也易化火，而成火郁；气郁亦使津行不畅，停于脏腑经络，聚而成痰，与气相结，而成痰郁。

2. 脏气易郁

郁病的发生，除了与情志内伤有关外，亦与机体自身的情况有着极为密切的关系。《杂病源流犀烛·诸郁源流》曰：“诸郁，脏气病也。其源于思虑过深，更兼脏气弱，故六郁之病生焉。六郁者，气、血、湿、热、食、痰也。”即明确提出了“脏气弱”为郁病的内因。

郁病的发生与情志内伤密切相关，基本病机为气机郁滞，脏腑功能失调。基本病理因素为气、血、火、痰、食、湿。愤恨恼怒，致使肝失条达，气机不畅，而成肝气郁结；忧思疑虑则伤脾，致使脾失健运，聚湿生痰，而成痰气郁结；情志过极伤于心，致心失所养，神失所藏，心神失常；心之气血不足，加之脾失健运，气血生化不足，而致心脾两虚；郁火伤阴，肾阴亏耗，心神失养，又易出现心肾阴虚之证。总之，郁证的发生，因七情内伤，导致肝失疏泄、脾失健运、心神失养，继而出现心脾两虚、心肾阴虚之证，脏腑功能失调而发本病。

郁病初起多以气滞为主，进而引起化火、血瘀、痰结、食滞、湿停等病机变化，此时多为实证；日久伤及心、脾、肾等脏腑，致使脏腑功能失调，出现心脾两虚、心神失养、心肾阴虚诸证，此时则由实证转化为虚证。实证中的气郁化火一证，由于火热伤阴，阴不涵阳，而易转化为心肾阴虚。郁病中的虚证，可以由实证病久转化而来，也可由忧思郁怒、情志过极等精神因素直接耗伤脏腑的气血阴精，而在发病初期即出现。

【辨病思路】

1. 神经衰弱

神经衰弱是一种常见病，其发病机理是长期精神活动过度紧张，致使大脑的兴奋和抑制功能失调，神经活动因而受到影响。目前西医对此病缺乏有效的治疗方法，抗焦虑药可改善病人的紧张情绪，促进睡眠，但副作用较大，容易产生抗药性和依赖性，使病人的智力受影响，记忆力损伤，运动的协调性降低等，这样会形成新的精神压力，进入恶性循环，严重者会发生医源性抑郁，导致严重后果。

在中医治疗方面如用酸枣仁丸，可使其通过健脾养心，加强脾胃运化功能，促进水谷精微转输，化源充足，心血得以充养，辅以安神之品，使神有所舍，从而改善病人睡眠，达到神安情稳，精力充沛，提高病人的工作能力，所愿能遂，最终达到根治的目的。益气养血的同时佐以活血之品，使气血流畅，改善大脑的血液循环，可以解除长期精神紧张所致的脑微血管痉挛性缺氧状态，使脑部供血充沛，促使受伤的神经细胞修复和神经介质的平衡协调，增强其活动能力，从而使大脑的精神活动得到根本上的恢复。

2. 抑郁症

近年来，研究发现脑－肠－微生物轴通过神经、内分泌和免疫等途径对抑郁症的发病及进展有着深远影响。肠道菌群影响下的神经－

内分泌－免疫调节机制的失调在抑郁症的发生发展中起着关键作用。

脑－肠轴通过双向调节将肠神经系统、中枢神经系统及神经内分泌系统与肠道菌群相联系以维持生理状态的平衡，当肠道微生物菌群结构紊乱可通过脑－肠轴影响大脑情绪及认知功能，最终引起抑郁样情绪的产生。肠道微生物改变及随之的肠－脑轴功能异常是抑郁症发生的病理基础，也是抑郁症的直接诱因。在抑郁症众多的发病机制中，大多数学者认为抑郁症的发生可能与机体神经内分泌系统中最重要组成部分 HPA 轴负反馈机制紊乱有关，而在神经内分泌细胞成熟过程中，肠道菌群起着重要作用，肠道菌群失调可刺激 HPA 轴使神经内分泌系统亢进，负反馈被抑制。反之，HPA 轴的异常破坏肠道通透性、改变肠道微生物的构成并加重肠道菌群的失调，进而对患者情绪中枢的神经可塑性造成损伤，从而表现出抑郁样行为。

机体的免疫系统在抑郁症中具有重要作用，而免疫系统变化主要表现为慢性炎症，高水平的促炎症细胞因子可提高血脑屏障渗透性引发中枢炎症的发生从而导致抑郁症。

抑郁症给人身心造成极大的痛苦，是多年来研究的热点。肠道微生物通过脑－肠轴引起神经内分泌、肠神经的紊乱，进一步影响体内炎症因子、代谢物等失衡而引起抑郁。

3. 疑病症

疑病症又称疑病性神经症，目前归类为躯体形式障碍中，主要指患者担心或相信患有一种或多种严重躯体疾病，病人诉躯体症状，反复就医，尽管经反复医学检查显示阴性以及医生给予没有相应疾病的医学解释也不能打消病人的顾虑，常伴有焦虑或抑郁。其常见病因包括：①人格基础：如孤僻、固执、内向、过分关注自身、敏感、自我中心、自恋、兴趣狭窄、胆怯、脆弱、暗示性强的人格特征可成为疑病症发病的人格基础；②社会环境因素：得知自己亲属或朋友死于某种严重疾病，就会怀疑自己也步其后尘，如见到别人得肝癌，就会觉得肝区不适，医生的不恰当言论，过多的医学仪器检查，不必要的过分治疗，不必要的手术等等都可能促进疑病观念的产生；③躯体因素：处于青春期或更年期的人容易出现一些躯体感觉上的变化和自主神经不稳定的症状，如心悸、潮热、生殖器官的发育或萎缩等，对这类生理现象的不合理认知会促成疑病观念的产生；④心理因素：患者的认知系统会对一些躯体感觉和变化做出不恰当的解释，导致疑病观念的产生。

【鉴别诊断】

郁病脏躁与癫证相鉴别：脏躁多在精神因素刺激下呈间歇性发作，在不发作时可如常人，主要表现为情绪不稳定、烦躁不宁、易激惹、易怒易哭、时作欠伸，但有自知自控能力。而癫证则主要表现为表情淡漠、沉默痴呆、出言无序或喃喃自语、静而多喜、缺乏自知自控能力，病程迁延、心神失常的症状极少自行缓解。

【辨证论治】

辨证时，应注意辨郁病之虚实。实证病程较短，表现为精神抑郁、胸胁胀痛、咽中梗塞、时欲太息、脉弦或滑。虚证则病已久延，症见精神不振、心神不宁、虚烦不寐、悲忧善哭。病程较长的患者，亦有虚实互见的情况。正气不足，或表现为气血不足，或表现为阴精亏虚，同时又伴有气滞、血瘀、痰结、火郁等病变，则成为虚实夹杂之证。

临证可分为肝气郁结、气郁化火、气滞血瘀、痰气郁结、心阴亏虚、心脾两虚、肝肾亏虚、心神惑乱等。

治疗以理气开郁、调畅气机、怡情易性为基本原则。郁证初起多以气滞为主，为肝郁气结证，应首当理气开郁，并应根据是否兼有血瘀、火郁、痰结、湿滞、食积等而分别采用活血、降火、祛痰、化湿、消食等法。虚证则应根据损及的脏腑及气血阴精亏虚的不同情况而补之，或养心安神，或补益心脾，或滋养肝肾。对于虚实夹杂者，则又当根据虚实的偏重而兼顾。

1. 肝气郁结

症状：精神抑郁，情绪不宁，善太息，胸部满闷，胁肋胀痛，痛无定处，脘闷嗳气，不思饮食，大便不调，或女子月事不调，苔薄腻，脉弦。

治法：疏肝解郁，理气畅中。

方药：柴胡疏肝汤加减。如胸胁胀满疼痛较甚者，可加郁金、青皮、佛手疏肝理气；肝气犯胃，胃失和降而见嗳气频作，胸脘不舒者，可加旋覆花、代赭石、苏梗、法半夏和胃降逆；兼有食滞腹胀者，可加神曲、麦芽、山楂、鸡内金消食化滞；肝气乘脾而见腹胀、腹痛、腹泻者，可加苍术、茯苓、乌药、蔻仁健脾除湿，温经止痛；妇女经血瘀滞，经前乳胀腹痛，可加当归、丹参、桃仁、川芎、益母草、丹皮等活血调经。

2. 气郁化火

症状：性情急躁易怒，胸胁胀满，口苦而干，或头痛、目赤、耳鸣，或嘈杂吞酸，大便秘结，舌红，苔黄，脉弦数。

治法：疏肝解郁，清肝泻火。

方药：丹栀逍遥散加减。如热势较甚，口苦，便秘，则加龙胆草、黄芩、大黄泻热通腑；肝火犯胃，胁肋疼痛，口苦，嘈杂吞酸，嗳气呕吐，加黄连、吴茱萸（左金丸）清肝泻火，加瓦楞子、生牡蛎降逆止呕；肝火伤阴，舌红少苔，加生地黄、麦冬、山药滋阴健脾；肝火上炎致头痛、目赤，加菊花、钩藤、夏枯草清热平肝。

3. 气滞血瘀

症状：精神抑郁，性情急躁，头痛，失眠，健忘，或胸胁疼痛，或身体某部有发冷或发热感，舌质紫暗，或有瘀点、瘀斑，脉弦或涩。

治法：行气活血，开郁化瘀。

方药：血府逐瘀汤加减。若胀痛明显者，加香附、郁金；胸胁刺痛，加延胡索、川楝子；若妇女经血瘀滞，经前腹痛，加丹参、延胡索、益母草活血调经；若饮食不佳、脘腹胀满者，加山楂、神曲、陈皮；

若有寒象，加乌药、木香；兼有热象者，加丹皮、栀子。

4. 痰气郁结

症状：精神抑郁，胸闷如窒，胁肋胀痛，咽中如有异物梗阻，吞之不下，咯之不出，苔白腻，脉弦滑。

治法：行气开郁，化痰散结。

方药：半夏厚朴汤加减。痰郁化热者，用温胆汤加贝母、全瓜蒌；痰郁食滞者，加砂仁、神曲、麦芽；痰郁血瘀者，加桃仁、肉桂；痰阻气滞者，加木香、青皮、枳壳；痰蒙清窍者，可用礞石滚痰丸。

5. 心阴亏虚

症状：心悸，健忘，失眠，多梦，五心烦热，盗汗，口咽干燥，舌红少津，脉细数。

治法：滋阴养血，补心安神。

方药：天王补心丹加减。若是心阴亏虚，心火偏旺，见五心烦热，口咽干燥，可用二阴煎以增清泄之效，若心火亢盛，肾水不济，心肾不交而见心烦失眠，心悸怔忡，多梦，遗精，腰膝酸软者，可用二阴煎，合交泰丸（黄连、肉桂），养血安神，交通心肾。若腰酸遗精甚者，加龟甲、金樱子、芡实、牡蛎、莲须等补肾固涩之品；若月经不调者，加香附、益母草以调经活血；若心肾不交，阴血虚少，虚火上扰，症见虚烦不眠，心悸健忘，盗汗，梦遗，口舌生疮，舌红少苔，脉细数，应用黄连阿胶汤。若神浮少寐，心悸头晕者，加珍珠母、磁石、生铁落等镇摄之品。

6. 心脾两虚

症状：多思善疑，头晕神疲，心悸胆怯，失眠健忘，纳差，面色无华，舌红苔薄白，脉细。

治法：健脾养心，益气补血。

方药：归脾汤加减。若心痛，加川芎、白芷；若纳呆腹胀者，少气懒言者，可用香砂六君子汤；病久气损及阳，可用拯阳理劳汤益气温阳；若阴虚有火，见舌红，口干，心烦，加生地黄、麦冬、黄连；

若心气不足而致心神不宁，症见惊悸不安，虚烦少寐，喜怒无常，夜多盗汗，饮食无味，头目昏眩，可参考《和剂局方》妙香散益气宁心，安神镇惊。

7. 肝肾亏虚

症状：眩晕，耳鸣，目干畏光，视物昏花，或头痛且胀，面红目赤，急躁易怒，或肢体麻木，舌红，脉弦细或数。

治法：滋养阴精，补益肝肾。

方药：滋水清肝饮加减。若肝阴不足而肝阳偏亢，肝风上扰以致头痛、眩晕、面时潮红或筋惕肉瞤者，加刺蒺藜、草决明、钩藤、石决明以平肝潜阳，柔润熄风；虚火较甚，症见低热，手足心热，加银柴胡、白薇、麦冬以清虚热；月经不调者，可加香附、泽兰、益母草理气开郁，活血调经。

8. 心神惑乱

症状：精神恍惚，心神不宁，多疑易惊，愁忧善哭，喜怒无常或时时欠伸或手舞足蹈，骂詈叫号，舌质淡，脉弦。

治法：和中缓急，养心安神。

方药：甘麦大枣汤加减。若心悸失眠，舌红少苔等心阴虚的症状明显者，加百合、柏子仁、酸枣仁、茯神养心安神；血虚生风而见手足蠕动或抽搐者，加钩藤、珍珠母、生地黄养血熄风；心烦易怒，躁扰失眠者，加酸枣仁、柏子仁、茯神、炙首乌等养心安神；津亏血少，大便干结者，加黑芝麻、生首乌润燥通便；喘促气逆者，加乌药、沉香、槟榔、枳壳、木香等理气降逆。

典型病例一：

患者田某，男，45岁。

初诊时间：2020年9月15日。

主诉：头痛，头晕，胸闷1月余。

现病史：1月前因工作不顺利出现头痛，头晕，胸中滞闷，如物堵塞，长叹后自觉胸中舒畅，神情不悦，烦躁易怒。

门诊查体：舌质红，苔薄白腻，脉弦数。血压 130/80 mm Hg，心率 74 次 / 分。心电图及脑 CT 检查无异常。

中医诊断：郁病（气郁兼心脾耗伤型）。

西医诊断：抑郁症。

治法：疏肝解郁，养心安神，兼以心理疏导。

方药：甘麦大枣汤合越鞠丸加减。甘草 10g，浮小麦 20g，大枣 20g，神曲 20g，香附 12g，白芷 9g，川芎 12g，苍术 12g，郁金 12g，栀子 6g，石菖蒲 12g，夜交藤 20g，胆南星 6g，酸枣仁 10g，茯苓 12g。20 剂。日 1 剂，水煎分 3 次服。

复诊：服药后，诸症大轻。同时进行多次心理疏导，鼓励其多活动，分散不良情绪。继服越鞠丸 1 个月余善后，病愈。

典型病例二：

患者湛某，女，36 岁。

初诊时间：2019 年 3 月 6 日。

主诉：反复心情抑郁、情绪不宁 8 年余，加重 2 月。

现病史：患者 8 年前因工作压力大出现心情抑郁、情绪不宁，期间上述症状反复，自服药物未见明显缓解，2 月前病症加重，并伴胸胁满闷、欲哭，睡眠差，小便自调，大便偏烂等症。

门诊查体：舌质暗淡、苔薄黄，脉细数。血压 120/75mmHg，心率 68 次 / 分。心电图及脑 CT 检查无异常。

中医诊断：郁病（肝郁脾虚）。

西医诊断：焦虑症。

治法：健脾疏肝。

方药：柴胡疏肝散加减。柴胡 15g，郁金 15g，合欢花 10g，获茶 15g，浮小麦 30g，大枣 10g，枳壳 10g，赤芍 15g，白术 15g，栀子 10g，党参 15g，首乌藤 30g，陈皮 10g，香附 15g。共 7 剂，日 1 剂，水煎服。

二诊：服用前方后睡眠有好转，口干减轻，自觉怕冷，情绪低落，想睡觉逃避，心理承受能力差，大便排不净、次数多、偏烂。守上方去栀子、白术、茯苓，加益智仁 15g，石菖蒲 15g，远志 10g，党参加量至 20g，以加强健脾化痰、宁心安神之功，继服 7 剂。

三诊：情绪较前明显好转，怕冷减轻，大便偏烂稍缓解。守上方去赤芍、枳壳、益智仁，加丹参 15g，茯苓 20g，继服 14 剂以巩固疗效。

郁病的其他治疗方法：

1. 拔罐法

取大椎、心俞、肝俞、气海等俞穴以及身柱、脾俞、肾俞穴，每次 1 组，每日或隔日 1 次，均用刺络留罐法，主治更年期综合征。

2. 敷贴法

（1）复方磁石湿敷方：磁石 20g，茯神 15g，五味子 10g，刺五加 20g，先将磁石煎煮 30 分钟，然后加入其余药物再煎 30 分钟，去渣取汁，将一块洗净纱布浸泡于药汁中，趁热敷于患者前额及太阳穴，每晚 1 次，每次 20 分钟。主治神经衰弱，失眠不寐。

（2）复方珍珠敷脐方：珍珠层粉、丹参粉、硫黄、冰片各等量。取上药混匀，纳入脐窝，使与腹平，胶布固定即可，5 ~ 7 天换敷 1 次。主治神经衰弱，失眠不寐。

3. 热熨法

（1）热水浴方：热水 1 盆，患者睡前热水洗足 10 分钟，一般每日 1 次，有利于睡眠。

（2）青皮热熨方：新青皮 1 块。将青皮置于柴火上烘热，趁热熨擦两眼之上、下眼睑，每次进行 20 分钟，每日 1 次。主治神经衰弱，失眠不寐。

4. 药枕法

（1）复方菊药枕：菊花 1000g，川芎 400g，丹皮 200g，白芷 200g。用洁净布缝制一个枕头，装入上药，睡眠时以此为枕头。主治失眠不寐。

（2）灯芯枕：灯芯草适量，切碎，装入枕芯，做成药枕，睡眠时枕于头下，主治心烦不眠。

5. 药冠法

朱砂安神帽：朱砂 10g，生地黄 10g，黄连 10g，当归 10g，甘草 10g。将上药共研成细末，做成帽子，令患者戴于头上，可连续使用，主治神经衰弱、心烦多梦、心神不宁。

6. 砭木法

发作时用砭木点刺人中、承浆二穴。未发作时，先用砭木在两侧章门穴施搓、擦基本手法，再于膻中至中极以上施推擦基本手法，后用砭木点揉心俞、肝俞、胆俞等穴。主治癔症发作。

7. 针灸法

（1）针刺法

1）肝气郁结

治法：疏肝解郁。

主穴：肝俞、期门、膻中、太冲、三阴交、神门。

配穴：胸胁疼痛配中庭以解少阳之郁火，少寐加心俞宁心安神定志，急躁易怒配行间，腹胀纳呆配足三里，头痛目赤配太阳、阳陵泉；咽部不适配少商、廉泉。

刺穴方法：患者采用卧位，常规消毒皮肤，用毫针针刺，膻中用平刺法，期门可取斜刺法针刺，捻转泻法，其他各穴可用捻转或提插法泻之。每日 1 次，留针 20 分钟，7 次为 1 个疗程，休息 3 天。

2）气郁化火

治法：疏肝解郁，降火安神。

主穴：风池、百会、瞳子髎、合谷、通里、行间。

配穴：心烦加郄门。

刺穴方法：用毫针针刺，皮肤常规消毒，均用平补平泻法。风池、行间用斜刺法，百会、瞳子髎用平刺法，合谷、通里用直刺法。

3）痰气郁结

治法：疏肝豁痰，宁神定志。

主穴：膻中、内关、丰隆、中脘、太冲、阳陵泉。

配穴：咽喉干痛加天鼎、商阳，失眠加灸厉兑。

刺穴方法：常规皮肤消毒，行提插捻转泻法，每日 1 次，留针 20 分钟，7 次为 1 个疗程，休息 3 天。内关、丰隆、阳陵泉用直刺法，太冲用斜刺法，膻中用平刺法。

4）气滞血瘀

治法：活血行气，疏肝解郁。

主穴：肝俞、膈俞、太冲、膻中、足三里、神门。

配穴：易怒加行间，不寐加心俞。

刺穴方法：常规皮肤消毒，行提插捻转泻法，每日 1 次，留针 20 分钟，7 次为 1 个疗程，休息 3 天。肝俞、膈俞、太冲用斜刺法，膻中用平刺法，足三里、神门用直刺法。

5）心脾两虚

治法：补气健脾，养心安神。

主穴：膈俞、肾俞、心俞、内关、三阴交、足三里、神门。

配穴：心悸烦躁、失眠加刺内关透间使，喜怒无常加刺百会、水沟，腰酸膝软配肾俞、委中，食少纳呆配中脘。

刺穴方法：皮肤常规消毒，用毫针针刺，提插捻转行补法，每日 1 次，每次留针 20 分钟，7 次为 1 个疗程，休息 3 天。膈俞、心俞用斜刺法，内关、三阴交、足三里、神门用直刺法。

6）心阴亏虚

治法：滋阴清热，养心安神。

主穴：百会、印堂、神门、合谷、足三里、太溪、大陵。

配穴：眩晕加风池，耳鸣加听宫，遗精加志室。

刺穴方法：皮肤常规消毒，用毫针刺法，行提插捻转补泻法，每次留针 20 分钟，7 次为 1 个疗程，休息 3 天。百会、印堂用平刺法，神门、合谷、太溪、大陵、足三里用直刺法。

（2）耳压法

取穴：主穴：皮质下、神门、心、肾。配穴：失眠配交感、脾，眩晕配枕、内耳，头痛，配膈、顶、枕，感觉障碍加肾上腺，自主神经功能紊乱配大肠、小肠、肝、交感，癔症性呃逆配膈、交感、胃，神经性呕吐配胃、肝、交感。

方法：用王不留行籽和 0.8mm × 0.8mm 的胶布贴压双侧耳穴，每次选用 3 ~ 4 个穴，隔日换贴 1 次，要求患者每日自按数次，以产生痛或酸胀感为度。

（3）电针

取穴：百会、印堂。

方法：将电机上的强度调到零，先选择神经干通过的穴位，选好穴位后将针刺入，连接电机上的电极，另一个电极用水浸湿，放在纱布上，然后贴在同侧经络的皮肤上。进行过程中慢慢调节电量，从小到大，以患者适宜为度。每次 0.5 小时至 1 小时，每周 5 ~ 6 次，36 次为 1 个疗程。主治精神抑郁，心神不宁。

（4）头针

取穴：头部感觉区、平衡区、足运感区、晕听区、胃区、胸腔区、视区、生殖区等，根据主要症状每次选 2 ~ 3 个区，平刺，中度刺激，留针 15 ~ 30 分钟。隔日 1 次，7 次为 1 个疗程。

（5）穴位注射

主穴取足三里、阳陵泉、三阴交，配穴根据症状来选择。心悸气短者加心俞、内关，食欲不振者加胃俞、脾俞，腰膝酸软、神倦易乏者加肾俞、命门。用注射器抽取复方丹参注射液注入各穴，每穴 0.3 ~ 0.5mL，隔日 1 次，10 次为 1 个疗程。

癔症发作时，取心俞、肝俞、合谷、太溪、内关等穴，每次选用 2 ~ 3 个，以鲁米那 0.1mg、0.5% 普鲁卡因 10mL、安那咖 0.5g 混成药液，每穴注入 0.3 ~ 0.5mL。

（6）穴位埋线

取三焦俞、肾俞、内关、心俞、肝俞、胆俞等穴，先常规消毒皮肤，并将腰穿针管内放入 1 ~ 2cm 的消毒羊肠线，然后接上针芯。操作者用针穿刺到相应穴位处，等出现针感后，边推针芯，边退针管，使羊肠线埋植于该处，最后在针孔处敷以消毒纱布。

8. 食物疗法

（1）神经衰弱

玉竹首乌粥：玉竹 20g，何首乌 30g，加水熬汁，去掉药渣，添入粳米 100g，熬粥，早晚分服。

百合溜鱼片：鲜鱼 1 尾，取肉切成薄片，百合、竹笋各 75g，加水发软，溜炒熟透后食用。

虫草全鸭：鸭 1 只，开膛洗净，冬虫夏草 25g，五味子 15g，放入鸭膛内，上笼蒸烂，分次食用。

参苓猪骨汤：太子参 25g，茯苓 50g，猪脊骨 1000g，加人调味品煮汤，分次吃肉喝汤。

杜仲鲜蘑豆腐：杜仲 15g，研末，鲜蘑 400g，豆腐 2 块，切丁，用花生油爆炒后食用。

钩藤黄精炖肉：钩藤 20g，黄精 40g，与瘦猪肉 500g(切块)炖烂后，早晚分服。

（2）癔症

白术佛手粥：白术 25g，佛手 15g，加水煎熬，取汁加入粳米 100g，煮成粥，早晚分服。

玫瑰花茶：玫瑰花 100g，厚朴花 8g，天冬、麦冬各 6g，煎汁代茶饮。

草蔻香附鸡：母鸡 1 只，洗净开膛，在膛内放入草蔻 20g，香附 15g，桔梗 10g，上笼蒸烂后食用。

三梗白蔻羹：取藿香梗、紫苏梗、荷叶梗各 70g，白蔻 25g，加水熬汁，去掉药渣后加入琼脂或明胶，分次食用。

香橼绿萼鱼：鲜鱼 1 尾，开膛去鳞洗净，加入香橼皮 20g，绿萼梅 15g，调味品适量，烧熟后食用。

鸡骨草粥：鸡骨草 30g，薏米 50g，粳米 100g，熬粥，早晚各 1 小碗。

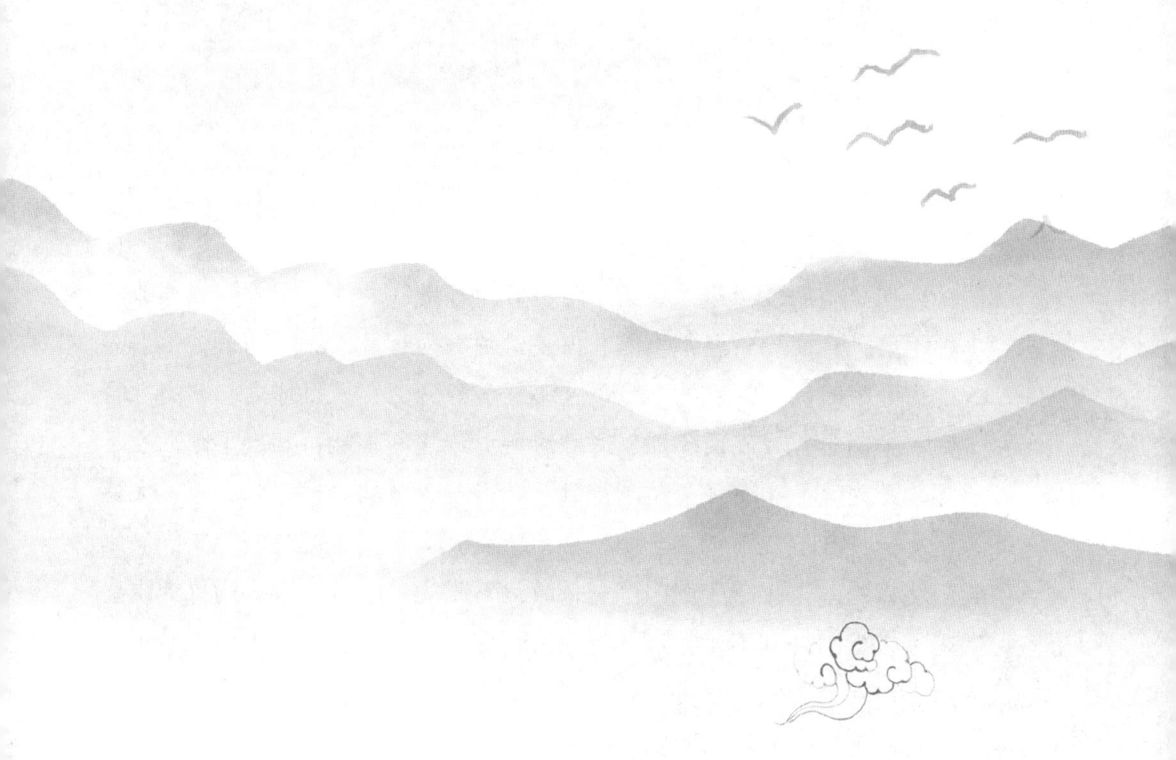

不寐

不寐是临床常见病证之一，不寐亦称不寐失眠，不得眠，不得卧，目不瞑。全球约 30% 的人群有睡眠困难，约 10% 以上存在慢性失眠（入睡或保持睡眠困难），我国失眠发病率高达 40% 以上，虽不属于危重疾病，但常妨碍人们正常生活、工作、学习和健康，顽固性的失眠，给病人带来长期的痛苦，甚至形成对安眠药物的依赖，而长期服用安眠药物又可引起医源性疾病。

不寐亦称失眠，不得眠，不得卧，目不瞑。是由于情志不调、饮食内伤、病后及年迈、禀赋不足、心胆气虚等病因引起心神失养或心神不安，从而导致经常不能获得正常睡眠为特征的一类病证。主要表现为睡眠时间、深度的不足以及不能消除疲劳、恢复体力与精力，轻则入睡困难，或寐而不酣，时寐时醒，或醒后不能再寐，重则彻夜不寐。《内经》中有关于“不得卧”“目不瞑”的论述，《灵枢·大惑论》云：“卫气不得入于阴，常留于阳。留于阳则阳气满，阳气满则阳跷盛；不得入于阴则阴气虚，故目不瞑矣。”认为本病病机为阳盛阴亏，提出补其不足，泻其有余的治法。《伤寒论·辨少阴病脉证并治》曰：“少阴病，……心中烦，不得卧，黄连阿胶汤主之。”指出少阴病热化伤阴后的阴虚火旺证。《金匮要略·血痹虚劳病脉证并治》云：“虚劳虚烦不得眠，酸枣仁汤主之。”指出肝血不足，虚热烦躁的不寐证。该治法及方剂仍为今日临床所常用。

西医学中神经症、更年期综合征、慢性消化不良、贫血、动脉粥样硬化症等出现失眠严重的可参考本病辨证治疗。

【病因病机】

不寐的病因虽多，但以情志、饮食或气血亏虚等内伤病因居多，由这些病因引起心、肝、胆、脾、胃、肾的气血失和，阴阳失调，其基本病机以心血虚、胆虚、脾虚、肾阴亏虚进而导致心失所养及由心火偏亢、肝郁、痰热、胃失和降进而导致心神不安两方面为主。其病位在心，但与肝、胆、脾、胃、肾关系密切。不寐虚证多由心脾两虚，心虚胆怯，阴虚火旺，引起心神失养所致。不寐实证则多由心火炽盛，肝郁化火，痰热内扰，引起心神不安所致。久病可表现为虚实兼夹。

1. 情志所伤

肝气郁结，肝郁化火，邪火扰动心神，心神不安而不寐。或由五志过极，心火内炽，心神扰动而不寐。或由思虑太过，损伤心脾，心血暗耗，神不守舍，脾虚生化乏源，营血亏虚，不能奉养心神，即《类证治裁·不寐》曰："思虑伤脾，脾血亏损，经年不寐。"

2. 饮食不节

宿食停滞，壅遏于中，胃气失和，阳气浮越于外而卧寐不安，如《张氏医通·不得卧》云："脉滑数有力不得卧者，中有宿滞痰火，此为胃不和则卧不安也。"或由过食肥甘厚味，酿生痰热，扰动心神而不眠。或由饮食不节，脾胃受伤，脾失健运，气血生化不足，心血不足，心失所养而失眠。

3. 病后、老年、久病、产后失血

因病后、老年、久病、产后失血引起心血不足，心失所养，心神不安而不寐。正如《景岳全书·不寐》所说："无邪而不寐者，必营气之不足也，营主血，血虚则无以养心，心虚则神不守舍。"

4. 禀赋不足

素体阴盛，心虚胆怯兼因房劳过度，肾阴耗伤，不能上奉于心，水火不济，心火独亢；或肝肾阴虚，肝阳偏亢，火盛神动，心肾失交而神志不宁。如《景岳全书·不寐》所说："真阴精血不足，阴阳不交，而神有不安其室耳。"亦有因心虚胆怯，暴受惊恐，神魂不安，以致夜不能寐或寐而不酣，如《杂病源流犀烛·不寐多寐源流》所说："有心胆惧怯，触事易惊，梦多不祥，虚烦不寐者。"

【辨病思路】

轻者入睡困难或睡而易醒，醒后不寐，连续3周以上，重者彻夜难眠，常伴有头痛头昏、心悸健忘、神疲乏力、心神不宁、多梦等。本病证常有饮食不节、情志失常、劳倦、思虑过度、病后体虚等病因。多导睡眠图、脑电图等有助于本病的诊断。经各系统及实验室检查，未发现有妨碍睡眠的其他器质性病变。以下疾病伴有明显睡眠障碍，也可以参考本病辨证论治。

1. 神经症

神经症是一组精神障碍的总称，其共同特征为起病常与心理社会因素有关。症状主要表现为脑功能失调症状、情绪症状、强迫症状、疑病症状、分离或转换症状、多种躯体不适感等，这些症状在不同类型的患者身上常混合存在，但均不伴有器质性病变。患者无精神病性症状，对疾病有相当的自知力，疾病痛苦感明显，有求治要求，社会功能相对完好，行为一般保持在社会规范允许的范围之内。病程大多持续迁延。

2. 更年期综合征（围绝经期综合征）

本病最常见的症状是月经的改变，还会出现潮热等血管舒缩不稳定引起的症状，以及一些自主神经失调症状和精神神经症状。此外，由于绝经后女性体内性激素水平的降低，会出现泌尿生殖道萎缩、骨质疏松等远期改变。

3. 焦虑

焦虑是由于遗传、生理、心理、社会等因素引起的以疲劳、不安、消化不良、口干、轻度头痛、恶心、腹泻等为主要表现的疾病，以心理评估为诊断手段，通过药物、认知、行为疗法进行治疗。

4. 甲亢

甲状腺功能亢进症简称甲亢，指甲状腺呈现高能状态，持续产生和释放过多的甲状腺激素所致的一组疾病，其共同的特征为甲状腺激素分泌增加而导致的高代谢和交感神经系统的兴奋性增加，病因不同时有不同的症状，但都主要表现为难入睡，然后睡眠时间很短，呼吸困难、房性或室性奔马律、无法集中精神、情绪不稳、体重下降但食欲增加、震颤、紧张、多汗、怕热、甲状腺肿大、突眼等。通过体格检查、实验室检查以确定诊断。

5. 抑郁

本病多由于遗传、生理、心理、社会等因素引起，以慢性失眠伴随入睡困难和早醒、烦躁、食欲减退或是增加、精神兴奋或是迟钝、日常活动失去兴趣等为主要临床表现，可通过 Beck 抑郁问卷，自我评分量表、抑郁量表、实验室检查等确定诊断。通过药物、认知疗法、小组疗法、运动计划进行治疗。

6. 酒精戒断综合征

长期饮酒突然停止后的失眠最多持续 2 年。其早期影响包括过度出汗、心跳加速、高血压、震颤、不安、烦躁、头痛、恶心、兴奋和噩梦。可发展成震颤性谵妄，产生混淆、迷失方向、偏执、妄想、幻觉。

7. 心境障碍

情绪压抑通常导致慢性失眠，伴随入睡困难、过早觉醒和无法重新入睡。

8. 夜间肌阵挛

本病发作时，会出现自发和短暂的腿部肌肉跳动，每次持续 20 到 40 秒，扰乱睡眠。

9. 疼痛

几乎任何情况下的疼痛，都会引起失眠。根据有关表现寻找具体原因。

10. 嗜铬细胞瘤

本病导致急性高代谢活动发作，他可以阻止或中断睡眠。其心血管表现是严重的高血压，其他的影响包括头部疼痛、心悸和焦虑。

11. 瘙痒症

局部皮肤感染与系统性疾病，如肝功能衰竭，可能导致瘙痒而引起失眠。

【鉴别诊断】

1. 一过性失眠

在日常生活中常见，可因一时性情志不舒、居住环境改变，或因饮用浓茶、咖啡和服用药物等引起。一般有明显诱因，且病程不长。一过性失眠不属病态，一般不需任何治疗。可通过身体自然调节而复常。

2. 生理性少寐

多见于老年人，虽少寐早醒，但无明显痛苦或不适，属生理现象。

【辨证要点】

1. 辨脏腑

失眠的主要病位在心，由于心神失养或不安，神不守舍而不寐，与肝、胆、脾、胃、肾的阴阳气血失调相关。如急躁易怒而失眠，多为肝火内扰；遇事易惊，多梦易醒，多为心胆气虚；面色少华，肢倦神疲而不寐，多为脾虚不运，心神失养；嗳腐吞酸，脘腹胀满而失眠，多为胃腑宿食，心神被扰；胸闷，头重目眩，多为痰热内扰心神；心烦心悸，头晕健忘而不寐，多为阴虚火旺，心肾不交，心神不安。

2. 辨虚实

不寐虚证多属阴血不足，心失所养，临床特点为体质瘦弱，面色无华，神疲懒言，心悸健忘，多因脾失运化，肝失藏血，肾失藏精所致。不寐实证为火盛扰心，临床特点为心烦易怒，口苦咽干，便秘溲赤，多因心火亢盛或肝郁化火所致。

【辨证论治】

在补虚泻实，调整脏腑气血阴阳的基础上辅以安神定志是本病的基本治疗方法。实证宜泻其有余，如疏肝解郁，降火涤痰，消导和中。虚证宜补其不足，如益气养血，健脾、补肝、益肾。实证日久，气血耗伤，亦可转为虚证，虚实夹杂者，治宜攻补兼施。安神定志法的使用要结合临床，分别选用养血安神、镇惊安神、清心安神等具体治法，并注意配合精神治疗，以消除紧张焦虑，保持精神舒畅。

1. 肝火扰心

症状：不寐多梦，急躁易怒，甚则彻夜不眠，头晕头胀，目赤耳鸣，口干而苦，不思饮食，便秘溲赤，舌质红，苔黄，脉弦数或弦滑数。

治法：清肝泻火，镇心安神。

方药：龙胆泻肝汤加减。

方药组成：龙胆草，黄芩，栀子，泽泻，木通，生地黄，柴胡，生甘草，车前子，当归。若胸闷胁胀，善太息者，加香附、郁金以疏肝解郁；头晕目眩，头痛欲裂，不寐欲狂，大便秘结，可用当归龙荟丸；若胸中懊侬，胸闷泛恶，加豆豉、竹茹，宜通胸中郁火；若便秘溲赤，加大黄、淡竹叶、琥珀，引火下行，以安心神。

2. 痰热扰心

症状：不寐，胸闷心烦，泛恶，嗳气，伴有头重目眩，口苦，舌红苔黄腻，脉滑数。

治法：清化痰热，和中安神。

方药：黄连温胆汤加减。

方药组成：半夏，陈皮，竹茹，茯苓，枳实，黄连。若心悸动甚，惊惕不安，加珍珠母、朱砂以镇惊安神定志；若实热顽痰内扰，经久不寐，或彻夜不寐，大便秘结者，可用礞石滚痰丸以降火泻热，逐痰安神。

3. 胃气失和

症状：不寐，脘腹胀满，胸闷嗳气，嗳腐吞酸，或见恶心呕吐，大便不爽，舌苔腻，脉滑。

治法：和胃化滞，宁心安神。

方药：保和丸加减。

方药组成：山楂，神曲，半夏，陈皮，茯苓，莱菔子，连翘。若心神不宁可加远志、柏子仁、夜交藤以宁心安神。

4. 阴虚火旺

症状：心烦不寐，心悸不安，腰酸足软，伴头晕，耳鸣，健忘，遗精，口干津少，五心烦热，舌红少苔，脉细而数。

治法：滋阴降火，清心安神。

方药：六味地黄丸合黄连阿胶汤。

方药组成：熟地黄，山萸肉，干山药，泽泻，牡丹皮，茯苓，黄连，黄芩，阿胶，芍药，鸡子黄，阿胶。若心烦心悸，梦遗失精，可加肉桂引火归元，与黄连共用，则心神可安。

5. 心脾两虚

症状：多梦易醒，心悸健忘，神疲食少，头晕目眩，伴有四肢倦怠，面色少华，舌淡苔薄，脉细无力。

治法：补益心脾，养心安神。

方药：归脾汤加减。

方药组成：人参，白术，黄芪，甘草，当归，龙眼肉，木香，远志，酸枣仁，茯神。若心血不足，加熟地、芍药、阿胶以养心血；失眠较重，加五味子、柏子仁有助养心宁神，或加夜交藤、合欢皮、龙骨、牡蛎以镇静安神。若脘闷、纳呆、苔腻，加半夏、陈皮、茯苓、厚朴以健脾理气化痰；若夜梦纷纭，时醒时寐加肉桂、黄连；兼脘闷纳差，苔滑腻，加二陈汤；兼腹泻者减当归，加苍术、白术之类。

6. 心肾不交

症状：心烦不寐，入睡困难，心悸多梦，头晕耳鸣，腰膝酸软，五心烦热，潮热盗汗，口干津少，男子遗精，女子月经不调，舌质红，少苔或无苔，脉细数。

治法：滋阴降火，交通心肾。

方药：六味地黄丸合交泰丸加减。

方药组成：熟地黄，山萸肉，干山药，泽泻，牡丹皮，茯苓，黄连，肉桂。阴虚而火不太旺者，亦可选用天王补心丹滋阴养血；若心烦不寐，彻夜不眠，可加朱砂、磁石、龙骨、龙齿等重镇安神。

7. 心胆气虚

症状：虚烦不寐，胆怯心悸，触事易惊，终日惕惕，气短自汗，倦怠乏力，舌质淡，苔薄白，脉弦细。

治 法：益气镇惊，安神定志。

方 药：安神定志丸合酸枣仁汤。

方药组成：远志，石菖蒲，茯神，茯苓，朱砂，龙齿，党参，知母，酸枣仁，川芎，甘草。若心悸甚，惊惕不安者，加生龙骨、生牡蛎、朱砂；若心肝血虚，惊悸汗出者，重用人参，加白芍、当归、黄芪；若木不疏土，胸闷善太息，纳呆腹胀者，加柴胡、陈皮、山药、白术；心悸甚至惊惕不安者，加生龙骨、生牡蛎、朱砂以重镇安神。

典型病例一：

患者孙某，男，61岁。

初诊：2017年7月16日。

主诉：失眠3周，伴有心慌，乏力，憋气，汗出，焦虑。

现病史：患者三周前因情绪波动出现失眠，入睡困难，时寐时醒，严重时每天仅睡3小时。症状渐渐加重，口服安定方可睡眠。就诊时心慌，乏力，口干，口苦，胸闷，晨起恶心、烦躁，痰多体胖，平素喜食肥甘厚腻，舌暗红、苔黄腻，脉滑数，二便正常，饮食欠佳。颅脑核磁：腔隙性脑梗死。

查体：舌暗红、苔黄腻，脉滑数，BP：137/79mmHg　P:95次/分。心律规整，无病理性杂音，病理反射（–），眼睑震颤（+）。

中医诊断：不寐（痰火扰心）。

西医诊断：植物神经功能紊乱；腔隙性脑梗死。

治法：清热化痰，养心安神。

方药：黄连温胆汤加减。黄连10g，胆南星15g，白术15g，竹茹15g，陈皮15g，炒莲子15g，焦栀子20g，酸枣仁15g，合欢花15g，牡蛎30g，首乌藤30g，炙甘草15g，钩藤20g，龙齿10g，茯神15g。14剂，日1剂，水煎分2次服。

二诊：失眠症状减轻，伴有汗出、焦虑。原方加五味子15g，浮小麦30g，麻黄根15g。14剂，日1剂，水煎分2次服。

三诊：每晚睡眠5小时左右，汗出、焦虑症状缓解，时有胸闷憋气，梦多，舌质暗红，舌苔薄腻，脉弦。上方去竹茹，加丹参20g，赤芍

15g。7 剂，日 1 剂，水煎分 2 次服。

按：该患素体痰盛，湿郁易化热，加之近日与人争吵，情绪急躁，此属情志化火，煎津为痰。痰热互结上扰于心，触动心神，则患者少寐、心烦；痰阻气机，气机不利，则口干，口苦，胸闷、偶有恶心；舌脉均属痰热内阻之象。据脉症分析，此属痰热内扰，心神不宁所致。故拟涤痰清热、镇静宁神为治疗大法，用黄连温胆汤加入镇静宁神之品。方中黄连清心泻火除烦，陈皮、竹茹化痰和中，首乌藤、合欢花、茯神安神，甘草调和诸药。本病因于痰起，痰易生寒、化热，其或寒或热常取决于患者的体质情况。疗效显著。

典型病例二：

患者李某，女，27 岁。

初诊：2013 年 3 月 9 日。

主诉：失眠 1 年，伴有心慌，乏力，月经量少，周期延后。末次月经：2 月 18 日。

现病史：患者 1 年前因工作压力大出现失眠，入睡困难，时寐时醒，症状渐渐加重，曾服用某中成药，但效果欠佳，需口服舒乐安定。就诊时心悸、头晕、乏力、面色萎黄，脘腹偶有胀满，腹胀便溏，饮食欠佳。颅脑核磁：正常。心电图：电轴不偏，ST 段轻度下移。甲状腺功能正常。血常规：轻度贫血。

门诊查体：脉弦细数，质淡红苔薄白。BP：112/68mmHg。

P:92 次 / 分。心律规整，无病理性杂音，眼睑震颤（+）。

中医诊断：不寐（心脾两虚）。

西医诊断：植物神经功能紊乱；贫血。

治法：补益心脾，养血安神。

方药：归脾汤加减。人参 10g，白术 15g，白芍 15g，黄芪 15g，远志 20g，酸枣仁 30g，龙眼肉 15g，合欢花 15g，首乌藤 30g，炙甘草 15g，木香 5g，龙齿 10g，茯神 15g，阿胶珠 15g，大枣 5 粒。7 剂，日 1 剂，水煎分 2 次服。

二诊：失眠症状稍缓解，心慌、头晕症状减轻。伴有乏力，饮食欠佳，大便糟粕。前方加白扁豆 15g，豆蔻 15g。炒诃子 15g。7 剂，日 1 剂，水煎分 2 次服。

三诊：失眠好转无须口服安定，大便成形。二诊方继续服 10 剂。

按：患者精神压力过大，思虑过度，耗伤阴血，心气被伐，心血亏虚，心血不能濡养心神，则出现失眠，心悸，多梦等症状；心气不足，则不能生土，土虚则纳谷不香，脾倦无力运化，则气血生化乏源，故面色萎黄、倦怠无力，舌淡，苔白，脉软无力，偶有便溏。张景岳云：不寐证虽病有不一，然谓之正邪二字则尽矣。盖寐本乎阴，神其主也，神安则寐，神不安则不寐，其所以不安者，一由邪气之扰，一由营气之不足耳。……则凡思虑劳倦，惊恐犹疑，及别无所累而常多不寐者，总属真阴精血之不足，阴阳不交而神有不安其室耳。以归脾汤为治疗方药，方中用人参、黄芪补益心气，龙眼肉、阿胶珠养心血，首乌藤、合欢花、酸枣仁安神，标本兼顾，可有效缓解患者的失眠症状。

不寐的其他治疗方法：

1. 耳穴压豆法

耳穴压豆法是用胶布将药豆（王不留行）准确地粘贴于耳穴处，给予适度的揉、按、捏、压，使其产生疫、麻、胀、痛等刺激感应，以达到治疗目的的一种外治疗法。又称耳廓穴区压迫疗法。

治则：清心安神，交通心肾。

选穴：神门、皮质下。每次轻揉 1 ~ 2 分钟，每日按压 3 ~ 5 次，1 ~ 3 天换 1 次。

2. 针灸疗法

①体针：神门、三阴交，平补平泻，留针 30 分钟，1 日 1 次。

②耳针：取心、神门、脑、交感、肝、脾、肾、皮质下等，交替使用。

3. 穴位按压

每晚临睡前温水泡脚 30 分钟，按压双侧涌泉穴各 36 次。涌泉穴位于足底部，蜷足时足前部凹陷处。

4. 保健操

仰卧、躺平，手互搭，至于丹田上。先用左手大拇指压迫按摩右手劳宫穴，再换手，反复多次。劳宫穴位于掌心，握拳屈指时中指尖处。

5. 食疗方

（1）双仁汤：酸枣仁 10g，柏子仁 10g，红枣 5 枚，红糖适量，粳米 50g。煮出汁，即可服用。

（2）枸杞南枣煲鸡蛋：枸杞子 15 ~ 30g，南枣 6 ~ 10 枚，鸡蛋 2 个。先将鸡蛋煮熟去壳，然后与枸杞、南枣同煮。吃蛋饮汤，每日 1 次。

头痛

头痛，亦称头风，是以自觉头部疼痛为特征的一种常见病证。头痛既可单独出现，亦可伴见于多种疾病的过程中。头痛的发生，一般可分为外感、内伤两类。若感受风、寒、湿、热等六淫之邪，上犯巅顶，阻遏清阳；或内伤诸疾，导致脏腑功能失调，气血逆乱，痰瘀阻窍；或外伤久病，导致气滞血瘀或气血亏虚，脑脉失养，皆可引发头痛。西医学中的偏头痛、紧张性头痛、丛集性头痛及外伤性头痛等，可参考本病辨证论治。

头痛是以患者自觉头部疼痛为临床特征的常见病证。多以感受外邪，或脏腑功能失调为主因，导致经气不通，不通则痛，或经脉失养，不荣则痛。临床辨证关键在于分清外感与内伤，明辨头痛性质、部位及顺逆。外感头痛起病较急，病程较短，多与风、寒、湿、热相关，以实证为主；内伤头痛多起病较缓，病程较长，多与气、血、痰、瘀、虚相关，多属虚证或本虚标实、虚实夹杂之证。头痛病位在脑，与肝、脾、肾三脏密切相关。外感头痛治以祛风为主，兼以散寒、清热、祛湿。内伤头痛之属虚者以补养气血或益肾填精为主，属实者当以平肝潜阳、化痰除湿、活血化瘀为法，本虚标实、虚实夹杂者，宜攻补兼施，标本兼治。此外，临床辨治头痛时还可使用引经药。历代先贤对于头痛的治疗论述颇多，且多认识独到，无头痛医头之流弊。诸如宋代严用和《济生方·头痛论治》提出治疗头痛“当推其所由而调之，无不切中者矣”。元代朱丹溪提倡“头痛须用川芎，如不愈各加引经药”，并详细列举六经的引经药，使辨治头痛的理论和实践更加完备。

【病因病机】

1. 外感头痛

多因起居不慎，坐卧当风，感受风、寒、湿、热等外邪，尤以风邪为主。如《素问·太阴阳明论》云：“伤于风者，上先受之。”外邪自肌表侵袭于经络，直犯巅顶，清阳之气受阻，气血不畅，清窍壅滞，而发为头痛。又风为百病之长，易兼夹时气而致病。若风寒袭表，寒凝血涩，则头痛且见恶寒战栗；若风热上炎，侵扰清空，则头痛且身热心烦；若风湿袭表，湿蒙清窍，则头痛且沉重胀闷。诚如《医砭·头痛》所云：“六淫外邪，惟风寒湿三者，最能郁遏阳气。火暑燥三者皆属热，受气热则汗泄，非有风寒湿袭之，不为患也。然热甚亦气壅脉满，而为痛矣。”

2. 内伤头痛

“脑为髓之海”“肾主骨生髓”，髓海充盈主要依赖于肝肾精血的充养及脾胃运化水谷精微的濡养，输布气血上充于脑。故内伤头痛的发生，与肝、脾、肾三脏密切相关。因于肝者，或系情志不遂，肝失疏泄，郁而化火，上扰清空，多见头痛且胀；或系肝肾阴虚，肝失濡养，水不涵木，肝阳上亢，多见头痛且眩。因于脾者，多系饮食不节，嗜食肥甘，脾失健运，痰湿内生，上蒙清空，以致清阳不升，浊阴不降，多见头痛且重；若系饥饱劳倦、产后体虚、大病久病者，中焦脾胃虚弱，气血生化不足，而致清阳不升，脑髓失养，多见头痛隐隐。因于肾者，多系禀赋不足，或房劳伤肾，以致肾精亏虚，髓海渐空，多见头痛且空；或肾亏日久，阴损及阳，肾阳衰微，清阳不展，多见头部冷痛。如《证治准绳·头痛》云：“盖头象天，三阳六腑清阳之气皆会于此，三阴五脏精华之血亦皆注于此。于是天气所发六淫之邪，人气所变五贼之逆，皆能相害。”

另外，若跌仆闪挫损伤脑脉，或久病入络，皆可导致脑络瘀阻，临证多见头痛如刺，固定不移，经久不愈。

【辨病思路】

1. 皮肤炭疽病

当斑疹或疱疹发展为水疱时最终可导致无痛性溃疡，引起头痛、淋巴结肿大、发热。

2. 脑脓肿

头痛局限于脓肿部位，数天后以及劳累后加重伴有恶心、呕吐以及局灶性或广泛性癫痫。患者意识水平从嗜睡到深昏迷不等。伴随表现因脓肿部位不同而不同，包括失语、视力受损、偏瘫、共济失调、震颤和个性改变，以及感染的表现，发热和面色苍白出现较晚。如果脓肿包裹局限可没有上述表现。

3. 脑肿瘤

肿瘤附近局部头痛，随着肿瘤生长，头痛发展为广泛性。疼痛是间歇性的以及晨起、咳嗽、弯腰、头部姿势改变时加重，坐位或休息后缓解。伴有个性改变、意识水平改变以及运动和感觉功能障碍，最终颅内压升高，出现呕吐、收缩压升高以及脉压增大。

4. 脑动脉瘤破裂

本病威胁生命，可引起突发剧烈头痛，可为单侧，破裂时疼痛最剧烈。患者可能立即丧失意识。因出血部位和严重性不同，可有恶心、呕吐以及脑膜刺激表现如强直以及视物模糊、偏瘫和其他表现。

5. 伊波拉病毒

该病第 5 天有严重头痛、乏力、肌痛、高热、腹痛、腹泻以及脱水和无力。5 ~ 7 天可出现斑丘疹，此外还有胸痛，咳嗽，咽炎以及呕血，黑便，鼻、牙龈和阴道出血。死亡通常发生在第 2 周，死亡之前有大量出血和休克。

6. 脑炎

头痛剧烈，48 小时内可有意识改变，伴有发热、易激惹以及恶心、呕吐、畏光、脑神经麻痹（如上睑下垂）和局部神经病变（如偏瘫和感觉障碍）。

7. 急性硬膜外血肿

出血之前可有头颅外伤和短暂意识丧失，进而出现恶心、呕吐、尿潴留和单侧癫痫、偏瘫、偏身感觉障碍、高热、脉率降低和脉压增大、颅内压增高以及去大脑强直。如患者昏迷，呼吸加深不规则最终停止，出血侧瞳孔扩大。

8. 急性闭角型青光眼

本病可引起头痛伴有眼痛、视物模糊、虹视、恶心、呕吐。体检发现结膜充血、角膜云雾状和瞳孔中度扩大、固定。

9. 汉坦病毒肺综合征

本病可出现非心源性的肺水肿，1993 年首次由美国报道。临床有流感样症状如头痛、肌痛、发热、恶心、呕吐和呼吸窘迫引起的咳嗽。可有低氧血症和严重的低血压，伴有呼吸加快（≥ 28 次 / 分）或心率（>120 次 / 分）加快。

10. 高血压

高血压可引起轻度额部疼痛，如舒张压 >120 mmHg，可发生持续性头痛伴有烦躁、意识模糊、恶心、呕吐、视物模糊、癫痫以及意识水平改变，心脏听诊可闻及奔马律。

11. 流感

流感可导致广泛或前额痛伴有眶后疼痛、乏力、肌痛、发热、寒战和咳嗽、流鼻涕，偶尔有声音嘶哑持续 3 ～ 5 天。

12. 颅内出血

部分患者有剧烈的广泛性头痛，伴随表现与出血部位和出血量有关。大量出血可以导致意识水平降低，甚至昏迷，以及偏瘫、偏身感觉障碍、瞳孔大小及对光反射异常、失语、眩晕、恶心、呕吐、癫痫、感觉减退、呼吸不规则、去皮质或去大脑强直和血压升高。

13. 李斯特菌病

李斯特菌病是由单核细胞增多性李斯特菌引起的急性传染病。如果该感染波及大脑，可引起脑膜刺激征，如头痛、发热、颈项强直和意识水平改变。早期可有发热、肌痛、腹痛、恶心、呕吐和腹泻。孕妇患有李斯特菌病可引起早产、新生儿感染和死胎。

14. 脑膜炎

脑膜炎可有突发广泛的头痛，活动后加重。早期可有发热和寒战。随着疾病的进展，可出现颈项强直、反射亢进、意识水平改变、癫痫、眼麻痹、面肌无力、听力丧失、呕吐和近视以及视盘水肿。

15. 鼠疫

鼠疫可引起突发头痛、寒战、发热和肌痛。肺部表现有湿性咳嗽、胸痛、呼吸加快、呼吸困难、咯血、呼吸窘迫、心肺功能不全。

16. 创伤后综合征

头部外伤后 1 ~ 30 天可出现广泛性或局部的头痛，可持续 2 ~ 3 周。该头痛可以是刺痛、反跳痛、压榨性疼痛。神经系统检查正常，但患者有眩晕、视物模糊、乏力、失眠、注意力不集中、噪音和酒精不耐受。

17. 呼吸窘迫综合征

本病病因不明，多发生于亚洲、欧洲和北美，潜伏期为 2 ~ 7 天，之后出现发热、头痛、干性咳嗽、呼吸困难。症状可以是轻微的，也可发展成肺炎，甚至呼吸衰竭和死亡。

18. 鼻窦炎

鼻窦炎表现为眶周疼痛，弯腰或触摸面部时加重，鼻窦引流后减轻，也可有鼻窦压痛、鼻黏膜水肿、咽痛、咳嗽、鼻腔分泌物增加。

19. 水痘

水痘起始表现为头痛，背痛，腹痛，高热，口腔黏膜、咽、面部和前臂斑丘疹，然后累及躯干和下肢，皮疹变为水疱，然后化脓，8 ~ 9 天结痂，脱屑，留下瘢痕。可因脑炎、大量出血和继发感染而导致死亡。

20. 蛛网膜下腔出血

本病可引起突发头痛、颈项强直、恶心、呕吐、癫痫、眩晕、单侧瞳孔扩大、意识水平改变甚至昏迷、畏光、视物模糊和发热，局部表现有偏瘫、偏身感觉障碍、失语和颅内压升高。

21. 硬膜下血肿

外伤可引起急性和慢性硬膜下血肿，导致头痛和意识水平的降低。急性硬膜下血肿可引起意识模糊、烦躁，甚至进展为昏迷，晚期有颅内压升高和局部神经系统改变。慢性硬膜下血肿可有头部钝痛，严重性因部位和血肿不同而异。头部外伤后数周到数月可有个性改变、意识模糊、癫痫和意识水平的逐渐降低，晚期出现单侧瞳孔扩大、对光反射迟钝和上睑下垂。

22. 颞动脉炎

本病常有头痛伴视力丧失、听力丧失、意识模糊和发热，颞动脉变硬、肿胀、出现结节甚至红肿。

23. 土拉菌病

吸入土拉菌后可引起突发头痛、发热、寒战、肌痛、干性咳嗽、呼吸困难、胸膜痛和肺气肿。

24. 伤寒

伤寒初起有头痛、肌痛、关节痛和乏力，之后有突发寒战、高热和恶心、呕吐，也可有斑丘疹出现。

25. 西尼罗脑炎

西尼罗病毒可引起脑炎，多见于非洲、亚洲西部和中东，北美少见。多数患者症状轻微，有头痛、发热、肢体疼痛、皮疹和淋巴结肿大。严重感染可引起高热、头痛、颈项强直、谵妄、定向力丧失、昏迷、震颤和偏瘫。

26.Q 热

Q 热是由贝纳柯克斯体所致的急性传染病，该病有剧烈的头痛、发热、寒战、胸痛、恶心、呕吐和腹泻等症状，发热可持续 2 周以上，严重者可发展为肝炎和肺炎。

27. 其他原因

（1）诊断性检查：腰椎穿刺和做肌电图可导致前额疼痛，站立时加重。

（2）药物：吲哚美辛等可引起头痛，血管扩张药如硝普钠也可引起头痛，也可由血管加压药如咖啡因、麦角胺、交感神经类药物停用后引起。中药党参、麻黄等可引起头痛。

（3）牵引：颈部牵引可引起头痛，呈广泛或局灶性。

【鉴别诊断】

1. 真头痛

为头痛的一种特殊类型，病情危重，常呈突发性剧烈头痛，持续不解且阵发加重，多伴有喷射状呕吐，甚者可见肢厥、抽搐等症。本病凶险，应与一般头痛相区别。

2. 中风

以突发半身不遂、肌肤不仁、口舌歪斜、言语不利，甚则突然昏仆、不省人事为主要表现，可伴有头痛等症，但头痛无半身不遂等见症。

【辨证论治】

（一）外感头痛

1. 风寒头痛

症状：头痛时作，连及项背，呈掣痛样，时有拘急收紧感，常伴恶风畏寒，遇风尤剧，头痛喜裹，口不渴，舌淡红，苔薄白，脉浮或浮紧。

治法：疏风散寒止痛。

方药：川芎茶调散。本方由川芎、荆芥、薄荷、羌活、细辛、白芷、防风、甘草组成，服时以清茶调下。若头痛，恶寒明显者，加麻黄、桂枝、制川乌；若颠顶头痛，干呕，吐涎沫，甚则四肢厥冷者，用吴茱萸汤去人参，加藁本、川芎、细辛、半夏；若见头痛，足寒，气逆，背冷，脉沉细，方用麻黄附子细辛汤加白芷、川芎。

2. 风热头痛

症状：头痛而胀，甚则头胀如裂，发热或恶风，面红目赤，口渴喜饮，便秘尿赤，舌尖红，苔薄黄，脉浮数。

治法：疏风清热和络。

方药：芎芷石膏汤。本方由川芎、白芷、石膏、菊花、藁本、羌活组成。若烦热口渴，舌红少津，可重用石膏，配知母、天花粉、芦根；若伴大便秘结，口舌生疮，可合用黄连上清丸；若伴鼻流浊涕如脓，鼻根及鼻旁疼痛，加苍耳子、辛夷、鱼腥草等。

3. 风湿头痛

症状：头痛如裹，肢体困重，胸闷纳呆，小便不利，大便或溏，舌淡苔白腻，脉濡。

治法：祛风胜湿通窍。

方药：羌活胜湿汤。本方由羌活、独活、川芎、防风、蔓荆子、藁本、甘草组成。若胸闷脘痞、腹胀便溏，加苍术、陈皮、砂仁；若恶心、呕吐，加半夏、生姜、竹茹；若纳呆食少，加麦芽、神曲、焦山楂；若小便短少者，加茯苓、薏苡仁、淡竹叶；若发于夏季，感受暑湿，见身热汗少或汗出不畅，心烦口渴，胸闷欲呕者，加藿香、佩兰、荷叶。

（二）内伤头痛

1. 肝阳头痛

症状：头胀痛而眩，以两侧为主，心烦易怒，口苦面红，或兼胁痛，舌红、苔薄黄，脉弦数。

治法：平肝潜阳。

方药：天麻钩藤饮。本方由天麻、钩藤、石决明、川牛膝、桑寄生、杜仲、栀子、黄芩、益母草、朱茯神、首乌藤组成。若头痛剧烈，目赤口苦，急躁易怒，便秘尿黄者，加龙胆草、夏枯草、大黄；若头晕目涩，腰膝酸软者，酌加生地黄、何首乌、枸杞子等。

2. 血虚头痛

症状：头痛而晕，心悸怔忡，神疲乏力，面色少华，舌质淡，苔薄白，脉细弱。

治法：滋阴养血。

方药：加味四物汤。本方由白芍、当归、生地黄、川芎、菊花、蔓荆子、黄芩、甘草组成。若见神疲乏力，遇劳加重，气短懒言，汗出恶风等，可加黄芪、党参、白术；若头晕耳鸣、虚烦少寐、腰膝酸软者，可加熟地黄、五味子、山茱萸等。

3. 气虚头痛

症状：头痛隐隐，时发时止，遇劳则加重，纳食减少，倦怠乏力，气短自汗，舌质淡，苔薄白，脉细弱。

治法：益气升清。

方药：益气聪明汤。本方由黄芪、人参、升麻、葛根、蔓荆子、白芍、黄柏、甘草组成。若头痛绵绵不休，心悸，失眠者，加当归、熟地黄、何首乌；若畏寒怕冷，手足欠温，加附子、肉桂、葱白等。

4. 痰浊头痛

症状：头痛昏蒙沉重，胸脘痞闷，纳呆呕恶，舌淡苔白腻，脉滑或弦滑。

治法：化痰降逆。

方药：半夏白术天麻汤。本方由半夏、白术、天麻、橘红、茯苓、甘草、生姜、大枣组成。若痰湿中阻，胸脘满闷甚者，加厚朴、枳壳、砂仁；若见口苦，大便不畅，舌苔黄腻，脉滑数，宜去白术，加黄连、枳实、竹茹，或选用黄连温胆汤。

5. 肾虚头痛

症状：头痛且空，眩晕耳鸣，腰膝酸软，神疲乏力，少寐健忘，遗精带下，舌红少苔，脉细无力。

治法：补肾填精。

方药：大补元煎。本方由人参、山药、熟地黄、杜仲、枸杞子、当归、山茱萸、甘草组成。若头痛而晕，面颊红赤，潮热汗出，去人参，加墨旱莲、知母、黄柏；若畏寒怕冷，四肢不温，腰膝酸软，舌淡苔白，脉沉细者，加鹿角、附子。

6. 瘀血头痛

症状：头痛经久不愈，痛处固定不移，痛如锥刺，或有头部外伤史，舌质紫暗，可见瘀斑、瘀点，苔薄白，脉细或细涩。

治法：活血化瘀。

方药：通窍活血汤。本方由赤芍、川芎、桃仁、红花、麝香、老葱、大枣、酒组成。若头痛较剧，可加全蝎、蜈蚣、土鳖虫等虫类药；若久痛不已，兼见神疲乏力，少气懒言，脉细弱无力，加黄芪、党参、当归；若畏寒明显，酌加桂枝、细辛、附子等。

典型病例一：

患者吴某，男，65岁。

初诊：2020年8月。

现病史：患者既往高血压病史10年，口服降压药物治疗，血压控制不理想，近2年出现头痛反复发作，曾服多种药物治疗，病情未见好转，近日患者头痛发作，以右侧胀痛为主，伴心烦易怒，寐差，目胀赤痛，口干口苦，尿黄量少，大便干，舌质红，苔黄欠润，脉弦滑。

查体：测血压：200/110mmHg，四肢肌力肌张力正常，生理反射存在，病理反射未引出。

中医诊断：头痛，证属肝阳上亢。

西医诊断：原发性高血压。

治法：平肝潜阳。

方药：自拟验方。天麻15g，钩藤30g，夏枯草10g，石决明30g，珍珠母30g，杜仲15g，车前子15g，牛膝15g，栀子15g，黄芩15g，首乌藤25g，柴胡10g。7剂，日1剂，水煎早晚分服。

二诊：服药后，患者头痛好转，目赤胀痛消失，二便正常，测血压：190/90mmHg，睡眠好转，舌红苔白略干，脉弦细略数。前方加生地黄20g，枸杞15g，菊花10g，女贞子15g。再服14剂。

三诊：患者服药后头痛等症状消失，睡眠可，血压：120/85mmHg。嘱其服用杞菊地黄丸1个月巩固疗效。

典型病例二：

患者刘某，女，58岁。

初诊：2020年10月。

病史：患者头痛反复发作3年，伴神疲乏力懒言，恶风，每于劳累时加重，伴腰膝酸软，不能久视，舌质淡苔薄白，脉弦而沉取无力。

查体：血压：120/80mmHg，四肢肌力、肌张力正常。

颅脑 CT：左侧基底节区腔隙性脑梗死。

中医诊断：头痛，证属肝肾亏虚。

西医诊断：神经性头痛。

治法：滋补肝肾，填精生髓。

方药：自拟验方。生地黄 20g，熟地黄 20g，枸杞 20g，山芋肉 20g ，泽泻 10g，菊花 10g，白芍 15g，白蒺藜 15g，丹皮 10g，当归 15g，山药 15g，茯苓 20g 。10 剂，日 1 剂，水煎早晚分服。

二诊：服药后头痛消失，自觉精力好转，腰酸明显减轻，再予 10 剂前方，诸症消失。

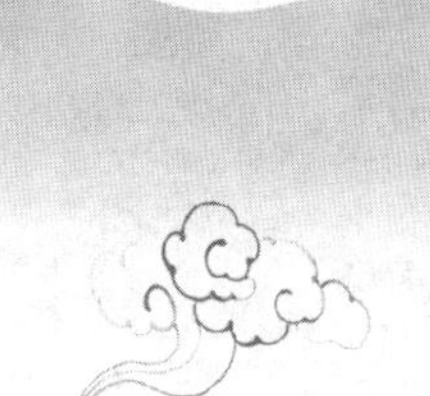

眩晕

眩晕是由于情志失调、饮食内伤、体虚久病、失血劳倦及外伤、手术等病因，引起风、火、痰、瘀上扰清空或精亏血少，清窍失养为基本病机，以头晕、眼花为主要临床表现的一类病证。 眩即眼花，晕为头晕，两者常同时并见，故统称为“眩晕”，其轻者闭目可止，重者如坐车船，旋转不定，不能站立，或伴有恶心、呕吐、汗出、面色苍白等症状。眩晕多见于中老年人，亦可发于青年人。本病可反复发作，妨碍正常工作及生活，严重者可发展为中风、厥证或脱证而危及生命。临床上用中医中药防治眩晕，对控制其发生、发展具有较好的疗效。

眩晕是以目眩与头晕为主要表现的病症。目眩是指眼花或眼前发黑，头晕是指感觉自身或外界景物旋转。二者常同时并见，故统称为眩晕。轻者闭目即止，重者如坐车船，旋转不定，不能站立，或伴有恶心、呕吐、汗出，甚则伴仆倒等症状。西医学中的良性位置性眩晕、后循环缺血、梅尼埃病、高血压病等以眩晕为主症者，均可参照本病辨证论治。

【病因病机】

眩晕的发生主要与情志不遂、年老体弱、饮食不节、久病劳倦、跌仆坠损以及感受外邪等因素有关，内生风、痰、瘀、虚，导致风眩内动、清窍不宁或清阳不升，脑窍失养而突发眩晕。主要病因病机归纳如下：

1. 情志不遂

肝为刚脏，体阴而用阳，其性主升主动。若长期忧恚恼怒，肝气郁结，气郁化火，风阳扰动，发为眩晕。如《临证指南医案·眩晕》华岫云按："经云：诸风掉眩，皆属于肝。头为六阳之首，耳目口鼻皆系清空之窍。所患眩晕者，非外来之邪，乃肝胆之风阳上冒耳，甚则有昏厥跌仆之虞。"

2. 年老体虚

肾为先天之本，主藏精生髓，脑为髓之海。若年高肾精亏虚，不能生髓，无以充养于脑；或房事不节，阴精亏耗过甚；或体虚多病，损伤肾精肾气，均可导致肾精亏耗，髓海不足，而发眩晕。如《灵枢·海论》云："脑为髓之海""髓海有余，则轻劲多力，自过其度；髓海不足，则脑转耳鸣，胫酸眩冒，目无所见，懈怠安卧。"

3. 饮食不节

若平素嗜酒无度，暴饮暴食，或过食肥甘厚味，损伤脾胃，以致健运失司，水谷不化，聚湿生痰，痰湿中阻，则清阳不升，浊阴不降，致清窍失养而引起眩晕。如《丹溪心法·头眩》曰："头眩，痰夹气虚并火，治痰为主，夹补气药及降火药。无痰不作眩，痰因火动，又有湿痰者，有火痰者。"

4. 久病劳倦

脾胃为后天之本，气血生化之源。若久病不愈，耗伤气血；或失血之后，气随血耗；或忧思劳倦，饮食衰少，损伤脾胃，暗耗气血。气虚则清阳不升，血虚则清窍失养，皆可发生眩晕。如《灵枢·口问》曰："故上气不足，脑为之不满，耳为之苦鸣，头为之苦倾，目为之眩。"

5. 跌仆坠损

素有跌仆坠损而致头脑外伤，或久病入络，瘀血停留，阻滞经脉，而使气血不能上荣于头目，清窍失养而发眩晕，且多伴局部疼痛、麻木，固定不移，或痛如针刺等症。

此外，外感六淫之中，因"高巅之上，唯风可到"，风邪与寒、热、湿、燥等诸邪，皆可导致经脉运行失度，挛急异常，使清窍失养而发眩晕。

眩晕的病机概括起来主要有风、痰、虚、瘀诸端，以内伤为主。因于风者，多责之情志不遂，气郁化火，风阳上扰。因于痰者，多责之恣食肥甘，脾失健运，痰浊中阻，清阳不升，所谓"无痰不作眩"。因于虚者，多责之于年高体弱，肾精亏虚，髓海空虚，或久病劳倦，饮食衰少，气血生化乏源，甚合"无虚不作眩"。若风、痰、虚日久，久病入络，或因跌仆损伤，损伤脑络，皆可因瘀而眩。在临床上，上述诸因素常相互影响，或相兼为病。本病病位在脑，病变与肝、脾、肾三脏密切相关。其病性有虚、实两端，临床以虚证居多。脾胃不足，肾虚髓空，皆可导致脑窍失养而作眩，是为虚证；若痰浊上蒙清窍，或瘀血痹阻经脉，导致清窍不利而作眩，是为实证。本病临床亦可见本虚标实之证。

【辩病思路】

西医学中的高血压，低血压，低血糖，贫血，梅尼埃病，脑动脉硬化，椎－基底动脉供血不足，神经衰弱等疾病，临床表现以眩晕为主要症状者，可参照本病辨证论治。

1. 高血压

高血压是指以体循环动脉血压增高为主要特征，可伴有心、脑、肾等器官的功能或器质性损害的临床综合征。高血压的发病机制主要包括神经、肾脏、激素等机制。神经机制：各种原因导致皮质下神经中枢功能改变，各种神经递质的浓度和活性异常，包括去甲肾上腺素、多巴胺、中统枢肾素－血管紧张素系统。交感神经系统活动过度，血浆儿茶酚胺浓度升高，阻力小动脉收缩增强，致血压升高。肾脏机制：各种原因导致肾脏水钠潴留，增加心输出量，并通过调节全身血流量增加外周血管阻力和血压。激素机制：肾素－血管紧张素－醛固酮系统的激活可以增加血压。临床上，高血压的典型症状为眩晕、头痛、疲倦、心律失常等。根据发病原因可分为原发性和继发性高血压。继发性高血压指由某些确定的疾病或病因引起血压升高，临床以眩晕等表现为主。常见的继发性高血压如肾血管性高血压：是单侧或双侧肾动脉主干或分支狭窄引起的高血压。凡进展迅速或突然加重的高血压，均应怀疑本病。治疗方法可根据病情和条件选择手术和药物治疗，不宜手术治疗的患者，可采用降压药联合治疗。

2. 低血压

目前，世界卫生组织对低血压的诊断尚无统一标准，一般认为成年人上肢动脉血压低于 90/60mmHg 即为低血压。低血压的典型症状为头晕、视野模糊、恶心、疲劳、面色苍白、晕厥、跌倒等。根据起病原因可分为生理性和病理性低血压。关于低血压的处理，在急性期需要根据病因采取不同措施，大出血导致的低血压要及时输血，补充血容量；严重创伤感染导致的低血压要及时补液、进行抗感染治疗；过敏所致者应明确过敏原，及时给予升血压治疗，发生急性体位性低血压时，立即使患者平卧，并按摩四肢肌肉，注意观察脉搏变化，通常数分钟后血压即可恢复。对于平素体质虚弱的低血压患者，要加强营养，老年患者适度喝水，使机体内组织间隙的水分进入血液增加血容量等等。

3. 梅尼埃病

梅尼埃病的发作可以出现眩晕、听力丧失及患耳的疼痛、压迫和闷胀感。听力丧失和其他听觉症状是鉴别梅尼埃病与其他周围性前庭疾病的关键特征。在眩晕发作时进行听力测定可见特征性的不对称低频听力丧失。听力通常在发作间期能够得到改善，但最终可能仍然导致永久的听力丧失。基本治疗应使用利尿药及限制钠的摄入，如果发作持续，中耳注射庆大霉素可以作为典型的二线治疗方法。很少需要进行前庭神经切除、迷路切除这类损毁性的治疗。

4. 良性阵发性位置性眩晕

良性阵发性位置性眩晕是一种临床上常见的周围性前庭疾病。发作持续的时间较短（在 1 分钟之内，典型的在 15 ~ 20 秒），当头部相对于重力方向的位置发生改变（如躺下，在床上翻身，从仰卧位起身，抬头向上看）时，总能引起眩晕发作。这是由于自由浮动的耳石从椭圆囊斑脱出，掉入某一半规管中所导致的。当头部位置改变时，重力使得耳石在半规管内运动，引起眩晕和眼球震颤。后半规管的良性阵发性位置性眩晕，眼球震颤旋转朝上。少见的是耳石进入水平半规管，当患者以任一侧耳朝下的姿势躺下时，引发水平眼震。累及前半规管的则非常少见。良性阵发性位置性眩晕的治疗是利用重力将耳石从半规管内移除并重新安放位置。

5. 急性持续性眩晕

急性的单侧前庭病变导致持续性的眩晕、恶心、呕吐、振动幻视及平衡障碍。这些症状是由于双侧迷路或者与中枢连接的传入冲动突发不对称，模拟持续性的头部旋转运动所导致的。当患者表现急性前庭综合征时，最重要的是判断病变是位于中枢还是周围，前者如小脑或脑干的梗死或出血，可能危及生命，而后者可能是前庭神经或迷路的病变。必须特别注意是否有任何提示中枢神经系统功能障碍的症状或体征。中枢病变并不能仅仅基于症状和查体就完全排除，因此，对于存在血管危险因素的老年患者，一旦出现急性前庭综合征，即使没有特定的中枢性损害的表现，也应该评估是否存在卒中的可能性。

6. 脑供血不足

脑供血不足是指人脑某一局部的血液供应不足而引起脑功能的障碍。脑供血不足的病因多与脑动脉硬化有关。常见病因如血流动力学障碍，当血压降低，心脏搏出量减少时脑组织供血不足；某些原因造成的血液黏稠度增高，血流缓慢及血液成分的改变，也可发生供血不足。微血栓形成，微血栓即动脉粥样硬化的斑块脱落，在血流中形成微栓子，随血流到小动脉而堵塞血管，则会出现脑局部供血不足等等。临床常见症状如眩晕、视物不清，甚至突然一时性失明，面麻、舌麻、唇麻以及一侧肢体发麻或异物感、突然出现耳鸣、听力减退等。治疗时需要注意去除危险因素，如治疗高血压、戒烟、禁止过度饮酒；合理使用抗血小板药物，首选阿司匹林，抗血小板药物可以有效地阻止血小板凝聚成块，对血液循环有好处，有利于脑部的血液供应；抗凝血药物，可以使血流畅通，增加脑部血液供应，降低脑缺血的发作频率。

【鉴别诊断】

1. 厥证

厥证以突然昏仆，不省人事，或伴见四肢厥冷为特征，一般可在短时间内苏醒，严重者亦可一厥不复甚至死亡。眩晕发作严重者也有头眩欲仆的表现，虽与厥证相似，但无昏迷、不省人事等症，也无四肢厥冷表现。

2. 中风

中风以猝然昏仆、不省人事，伴口舌歪斜、半身不遂、失语，或不经昏仆，仅以歪斜不遂为特征。眩晕仅以头晕目眩为主症，虽眩晕之甚者亦可见仆倒之症，与中风昏仆相似，但患者神志清楚或瞬间即清，且无半身不遂、口舌歪斜、言语謇涩等症。部分中风病人以眩晕、头痛为先兆表现，应当注意二者的区别及联系。

【辨证论治】

临证时应注意辨眩晕之虚实。由肾精不足或气血亏虚所致者多属虚证，实证眩晕则有偏痰湿、瘀血及肝阳、肝风、肝火之别。从病理因素上看，眩晕虚证多关乎气、血、精，实证多关乎风、痰、瘀。临床分型为肝阳上亢、痰湿中阻、瘀血阻窍、气血亏虚、肾精不足等。治疗原则是补虚泻实，调整阴阳。虚者当补益气血、滋养肝肾、填精益髓，实者当潜阳熄风、清肝泻火、化痰祛瘀。辨治眩晕始终要以抓主症、辨主症为核心，在病证相合前提下随证化裁，灵活加减。

1. 肝阳上亢

症状：眩晕，耳鸣，头目胀痛，急躁易怒，口苦，失眠多梦，遇烦劳郁怒而加重，甚则仆倒，颜面潮红，肢麻震颤，舌红苔黄，脉弦或数。

治法：平肝潜阳，清火熄风。

方药：天麻钩藤饮。天麻、钩藤、石决明、川牛膝、桑寄生、杜仲、栀子、黄芩、益母草、朱茯神、首乌藤。

加减：口苦目赤，烦躁易怒者，加龙胆草、川楝子、夏枯草；目涩耳鸣，腰酸膝软者，加枸杞子、生地黄、玄参；目赤便秘者，加大黄、芒硝；眩晕剧烈，兼见手足麻木或震颤者，加磁石、珍珠母。

2. 痰湿中阻

症状：眩晕，头重如蒙，或伴视物旋转，胸闷恶心，呕吐痰涎，食少多寐，舌苔白腻，脉濡滑。

治法：化痰祛湿，健脾和胃。

方药：半夏白术天麻汤。半夏、白术、天麻、橘红、茯苓、甘草、生姜、大枣。

加减：呕吐频作者，加胆南星、天竺黄、旋覆花；若脘闷纳呆，加砂仁、白豆蔻、佩兰；若耳鸣重听，加郁金、石菖蒲、磁石；头痛头胀，心烦口苦，渴不欲饮者，宜用黄连温胆汤。

3. 瘀血阻窍

症状：眩晕，头痛，且痛有定处，兼见健忘，失眠，心悸，精神不振，耳鸣耳聋，面唇紫暗，舌暗有瘀斑，多伴见舌下脉络迂曲增粗，脉涩或细涩。

治法：祛瘀生新，活血通窍。

方药：通窍活血汤。赤芍、川芎、桃仁、红花、麝香、老葱、鲜姜、大枣、酒。

加减：若兼见神疲乏力，少气自汗等症，加入黄芪、党参；兼心烦面赤，舌红苔黄者，加栀子、连翘、菊花；若兼畏寒肢冷，感寒加重，加附子、桂枝；头颈部不能转动者，加威灵仙、葛根、豨莶草等。

4. 气血亏虚

症状：眩晕动则加剧，劳累即发，面色苍白，神疲自汗，倦怠懒言，唇甲不华，发色不泽，心悸少寐，纳少腹胀，舌淡苔薄白，脉细弱。

治法：补益气血，调养心脾。

方药：归脾汤。人参、黄芪、白术、茯神、酸枣仁、龙眼肉、木香、甘草、当归、远志、生姜、大枣。

加减：气短乏力，神疲便溏者，可合用补中益气汤；若自汗时出，易于感冒，当重用黄芪，加防风、浮小麦；脾虚湿盛，腹胀纳呆者，加薏苡仁、扁豆、泽泻；若兼见形寒肢冷，腹中隐痛，可加肉桂、干姜；血虚较甚，面色白，唇舌色淡者，可加熟地黄、阿胶；兼见心悸怔忡，少寐健忘者，可酌加柏子仁、酸枣仁、首乌藤。

5. 肾精不足

症状：眩晕日久不愈，精神萎靡，腰酸膝软，少寐多梦，健忘，两目干涩，视力减退；或遗精滑泄，耳鸣齿摇；或颧红咽干，五心烦热；舌红少苔，脉细数；或面色白，形寒肢冷，舌淡嫩，苔白，脉沉细无力，尺脉尤甚。

治法：滋养肝肾，填精益髓。

方药：左归丸。熟地黄、山药、山茱萸、枸杞子、菟丝子、川牛膝、龟甲胶、鹿角胶。

加减：若见五心烦热，潮热颧红者，可加鳖甲、知母、黄柏、丹皮等；肾失封藏固摄，遗精滑泄者，可加芡实、桑螵蛸、紫石英等；兼失眠，多梦，健忘者，加阿胶、酸枣仁、柏子仁等；阴损及阳，见四肢不温，形寒怕冷者，加巴戟天、仙灵脾、肉桂，或予右归丸；兼见下肢浮肿，尿少等症，可加桂枝、茯苓、泽泻等；若兼见便溏，腹胀少食，可酌加白术、茯苓、薏苡仁。

典型病例一：

患者田某，男，45岁。

初诊：2021年4月16日。

主诉：头晕目眩，终日昏沉2年余，加重1周。

现病史：患者于2年前无明显诱因出现头晕目眩，无明显剧烈头痛，无一过性黑蒙，于当地某医院确诊为“高血压”，血压最高达150/110mmHg，未规律用药，平素血压控制不佳，患者于1周前头晕加重，遂求治于院门诊。现患者头晕，伴胸闷疲乏，喉中有痰，偶可咳出，色白或微黄，双手颤抖，持物不稳，多梦，大便可，每天1次，小便少。

既往病史：高血压病史2年，糖尿病病史2年。

门诊查体：身高171cm，体重80kg。心率：82次/分钟，血压：140/108mmHg，咽部充血，双肺呼吸音粗，舌暗红胖大，苔水滑，脉弦滑。

中医诊断：眩晕（痰饮型）。

西医诊断：高血压病，糖尿病，肥胖症。

处方：予以泽泻汤合温胆汤加减。泽泻30g，苍术10g，清半夏15g，竹茹15g，枳实10g，陈皮15g，茯苓15g，天麻10g，葛根10g，鸡血藤10g，丹参10g，炙甘10g。10剂，日1剂，水煎早饭前、晚饭后分次温服。

二诊：10日后复诊，患者头晕目眩、胸闷症状明显好转，小便量增多，刻下体重78 kg，BP：130/90mmHg，效不更方，以前方加减继续服用。

患者服药1月后停药，症状基本消失，3个月病情无复发。

典型病例二：

患者陆某，女，22岁。

初诊：2021年6月18日。

主诉：头晕伴心悸、呕恶3月余，加重10天。

现病史：患者于3个月前出现头晕，伴心悸、呕恶，咽喉异物感，吞之不下，咳之不出，无明显剧烈头痛，期间未予重视，未服用任何药物，于10天前上述症状加重，遂求治于我院门诊，现患者头晕，伴心悸、呕恶，头面油腻，纳差，嗜睡，肢体困重，乏力，大便黏滞，小便可，偶有痛经，带下微黄。

既往病史：窦性心动过速1年。

门诊查体：面色晦浊，身高163cm，体重47kg，心率：100次/分钟，血压：118/90mmHg，舌红，苔微黄腻，脉滑数。

辅助检查：心电图：窦性心动过速，ST-T无明显异常。

中医诊断：眩晕（湿热型）。

西医诊断：高血压病、心律失常、窦性心动过速。

处方：予以泽泻汤合温胆汤。黄连15g，黄芩15g，栀子10g，清半夏15g，竹茹15g，枳实10g，陈皮15g，茯苓15g，桔梗10g，薏苡仁15g，泽泻10，苍术10g，葛根10g，焦山楂10g，焦神曲10g，焦麦芽10g，炙甘草10g。7剂，日1剂，水煎早饭前、晚饭后分次温服。

二诊：心率：86次/分钟，血压：120/84 mmHg，头晕，心悸，呕恶较前减轻，小便次数及量均增多。湿热如油裹面，难以尽去，嘱患者坚持服用，另予原方10剂，后诸症好转。

典型病例三：

患者薛某，男，75岁。

初诊：2021年6月5日。

主诉：阵发性眩晕10余年，加重3天。

现病史：患者10余年前无明显诱因出现眩晕，无一过性黑蒙，无明显剧烈头痛，期间上述症状反复，3 天前患者因劳累后自觉眩晕加重，伴视物旋转，恶心，有呕吐感，求治于某医院，血压：130/80mmHg，经 CT、TCD 诊断为椎 – 基底动脉供血不足，建议住院治疗，患者拒绝。予西比灵、阿司匹林家中口服，3 日以来未见明显好转，遂来我院求治于我院门诊。

既往病史：肩周炎 10 余年，慢性胃炎 5 年。

门诊查体：形体瘦弱，面色萎黄，平素乏力气短，动辄尤甚，饮食尚可，睡眠尚可，大便干，舌体胖大，色紫暗，脉沉缓。

中医诊断：眩晕（气虚血瘀证）。

西医诊断：椎 – 基底动脉供血不足，肩周炎，慢性胃炎。

处方：予以补阳还五汤加减。黄芪 60g，当归尾 20g，川芎 15g，赤芍 15g，地龙 10g，红花 15g，桃仁 15g，党参 20g，白术 20g，三七 10g，甘草 10g。7 剂，日 1 剂，水煎早饭前、晚饭后分次温服。

二诊：眩晕症状明显改善，诸症好转，守方 7 剂。

三诊：患者自述因情绪因素眩晕症状偶有波动，但近两日无眩晕发作，近于常人，面色略见红润，舌质淡红，脉沉，在原方基础上加柴胡 15g，枳壳 10g，郁金 10g，改赤芍为白芍 15g。10 剂。药后症平，复查 TCD：未见明显异常。

眩晕的其他治疗方法：

1. 按摩疗法

操作方法：以瘀血阻窍型眩晕为例，患者应保持坐姿，医师站立在患者身旁，以抹法从印堂出发，向上方抹进，到达神庭穴后，再次从印堂穴出发，向两侧抹进，沿着眉弓，达到太阳穴进而从印堂出发，双手中指或拇指按揉睛明穴、神庭穴、太阳穴、攒竹穴、听宫穴、鱼腰穴。进而利用双手拇指交互按揉百会穴。同时从头维穴出发，沿着足少阳胆经，以头颞部为中转站，循环行进至风池穴，两侧交替扫散。或者从前额开始，经过头顶，朝向后方，五指拿五经法至后枕部。最后利用左右手的拇指按揉神门穴、双内关。

意义：运用按摩手法，通过对头部穴位的刺激改善血液循环，疏通经脉，进而对大脑神经进行调节，起到保健养生的效果。

2. 针灸疗法

（1）耳针法

取穴：以肝穴、耳背沟、耳背心穴为主。

治法：以毫针针刺，予以中等轻度进行刺激，每日可施针 1 次，留针 30min。

（2）常规针刺法

取穴：主穴：曲池、风池。配穴：合谷、太冲。

治法：以清泄肝火、育阴潜阳为主，双侧均取曲池深刺，针法向少海穴，进针 1.5 ~ 3 寸左右，得气后，使针感上传至肩，下行于腕，以捻转提插手法行针 1 分钟，留针。针风池时令病人仰卧，枕头略高，颈部悬空，以利进针，针感以放射至前额为佳，亦运针 1 分钟，留针。合谷、太冲，以上、下，左、右顺序进针，运针 1 分钟。留针 30 分钟 ~ 1 小时，其间，每隔 5 ~ 10 分钟运针 1 次。每日或隔日 1 次，6 次为 1 疗程，疗程间隔 3 日。

3. 刮痧疗法

操作方法：取百会、风池、四神聪、风府、足三里、太冲等穴位在皮肤上刮动，使局部出痧，让脏腑污浊之气通达于外，从而迅速畅通周身气血，达到治疗内病外治的效果。

意义：刮痧疗法为一种中医特色无创治疗手段，适用于非药物治疗的眩晕（轻中度高血压）患者，也可作为中重度患者的辅助降低血压疗法。

4. 足浴疗法

操作方法：在足浴时，将水温控制在 40℃上下，水量以没过脚踝为宜，每次泡脚可持续 5~10min，然后可对脚心进行适当按摩，以强化健体效果。

意义：在中医理论中，足部与人体五脏六腑均相对应，足部穴位以足三阴经为起点，足三阳经为终点。经常使用热水泡脚，能够对足部穴位起到刺激作用，进而加速血液运行，起到调理脏腑、强身健体、降压疗疾的效果。

5. 刺络拔罐法

操作方法：选择拔罐部位如风池、百会、曲池、合谷等，再根据辨证分型加以配穴，若为肝阳上亢型则加阳陵泉等穴位，若为肾精不足型则加血海、阴陵泉、太溪等穴位。采用刺络拔罐法等，留罐 15 ~ 20min，每日或隔日 1 次，一般 10 次为 1 个疗程。

意义：风池能活血化瘀，有降压的作用；百会位于巅顶，为诸阳之会，血管丰富，通过刺激可以激发经气；曲池、合谷清泄阳明，理气降压，诸穴相配，有效改善患者“眩晕”“头痛”等症状，降低血压。眩晕的发生与风、火、痰、虚、瘀有关。病机概括为瘀血阻滞，血行不畅，五脏精华不能上充于脑所致。《灵枢·九针十二原》：“凡针者，虚则实之，实则泄之，菀陈则除之……”菀陈则除之即是放血疗法的治则，刺络拔罐疗法正是将刺血疗法与拔罐疗法相结合，通过负压抽气拔罐加强活血化瘀之功，疏通经络中壅滞气血、协调虚实、调整脏腑功能紊乱，使气滞血瘀的病理变化恢复正常。

6. 食疗调养

饮食宜清淡，进食营养丰富、高热量、高纤维、易消化的饮食，少食多餐，保持大便通畅。忌辛辣、肥甘、过酸、过咸，戒烟酒、浓茶。此外可以辨证选用以下食疗方：

（1）眩晕 - 高血压早期：《古方选注》清肝雪羹汤：天麻 6g，钩藤 12g，鲜芹菜（下段）60g，海蜇 120g，荸荠 260g，食盐少许，加水 1500mL，煎至 250mL。

（2）眩晕 - 高血压中期：《食疗本草》淡菜镇肝滋阴汤：淡菜 500g，怀牛膝 15g，天麻 6g，荸荠 300g，木耳 60g，加食盐少许煎汤服。

中风

中风是以猝然昏仆，不省人事，半身不遂，口眼㖞斜，语言不利为主症的病证。病轻者可无昏仆而仅见半身不遂及口眼㖞斜等症状。由于本病发生突然，起病急骤，“如矢石之中的，若暴风之疾速。”临床见症不一，变化多端而速疾，晕仆、抽搐症状与自然界“风性善行而数变”的特征相似，故古代医家取类比象而名之为“中风”；又因其发病突然，亦称之为“卒中”。至于《伤寒论》所说之“中风”，乃外感病中的太阳表虚之证，与本节所述不可混淆。

本病多是在内伤积损的基础上，复因劳逸失度、情志不遂、饮酒饱食或外邪侵袭等触引起脏腑阴阳失调，血随气逆，肝阳暴涨，内风旋动，夹痰夹火，横窜经脉，蒙蔽神明，从而发生猝然昏仆、半身不遂诸症。

《内经》中没有中风的病名，但有关中风的论述较详。在病名方面，依据症状表现和发病阶段不同而有不同的名称：如在卒中昏迷期间称为仆击、大厥、薄厥，半身不遂者则有偏枯、偏风、身偏不用、风痱等。在病因方面，认识到感受外邪，烦劳暴怒可以诱发本病。如《灵枢·刺节真邪》云："虚邪偏客于身半，其入深，内居营卫，营卫稍衰，则真气去，邪气独留，发为偏枯。"《素问·生气通天论》云："阳气者，大怒则形气绝，而血菀于上，使人薄厥。"《素问·调经论》云："血之与气，并走于上，则为大厥，厥则暴死，气复反则生，不反则死。"此外，还认识到本病的发生与体质、饮食有密切的关系。如《素问·通评虚实论》曾经明确指出："……仆击，偏枯……肥贵人则膏粱之疾也。"这些论述验之于临床，基本是正确的。在《内经》理论指导下，历代医家对中风的病因和治法做了进一步的探讨和发挥。大体可划分为两个阶段。在唐宋以前，以"外风"学说为主，多从"内虚邪中"立论。如《灵枢》所说"真气去，邪气独留"；东汉的张仲景认为"络脉空虚"，风邪人中是本病发生的主因，并以邪中深浅、病情轻重而分为中经中络、中脏中腑。在治疗上，主要以疏风散邪、扶助正气为法，《千金方》小续命汤和《素问病机气宜保命集》大秦艽汤均为代表方。唐宋以后，特别是金元时期，突出以"内风"立论，是中风病因学说的一大转折。如张元素认为病因是热，他说："风本生于热，以热为本，以风为标。"刘河间则主"心火暴盛"论。李东垣认为属"正气自虚"。《医学发明·中风有三》说："中风者，非外来风邪，乃本气自病也。凡人年逾四旬，多有此疾。"朱丹溪主张"湿痰生热"，《丹溪心法·论中风》指出："东南之人，有风病者，非风也，皆湿土生痰，痰生热，热生风也"。元代王履提出"真中""类中"病名。《医经溯洄集·中风辨》指出："因于风者，真中风也；因于火、因于气、因于湿者，类中风，而非中风也。"其后，明代张景岳认为本病与外风无关，而倡导"非风"之说，并提出"内伤积损”的论点。《景岳全书·非风》言：“非风一症，即时人所谓中风症也。此症多见卒倒，卒倒多由昏愦，本皆内伤积损颓败而然，原非外感风寒所致。”同代医家李中梓将中风中脏腑明确分为闭、脱二证。至清代叶天士始明确以“内风”立论，《临证指南医案·中风》进一步阐明了“精血衰耗，水不涵木……肝阳偏亢，内风寸起”的发病机理，并提出滋阴熄风，补阴潜阳，以及开闭、固脱等法。王清任指出中风半身不遂，偏身麻木是由于“气虚血瘀”所致，立补阳还五汤治疗偏瘫，至今仍为临床常用。近代医家张伯龙、张山雷等总结前人经验，进一步探讨发病机理，认识到本病的发生主要在于肝阳化风，气血并逆，直冲犯脑。至此对中风的病因病机和治法认识渐趋深化。

【病因病机】

一、病因

1．内伤积损

素体阴亏血虚，阳盛火旺，风火易炽，或年老体衰，肝肾阴虚，肝阳偏亢，复因将息失宜，致使阴虚阳亢，气血上逆，上蒙神窍，突发本病。正如《景岳全书·非风》说：“卒倒多由昏愦，本皆内伤积损颓败而然。”

2. 劳欲过度

《素问·生气通天论》说：“阳气者，烦劳则张。”烦劳过度，耗气伤阴，易使阳气暴涨，引动风阳上旋，气血上逆，壅阻清窍；纵欲过度，房事不节，亦能引动心火，耗伤肾水，水不制火，则阳亢风动。

3. 饮食不节

嗜食肥甘厚味、丰香炙博之物，或饮酒过度，致使脾失健运，聚湿生痰，痰湿生热，热极生风，终致风火痰热内盛，窜犯络脉，上阻清窍。此即《丹溪心法·论中风》所言：“湿土生痰，痰生热，热生风也。”

4. 情志所伤

五志过极，心火暴甚，可引动内风而发卒中，其中以郁怒伤肝为多。平素忧郁恼怒，情志不畅，肝气不舒，气郁化火，则肝阳暴亢，引动心火，气血上冲于脑，神窍闭阻，遂致卒倒无知。或长期烦劳过度，精神紧张，虚火内燔，阴精暗耗，日久导致肝肾阴虚，阳亢风动。此外，素体阳盛，心肝火旺之青壮年，亦有遇怫郁而阳亢化风，以致突然发病者。

5. 气虚邪中

气血不足，脉络空虚，尤其在气候突变之际，风邪乘虚人中，气血痹阻，或痰湿素盛，形盛气衰，外风引动内风，痰湿闭阻经络，而致㖞僻不遂。

二、病机

中风的形成虽有上述各种原因，但其基本病机总属阴阳失调，气血逆乱。病位在心脑，与肝肾密切相关。《素问·脉要精微论》说："头者，精明之府。"李时珍在《本草纲目》中亦指出脑为"元神之府"。"精明""元神"均指主宰精神意识思维活动功能而言，因此可以认神明为心脑所主。病理基础则为肝肾阴虚。因肝肾之阴下虚，则肝阳易于上亢，复加饮食起居不当，情志刺激或感受外邪，气血上冲于脑，神窍闭阻，故猝然昏仆，不省人事。病理因素主要为风、火、痰、瘀，其形成与脏腑功能失调有关。如肝肾阴虚，阳亢化火生风，或五志化火动风。脾失健运，痰浊内生，或火热炼液为痰。暴怒血菀于上，或气虚无力推动，皆可致瘀血停滞。四者之间可互相影响或兼见同病，如风火相煽，痰瘀互结等。严重时风阳痰火与气血阻于脑窍，横窜经络，出现昏仆、失语，㖞僻不遂。

病理性质多属本虚标实。肝肾阴虚，气血衰少为致病之本，风、火、痰、气、瘀为发病之标，两者可互为因果。发病之初，邪气鸱张，风阳痰火炽盛，气血上菀，故以标实为主；如病情剧变，在病邪的猛烈攻击下，正气急速溃败，可以正虚为主，甚则出现正气虚脱。后期因正气未复而邪气独留，可留后遗症。由于病位浅深、病情轻重的不同，又有中经络和中脏腑之别。轻者中经络，重者中脏腑。若肝风夹痰，横窜经络，血脉瘀阻，气血不能濡养机体，则见中经络之证，表现为半身不遂，口眼㖞斜，不伴神志障碍；若风阳痰火蒙蔽神窍，气血逆乱，上冲于脑，则见中脏腑重证，络损血溢。瘀阻脑络，而致猝然昏倒，不省人事。因邪正虚实的不同，而有闭脱之分及由闭转脱的演变，闭证之中腑者，因肝阳暴亢或痰热腑实，风痰上扰，见㖞僻不遂，神志欠清，大便不通；中脏者，风阳痰火内闭神窍，脑络瘀阻，则见昏仆、不省人事、肢体拘急等闭证。因于痰火瘀热者为阳闭，因于痰浊瘀阻者为阴闭。若风阳痰火炽盛，进一步耗灼阴精，阴虚及阳，阴竭阳亡，阴阳离决，则出现脱证，表现为口开目合、手撒肢冷、气息微弱等虚脱症状。由此可见，中风的发生，病机虽然复杂，但归纳起来不外虚（阴虚、血虚）、火（肝火、心火）、风（肝风、外风）、痰（风痰、湿痰）、气（气逆、气滞）、血（血瘀）六端。

恢复期因气血失调，血脉不畅而后遗经络形证。中脏腑者病情危重，但经积极抢救治疗，往往可使病人脱离危险，神志渐趋清醒，但因肝肾阴虚，气血亏损未复，风、火、痰、瘀之邪留滞经络，气血运行不畅，而仍留有半身不遂、口歪或不语等后遗症，一般恢复较难。

【辨病思路】

根据中风的临床表现特征，西医学中的急性脑血管疾病与之相近，包括缺血性中风和出血性中风，它如短暂性脑缺血发作、局限性脑梗塞、原发性脑出血和蛛网膜下腔出血等，均可参照本病进行辨证论治。

1. 具有突然昏仆，不省人事，半身不遂，偏身麻木，口眼㖞斜，言语謇涩等特定的临床表现。轻症仅见眩晕，偏身麻木，口眼㖞斜，半身不遂等。

2. 多急性起病，好发于 40 岁以上年龄。

3. 发病之前多有头晕，头痛、肢体一侧麻木等先兆症状。

4. 常有眩晕，头痛、心悸等病史，病发多有情志失调、饮食不当或劳累等诱因。

【鉴别诊断】

1. 中风与口僻

口僻俗称吊线风，主要症状是口眼㖞斜，但常伴耳后疼痛，口角流涎，言语不清，而无半身不遂或神志障碍等表现，多因正气不足、风邪入脉络、气血痹阻所致，不同年龄均可罹患。

2. 中风与厥证

厥证也有突然昏仆、不省人事之表现，一般而言，厥证神昏时间短暂，发作时常伴有四肢逆冷，移时多可自行苏醒，醒后无半身不遂、口眼㖞斜，言语不利等表现。

3. 中风与痉证

痉证以四肢抽搐、项背强直，甚至角弓反张为主症，发病时也可伴有神昏，需与中风闭证相鉴别，但痉证之神昏多出现在抽搐之后，而中风患者多在起病时即有神昏，而后可以出现抽搐。痉证抽搐时间长，中风抽搐时间短。痉证患者无半身不遂、口眼㖞斜等症状。

4. 中风与痿证

痿证可以有肢体瘫痪、活动无力等类似中风之表现，中风后半身不遂日久不能恢复者，亦可肌肉瘦削，筋脉弛缓，两者应予以区别。痿证一般起病缓慢，以双下肢瘫痪或四肢瘫痪，或肌肉萎缩，筋惕肉瞤为多见；而中风的肢体瘫痪多起病急骤，且以偏瘫不遂为主。痿证起病时无神昏，中风则常有不同程度的神昏。

【辨证要点】

1. 辨中经络、中脏腑

中经络者虽有半身不遂，口眼㖞斜、语言不利，但意识清楚；中脏腑者则昏不知人，或神志迷糊、迷蒙，伴见肢体不用。

2. 中脏腑辨闭证与脱证

闭证属实，因邪气内闭清窍所致，症见神志昏迷、牙关紧闭、口噤不开、两手握固、肢体强痉等。脱证属虚，乃为五脏真阳散脱，阴阳即将离决之候，临床可见神志昏愦无知、目合口开、四肢松懈瘫软、手撒肢冷汗多、二便自遗、鼻息低微等。此外，还有阴竭阳亡之分，并可相互关联。闭证常见于骤起，脱证则由闭证恶变转化而成，并可见内闭外脱之候。

3. 闭证当辨阳闭和阴闭

阳闭有瘀热痰火之象，如身热面赤，气粗鼻鼾，痰声如拽锯，便秘溲黄，舌苔黄腻，舌绛干，甚则舌体卷缩，脉弦滑而数。阴闭有寒湿痰浊之征，如面白唇紫，痰涎壅盛，四肢不温，舌苔白腻，脉沉滑。

4. 辨病期

根据病程长短，分为三期。急性期为发病后 2 周以内，中脏腑可至 1 个月；恢复期指发病 2 周后或 1 个月至半年内；后遗症期指发病半年以上。

【辨证论治】

中经络治以平肝熄风，化痰祛瘀通络。中脏腑闭证治当熄风清火，豁痰开窍，通腑泄热；脱证急宜救阴回阳固脱；对内闭外脱之证，则须醒神开窍与扶正固脱兼用。恢复期及后遗症期，多为虚实兼夹，当扶正祛邪，标本兼顾，治宜平肝熄风、化痰祛瘀与滋养肝肾、益气养血并用。

（一）中经络

1. 风痰入络证

症状：肌肤不仁，手足麻木，突然发生口眼㖞斜，语言不利，口角流涎，舌强语謇，甚则半身不遂，或兼见手足拘挛，关节酸痛等症，舌苔薄白，脉浮数。

治法：祛风化痰通络。

方药：真方白丸子加减。本方化痰通络，用于治疗风痰入客经络，症见口眼㖞斜，舌强不语，手足不遂等症。

方中半夏、南星、白附子祛风化痰，天麻、全蝎熄风通络，当归、白芍、鸡血藤、稀莶草养血祛风。语言不清者，再加菖蒲、远志祛痰宣窍；痰瘀交阻，舌紫有瘀斑，脉细涩者，可酌加丹参、桃仁、红花、赤芍等活血化瘀。

2. 风阳上扰证

症状：平素头晕头痛，耳鸣目眩，突然发生口眼㖞斜，舌强语謇，或手足重滞，甚则半身不遂等症，舌质红苔黄，脉弦。

治法：平肝潜阳，活血通络。

方药：天麻钩藤饮加减。本方平肝熄风镇潜，用于阳亢风动，晕眩，肢麻等症。

方中天麻、钩藤平肝熄风，珍珠母、石决明镇肝潜阳，桑叶、菊花清肝泄热，黄芩、山栀清肝泻火，牛膝活血化瘀，引气血下行。夹有痰浊，胸闷，恶心，苔腻，加陈胆星、郁金；头痛较重，加羚羊角、夏枯草以清肝熄风；腿足重滞，加杜仲、寄生补益肝肾。

3. 阴虚风动证

症状：平素头晕耳鸣，腰酸，突然发生口眼㖞斜，言语不利，手指瞤动，甚或半身不遂，舌质红苔腻，脉弦细数。

治法：滋阴潜阳，熄风通络。

方药：镇肝熄风汤加减。本方既补肝肾之阴，又能熄风潜阳，用于阴虚风动之眩晕、头痛、舌强、肢颤等。

方中白芍、天冬、玄参、枸杞子滋阴柔肝熄风，龙骨、牡蛎、龟板、代赭石镇肝潜阳，牛膝、当归活血化瘀，且引血下行；天麻，钩藤平肝熄风。痰热较重，苔黄腻，泛恶，加胆星、竹沥、川贝母清热化痰；胸中烦热，加栀子、黄芩清热除烦。

（二）中脏腑

1. 闭证

闭证的主要症状是突然昏仆，不省人事，牙关紧闭，口噤不开，两手握固，大小便闭，肢体强痉。

（1）痰热腑实证

症状：素有头痛眩晕，心烦易怒，突然发病，半身不遂，口舌㖞斜，舌强语謇或不语，神志欠清，肢体强急，痰多而黏，伴腹胀，便秘，舌质暗红，或有瘀点瘀斑，苔黄腻，脉弦滑或弦涩。

治法：通腑泄热，熄风化痰。

方药：桃仁承气汤加减。本方能通腑泄热，可用于中风急性期痰热腑实之证。

方中桃仁、大黄、芒硝、枳实通腑泄热，凉血化瘀；陈胆星、黄芩、全瓜蒌清热化痰；桃仁、赤芍、丹皮凉血化瘀；牛膝引气血下行。头痛，眩晕严重者，加钩藤、菊花、珍珠母平肝降逆，加生地黄、沙参、夜交藤养阴安神。

（2）痰火瘀闭证

症状：烦躁不安，彻夜不眠，面赤身热，气粗口臭，躁扰不宁，苔黄腻，脉弦滑而数。

治法：熄风清火，豁痰开窍。

方药：羚羊钩藤汤加减。本方功能凉肝熄风，清热化痰，养阴舒筋。蒙蔽清窍而见眩晕、痉厥和抽搐等症者，另可服至宝丹或安宫牛黄丸以清心开窍，亦可用醒脑静或清开灵注射液静脉滴注。

方中羚羊角（或山羊角）、钩藤、珍珠母、石决明平肝熄风，胆星、竹沥、半夏、天竺黄、黄连清热化痰，菖蒲、郁金化痰开窍。若痰热阻于气道，喉间痰鸣辘辘，可服竹沥水、猴枣散以豁痰镇惊；肝火旺盛，面红目赤，脉弦劲有力，宜酌加龙胆草、山栀、夏枯草、代赭石、磁石等清肝镇摄之品；腑实热结，腹胀便秘，苔黄厚，宜加生大黄、元明粉、枳实；痰热伤津，舌质干红，苔黄糙者，宜加沙参、麦冬、石斛。

2. 脱证（阴竭阳亡）

症状：突然昏仆，不省人事，目合口张，鼻鼾息微，手撒肢冷，汗多，大小便自遗，肢体软，脉微阴阳欲绝。

治法：醒神开窍，回阳救逆。

方药：参附汤合生脉散加味，参附汤补气回阳，用于阳气衰微，肢冷欲脱；生脉散益气养阴，用于津气耗竭。两方同用功能益气回阳，救阴固脱，主治阴竭阳亡之证。亦可用参麦注射液或生脉注射液静脉滴注。

方中人参、附子补气回阳；麦冬、五味子养阴生津。

（三）恢复期

中风病急性阶段经抢救治疗，若神志渐清，痰火渐平，饮食稍进，渐入恢复期，但后遗症有半身不遂、口眼㖞斜、语言謇涩或失音等，此时须积极治疗并加强护理，针灸与药物治疗并进，可以提高疗效。药物治疗根据病情可采用标本兼顾或先标后本等治法，治标宜搜风化痰、通络行瘀，其中肝阳偏亢者，可采用平肝潜阳法。治本宜补益气血，滋养肝肾或阴阳并补。

1. 风痰瘀阻证

症状：口眼㖞斜，舌强语謇或失语，半身不遂，舌淡苔白，脉滑数。

治法：搜风化痰，行瘀通络。

方药：解语丹加减。本方祛风化痰活络，治风痰阻于廉泉、舌强不语等。

方中天麻、胆星、天竺黄、半夏、陈皮熄风化痰，地龙、僵蚕、全蝎搜风通络，稀签草、桑枝、鸡血藤、丹参、红花祛风活血通络。

2. 气虚络瘀证

症状：肢体偏枯不用，肢软无力，面色萎黄，舌质淡紫或有瘀斑，苔薄白，脉细涩或细弱。

治法：益气养血，化瘀通络。

方药：补阳还五汤加减。本方益气养血，化瘀通络，适用于中风恢复阶段，气虚血滞，而无风阳痰热表现之半身不遂，口眼㖞斜，或语言謇涩之症。

肢冷，阳失温煦，加桂枝温经通脉；腰膝酸软，加川续断、桑寄生、杜仲以壮筋骨，强腰膝。

3. 肝肾亏虚证

症状：半身不遂，患肢僵硬淡红，拘挛变形，舌强不语，或偏瘫，肢体肌肉萎缩，舌红脉细。

治法：滋养肝肾。

方药：左归丸合地黄饮子加减。左归丸功专滋补肝肾真阴，用于精血不足，不能荣养筋脉，腰膝酸软，肢体不用等症；地黄饮子功能滋肾阴，补肾阳，开窍化痰，用于下元虚衰，虚火上炎，痰浊上泛所致之舌强不语、足废不用等症。

方中干地黄、首乌、枸杞、山萸肉补肾益精，麦冬、石斛养阴生津，当归、鸡血藤养血和络。加减：若腰酸腿软较甚，加杜仲、桑寄生、牛膝补肾壮腰；肾阳虚，加巴戟天、苁蓉补肾益精，附子、肉桂温补肾阳；夹有痰浊，加菖蒲、远志、茯苓化痰开窍。

典型病例：

患者王某，女，54岁。

初诊：2019年10月14日。

现病史：素有高血压病史，旬日前突然卒中，经中西医结合抢救好转。刻下：神志时清时昧，右半身不遂，言语謇涩，便秘，脉弦小，舌质红少津。证属肾阴不足，水不涵木，风阳陡动，夹痰热内阻，上蒙心窍，仿地黄饮子之意。

处方：大生地18g，北沙参18g，麦冬15g，川石斛(先煎)18g，甜苁蓉12g，朱远志6g，丹参12g，炒槐花12g，天竺黄9g，广郁金9g，细石菖蒲9g。6剂。

二诊：10月20日。神志已清，右半身稍能活动，略能进食，但言语尚謇涩，舌红脉细。辨证为风阳渐平，肾阴损伤未复，痰热已有化机，再守原意增损。前方去广郁金，天竺黄，加大地龙6克。12剂。

三诊：11月6日。右半身活动日见好转，言语謇涩亦渐清晰，纳增，二便正常，舌红已润，脉细。辨证为肾阴损伤渐复，风阳痰热亦得以改善，继续调补心肾。

处方：生地黄12g，北沙参18g，麦冬15g，川石斛（先煎）18g，甜苁蓉12g，制首乌15g，朱茯苓9g，朱远志6g，丹参12g，炒枣仁9g，淮小麦30g，怀牛膝9g。14剂。上方服完，言语已清，右半肢体已能活动，且可扶杖行走，舌红润，脉细小。卒中在恢复之中，仍应前法调理以善后。

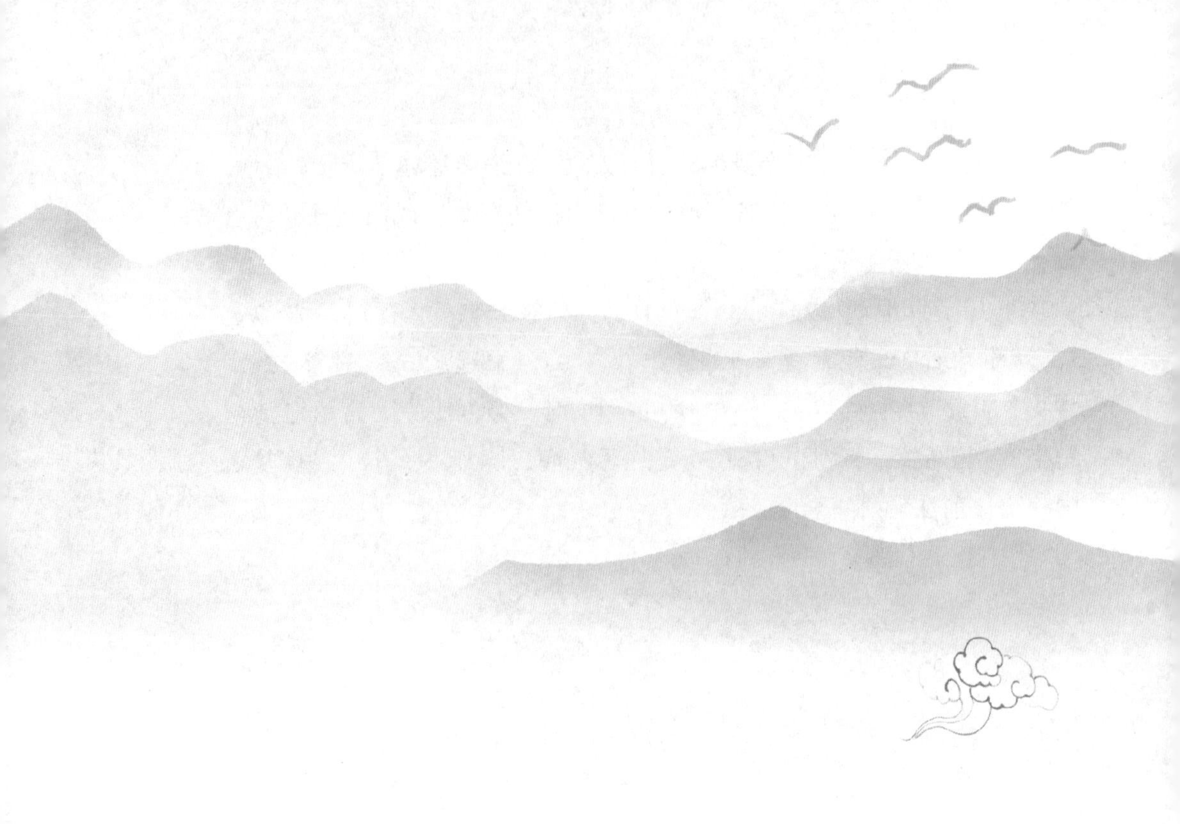

痰饮

痰饮是体内水液不归正化所导致的一类病证，以不同的形式反映疾病过程中多种复杂症状、体征的内在本质。痰饮既可是病因，也可是病理产物或临床表现，还可以是疾病过程中的病机概括。痰与饮广义上相互涵盖，狭义上各有特点又相互转化，且常常同时存在而密不可分，故一般以痰饮并称。痰饮所涉及临床病症广泛，表现复杂。西医学中的慢性支气管炎、支气管哮喘、渗出性胸膜炎、慢性胃炎、心力衰竭、肾炎水肿等出现痰饮表现者，可参考本病辨证论治。

痰饮发病机理主要责之中阳素虚，复加外感寒湿、饮食、劳欲所伤，三焦气化失宣，肺脾肾对津液的通调转输蒸化失职，阳虚阴盛，水饮内停。辨证首应根据痰饮、悬饮、溢饮、支饮的饮停部位不同，掌握体虚邪实的特点，从症状区别标实与本虚的主次。治疗当以温化为原则。因痰饮总属阳虚阴盛，本虚标实之证，故健脾、温肾为其正治，发汗、利水、攻逐，乃属治标的权宜之法，待水饮渐去，仍当温补脾肾，扶正固本，以杜水饮生成之源。凡有痰饮病史者，平时应避免风寒湿冷，注意保暖，饮食宜清淡，忌甘肥、生冷，戒烟酒，注意劳逸适度，以防诱发。

痰饮是指体内水液输布、运化失常，停留或渗注于体内某一或多个部位而发生的病证。当水饮停留于胃肠则为狭义的痰饮，而饮停于胁下、肢体、胸肺时又分别称于悬饮、溢饮和支饮，四者总称为广义的痰饮。痰和饮又有区别，一般质地较稠浊的称为痰，清稀的称为饮。

【病因病机】

痰饮形成的病因为素体阳虚、外感寒湿、饮食不节或劳欲久病。

1. 素体阳虚

饮为阴邪，故多见于阳气虚弱之体。素体脾阳不足，失于运化，水停为饮；或素体肾阳虚衰，不能蒸腾汽化，水饮内停，甚至上凌心肺。

2. 外感寒湿

寒湿之邪，易伤阳气，阳气受损，则津液易于停聚。若气候寒冷潮湿，或冒雨涉水，或坐卧湿地，寒湿之邪侵袭肌表，困遏卫阳，使肺不能宣发、敷布津液；或寒湿之邪由表及里，中阳受困，脾失健运，水津停聚而成痰饮。

3. 饮食不节

恣食生冷、暴饮过量；或炎夏受热及饮酒后过食生冷，冷热交结，中阳被遏，脾失健运，水液停聚而为痰饮。

4. 劳欲久病

劳倦、纵欲太过，或年老、久病体虚，伤及脾肾之阳，水液失于输布、蒸化，可停而成饮。

正常水液的运化、输布，主要依靠肺、脾、肾三脏和三焦的气化作用。痰饮发病的基本病机为肺、脾、肾三脏功能失调，三焦气化不利，津液停聚。其病变脏腑为肺、脾、肾、三焦，以脾为主。

【辨证要点】

1. 辨部位

辨明饮邪停聚的部位，即可区分不同的证候。痰饮：心下满闷，呕吐清水痰涎，胃肠沥沥有声，形体昔肥今瘦，属饮停胃肠；悬饮：胸胁饱满，咳唾引痛，喘促不能平卧，或有肺痨病史，属饮流胁下；溢饮：身体疼痛而沉重，甚则肢体浮肿，当汗出而不汗出，或伴咳喘，属饮溢肢体；支饮：咳逆倚息，短气不得平卧，其形如肿，属饮邪支撑胸肺。

2. 明虚实

痰饮的病理性质总属阳虚阴盛、本虚标实。本虚指阳气不足，标实为水饮留聚。在疾病发展的不同阶段，有以本虚为主的，有以标实为主的。无论病之新久，都要根据症状辨别二者主次。

3. 分兼夹

痰饮虽为阴邪，寒证居多，但亦有郁久化热者。初起若有寒热见症，为夹表邪；饮积不化，气机升降受阻，常兼气滞。

4. 预后转归

痰饮之病，主要为肺、脾、肾三脏气化功能失常所致，若施治得法，一般预后尚佳。若饮邪内伏或久留体内，其病势多缠绵难愈，且易因感外邪或饮食不当而诱发。《金匮要略》根据脉诊推断痰饮病的预后，认为久病正虚而脉弱，是脉证相符，可治；如脉反实大而数，是正衰邪盛，病为重危之候；脉弦而数，亦为难治之证，因饮为阴邪，脉当弦或沉，如脉数乃脉证相反之征。

【鉴别诊断】

1. 痰饮与痰证

广义痰饮四种类型均各有其固有的病位和表现，悬饮、溢饮、支饮都不难区别。狭义痰饮其病位应在胃肠，主要表现是心下满闷，呕吐清水痰涎，胃肠沥沥有声。而其他疾病中所出现的痰证，则应以相应疾病的特有表现为主，痰证常作为阶段性病情而出现，病位也不局限在胃肠。

2. 悬饮与胸痹

二者均有胸痛。但胸痹为胸膺部或心前区闷痛，有压榨感，且可引及左侧肩背或左臂内侧，常于劳累、饱餐、受寒或情绪波动后突然发作，一般历时较短，休息或用药后可缓解。而悬饮为胸胁胀痛，持续不解，多伴咳唾引痛，转侧、呼吸时引痛或痛加，胁间饱满，并有咳嗽、咳痰等肺系病候。

3. 溢饮与风水证

水肿之风水相搏证可分为表实、表虚两个类型。表实者，水肿而无汗，身体疼痛，与水泛肌表之溢饮基本相同。如见肢体浮肿而汗出恶风，则属表虚，与溢饮有异。

4. 支饮与肺胀、喘证、哮病

这些病证均有咳逆上气、喘满、咳痰等表现。但肺胀是肺系多种慢性疾患日久渐积而成；喘证是多种急慢性疾病的重要主症；哮病是呈反复发作的一个独立疾病；支饮是痰饮的一个类型，因饮邪支撑胸肺而致；文献另有伏饮记载，是指伏而时发的饮证。支饮与肺胀、喘证、哮病的发生、发展、转归虽有不同，但亦有一定联系。如肺胀在急性发病阶段，可以表现支饮证候；喘证的肺寒、痰饮两证，又常具支饮特点；哮病又属于伏饮范围。

【辨证论治】

临症分型为：痰饮之脾阳虚弱证、饮留胃肠证，悬饮之邪犯胸肺证、饮停胸胁证、络气不和证、阴虚内热证，溢饮之表寒里饮证，支饮之寒饮伏肺证、脾肾阳虚证。

本病治疗原则：一是要注重温化。因饮为阴邪，得温则行，遇寒易凝。通过温阳以化气，则饮易化且水易行，饮随水散。二是遵元代王硅“因痰而致病者，先治其痰，后调余病；因病而致痰者，先调其病，后逐其痰”，也就是以治病因为主，同时化痰蠲饮。气滞为病者，当理气行气为主，治以理气化痰；血滞血瘀为病者，当活血化瘀为主，痰瘀同治。阳气亏虚失于气化者，当温补阳气为主，治以温阳化饮；脾虚失运而水饮内停者，当补脾为主，治以燥湿健脾、淡渗利水。同时还当区分表里虚实以论治。水饮壅盛者，应祛饮以治标；邪在表者，当温散发汗；邪在里者，应温化利水；正虚者补之，邪实者攻之。如属邪实正虚，则当消补兼施；饮热相杂者，又当温清并用。

（一）痰饮

1. 脾阳虚弱证

症状：胸胁支撑胀满，心下痞闷，胃脘有振水声，脘腹喜温畏冷，泛吐清水痰涎，或饮入易吐，或口渴不欲饮水，伴头晕目眩，心悸气短，纳食量少，大便或溏，形体逐渐消瘦，舌苔白滑，脉弦细而滑。

治法：温脾化饮。

方药：苓桂术甘汤合小半夏加茯苓汤加减。胸满，心下痞者，加薤白、瓜蒌祛痰宽胸消痞；泛吐清水者，加吴茱萸温脾散寒；心悸气短者，加黄芪补气升阳；便溏者，加薏苡仁健脾利水；苔白滑而灰，气短重者，加制附子加强温阳散寒化饮之力。

2. 饮留胃肠证

症状：心下坚满，脘痛，自利，利后而反快，虽利心下续坚满，或水走肠间，沥沥有声，或腹满，或便秘，口舌干燥，舌苔腻，色白或黄，脉沉弦或伏。

治法：攻下逐饮。

方药：甘遂半夏汤或己椒苈黄丸加减。心下坚而满者，加陈皮、厚朴行气散饮；心下痛者，加木香理气止痛；利下腹满反复者，是正气已伤，加干姜温脾助阳，加黄芪、白术补中益气；肠鸣腹满者，加枳壳、大腹皮理气；口干舌燥者，加天花粉、葛根生津；苔腻者，加砂仁、陈皮化湿。

（二）悬饮

1. 邪犯胸肺证

症状：寒热往来，身热起伏，汗少，或发热却不恶寒，有汗但热不解，咳嗽痰少，气急，胸胁刺痛，呼吸或转侧则疼痛加重，心下痞硬，干呕，口苦，咽干，舌苔薄白或黄，脉弦数。

治法：和解宣利。

方药：柴枳半夏汤加减。痰饮内结，肺失肃降，见咳逆气急者，加白芥子、桑白皮化痰泻肺；咳嗽而痰难出者，加浙贝母、鲜竹沥化痰祛痰；胁痛较甚者，加郁金、桃仁、延胡索以通络止痛；心下痞硬，口苦，干呕者，加黄连以配半夏、瓜蒌，苦辛开痞散结；身热盛而汗出，咳嗽气粗者，去柴胡，加麻黄、杏仁、石膏清热宣肺化痰。

2. 饮停胸胁证

症状：胸胁疼痛，咳唾引痛，痛势较前减轻，但呼吸困难加重，咳嗽气喘，呼吸急促，难于平卧，或仅能偏卧于停饮的一侧，病侧肋间胀满，甚则见病侧胸廓隆起，舌苔白，脉沉弦或弦滑。

治法：泻肺祛饮。

方药：椒目瓜蒌汤合十枣汤或控涎丹加减。如用十枣汤或控涎丹峻下逐水，剂量均应从小量递增，一般连服 3 ~ 5 日，必要时停二三日后再服。应注意顾护胃气，如药后呕吐、腹痛、腹泻过剧，宜减量或停服。痰浊偏盛，胸部满闷，舌苔浊腻者，加薤白、杏仁通阳宽胸宣肺；如水饮久停难去，胸胁支满，体弱，食少者，加桂枝、白术、甘草等通阳健脾化饮，不宜再予峻攻，徒劳伤正；咳喘不减者，加桔梗、枇杷叶、杏仁宣发肺气。

3. 络气不和证

症状：胸胁疼痛，如灼如刺，胸闷不舒，呼吸不畅，或有闷咳，甚则迁延，经久不已，阴雨天更甚，可见病侧胸廓变形，舌苔薄，舌质黯，脉弦。

治法：理气和络。

方药：香附旋覆花汤加减。痰气郁阻，胸闷苔腻者，加瓜蒌、枳壳豁痰开痹；久痛入络，痛势如刺者，加桃仁、红花、乳香、没药活血通络；饮留不净者，胁痛迁延，经久不已，可加通草、路路通、冬瓜皮祛饮通络；病久多正气已伤，可加黄芪、茯苓益气扶正。

4. 阴虚内热证

症状：呛咳时作，咯吐少量黏痰，口干咽燥，或伴午后潮热，颧红，心烦，手足心热，盗汗，或伴胸胁闷痛，病久不复，形体消瘦，舌质偏红，少苔，脉小数。

治法：滋阴清热。

方药：沙参麦冬汤合泻白散加减。潮热显著者，可加鳖甲、功劳叶以清虚热；虚热灼津成痰，咳嗽咳痰者，加百部、川贝母；胸胁闷痛者，加瓜蒌皮、广郁金、丝瓜络化痰通络；日久积液未尽，加牡蛎、泽泻利水化饮；兼有神疲、气短、易汗者，加太子参、黄芪、五味子补气助肺。

（三）溢饮

表寒里饮证

症状：身体沉重疼痛，甚则肢体浮肿，恶寒，无汗，或伴咳喘，痰多白沫，胸闷，干呕，口不渴，舌质淡，苔白，脉弦紧。

治法：发表化饮。

方药：小青龙汤加减。表寒外束，内有郁热，伴有发热、烦躁、苔白而兼黄者，加石膏以清泄内热；若表寒之象已不显著，改用大青龙汤以发表清里；水饮内聚而见肢体浮肿明显、尿少者，加茯苓、猪苓、泽泻利水消饮；饮邪犯肺，喘息痰鸣不得卧者，加杏仁、射干、葶苈子降气平喘。

（四）支饮

1. 寒饮伏肺证

症状：咳逆喘满，不得平卧，咯吐白沫痰涎，清稀量多，经久难愈，天冷受寒加重，甚者伴面浮跗肿，或平素伏而不作，遇寒即发，形寒发热，背痛，腰痛，目泣自出，身体振振瞤动，舌苔白滑或白腻，脉弦紧。

治法：宣肺化饮。

方药：小青龙汤加减。饮邪壅实，咳逆喘急、胸痛烦闷者，加甘遂、大戟峻逐水饮，以缓其急。无寒热、身痛等表证，动则喘甚、易汗出，为肺气已虚，可改用苓甘五味姜辛汤。若饮多寒少，外无表证，喘咳痰稀或不得息，胸满气逆者，可用葶苈大枣泻肺汤加白芥子、莱菔子以泻肺祛饮。久病邪实正已虚，饮郁化热，喘满胸闷、心下痞坚、烦渴、面色黧黑、苔黄而腻、脉沉紧，或经吐下而不愈者，当行水散结，补虚清热，用木防己汤加减。水邪结实者，去石膏，加茯苓、芒硝导水破结。若痰饮久郁，酿生痰热，损伤肺阴，喘咳、咳痰稠厚而黄、口干咽燥、舌红少津、脉细滑数，用麦门冬汤加瓜蒌、川贝母、木防己、海蛤粉、黄芩养肺生津，清化痰热。

2. 脾肾阳虚证

症状：喘促动则为甚，心悸，气短，或伴咳嗽气怯，痰多，食少，胸闷，怯寒肢冷，神疲，少腹拘急，脐下动悸，小便不利，足跗浮肿，或吐涎沫而头目昏眩，舌体胖大，质淡，苔白润或腻，脉沉细而滑。

治法：温脾补肾，以化水饮。

方药：金匮肾气丸合苓桂术甘汤加减。痰涎壅盛，食少痰多者，可加半夏、陈皮化痰和中；水湿偏盛，足肿，小便不利，四肢沉重疼痛者，可加薏苡仁、猪苓、泽兰利水除湿；津血同源，痰瘀互生，久病多唇舌紫绀，加泽兰、川牛膝、益母草化瘀行水。脐下悸，吐涎沫，头目昏眩，是饮邪上犯、虚中夹实之候，可用五苓散化气行水。

典型病例一：

患者刘某，女，43岁。

初诊：2018年04月22日。

主诉：胸闷、咳嗽、咯吐大量痰涎3年，加重2个月。

现病史：患者3年前无明显诱因出现胸闷、咳嗽、咯吐大量痰涎，曾于当地医院住院治疗后好转，之后病情间断反复发作。2 个月前因受凉后病情加重，现胸闷，咳嗽咳痰，痰涎清稀，色白量多，每日咯吐清稀痰涎约 500mL。纳少，寐差，常感背部有一拳头大小处寒冷，每遇凉则诸症加重，月经量多色淡，小便少，大便溏。

门诊查体：面色淡黄，上眼睑浮肿，心音可，心率 88 次 / 分钟，律齐，未闻及杂音，双肺呼吸音略粗；腹软，肝脾未触及，全腹无压痛；双下肢无浮肿。舌淡胖边有齿痕，苔白腻，脉滑细。

辅助检查：肺部 X 光片示双肺下野纹理增粗。

中医诊断：痰饮（脾阳虚弱证）。

西医诊断：慢性支气管炎临床发作期。

治法：温阳化饮。

方药：苓桂术甘汤合小青龙汤加减。茯苓 30g，桂枝 30g，炒白术 30g，炙甘草 15g，干姜 6g，白芍 10g，清半夏 10g，五味子 10g，细辛 3g，紫菀 15g，款冬花 15g。7 剂，水煎服，日 1 剂，早晚饭后两次温服。

二诊：咳嗽、胸闷好转，咯吐痰涎量大减，背部寒凉感稍缓解，原方加葛根 15g，继服 7 剂。

三诊：咯吐痰涎明显减少，脉细，舌淡苔薄。原方茯苓、桂枝各减为 15g，余药同上。续服 7 剂后诸症消失。随访年余未复发。

典型病例二：

患者沈某，女，50 岁。

初诊：2018 年 10 月 30 日。

主诉：胸闷、憋气伴胸部隐痛 14 天。

现病史：患者 14 天前因生气后出现胸闷、憋气伴胸部隐痛，曾于当地医院住院治疗后效果不佳，遂来就诊，现胸闷、憋气伴胸部隐痛，动则加剧，夜间翻身后左侧后背部疼痛，难以入眠，偶有咳嗽、咯吐少量白痰，精神、食欲可，寐差，偶有乏力，小便少，大便尚可。

门诊查体：舌质红，苔薄白，脉弦滑。

辅助检查：胸部 CT 示：右侧中少量胸腔积液。

中医诊断：悬饮（饮停胸胁证）。

西医诊断：胸腔积液。

治法：泻肺祛饮。

方药：苓桂术甘汤合己椒苈黄丸加减。茯苓 30g，白术 10g，桂枝 10g，甘草 10g，葶苈子 30g，花椒 10g，汉防己 10g，冬瓜皮 30g，制大黄 10g，白茅根 30g，桃仁 10g，泽泻 15g，杏仁 10g，猪苓 15g，冬瓜皮 15g，生薏苡仁 30g，瓜蒌 15g，薤白 10g，延胡索 15g，川楝子 15g 。7 剂，水煎服，日 1 剂，早晚饭后两次温服。

二诊：患者胸闷、憋气及胸部隐痛减轻，尿量稍增。舌质红，苔薄白，脉弦滑。予上方继服 7 剂。

三诊：患者胸闷、憋气及胸部隐痛明显减轻，晨起偶有咳嗽咳痰，痰黏不易咯出，舌质红，苔薄白，脉弦细。肺部超声示左侧胸腔积液（少量较黏稠）。予上方加丹参 20g，桑白皮 15g，百部 15g。14 剂。

四诊：患者诸症均明显好转，舌质红，苔薄白，脉弦。肺部超声示胸腔积液消失。前方去桑白皮 15g，川楝子 15g，延胡索 15g。继服 7 剂，加以巩固疗效。后随诊未复发。

痰饮的其他治疗方法：

1. 中成药

痰饮可选健脾丸、理中丸等，悬饮可选急支糖浆、正柴胡饮，溢饮可选小青龙口服液，支饮可用桂龙咳喘宁、小青龙口服液、金匮肾气丸等。

2. 单方验方

（1）常山、甘草各 30g，水 5000mL，煎服 1000mL，去渣，加蜂蜜适量，温服，取吐，不吐再服。适用于饮停胸中。

（2）瓜蒌仁（去壳，焙）30g，炒神曲 15g，为末，每服 6g，葱白汤送服。治疗饮酒痰澼、两胁胀满、时呕吐、腹中如水声。

（3）白芥子 15g，白术 30g，为末，和捣为丸梧子大，每日服 50 丸。

适用于悬饮。

（4）吴茱萸焙干，白茯苓等分，为细末，炼蜜为丸，梧桐子大，每服 30 丸，开水送下。治饮邪上逆，不思饮食，小便不利，头晕目眩。

3. 针灸

痰饮壅肺证选定喘、风门、肺俞、中脘、丰隆、合谷等穴；痰湿中阻证选中脘、内关、足三里、丰隆、隐白、三阴交、脾俞、胃俞等穴。

4. 耳穴疗法

取肺、肾、肾上腺、交感、定喘等耳穴耳豆埋压。

5. 穴位敷贴疗法

中药悬饮贴膏（甘遂 15g、大戟 15g、葶苈子 20g、胆南星 30g 等，按传统工艺制作）外贴患侧胸壁，10 天更换，1 个月为 1 个疗程，适用于肿瘤并发恶性胸腔积液的辅助治疗。

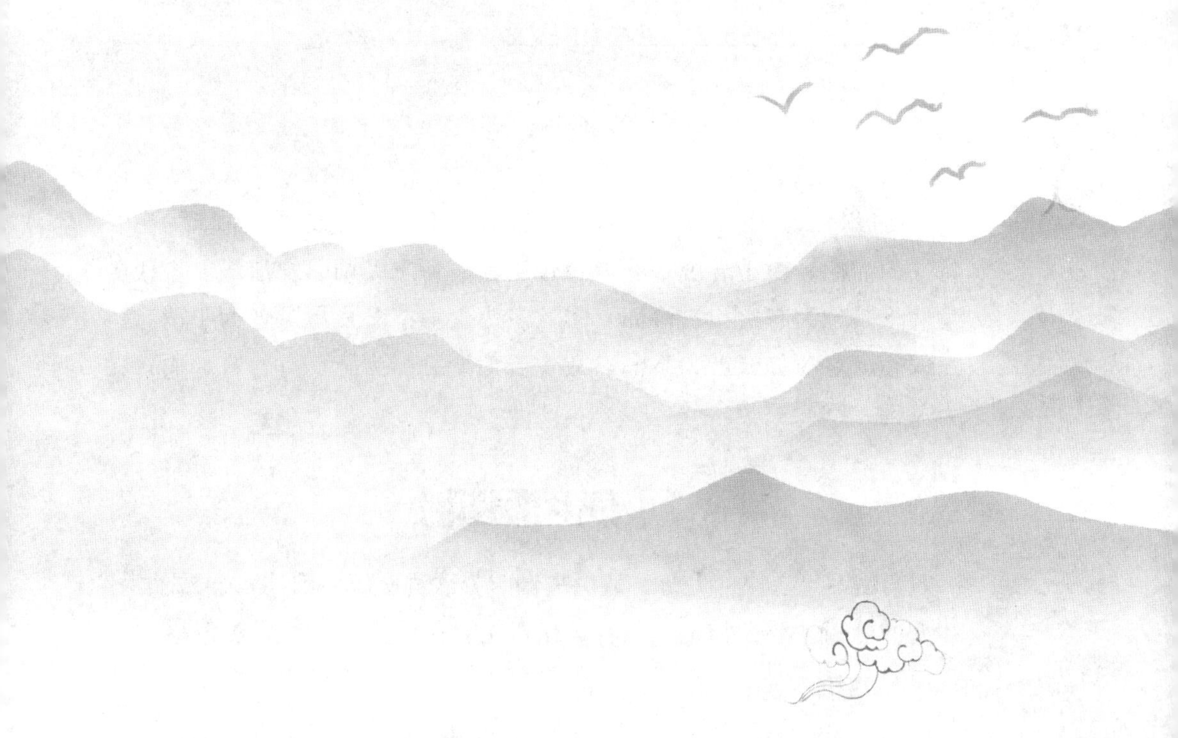

消渴

消渴是由于先天禀赋不足、饮食不节、情志失调、劳倦内伤等导致阴虚内热，表现以多饮、多食、多尿、乏力、消瘦或尿有甜味为主要症状的病证。根据消渴病的临床表现，西医学的糖尿病，其他具有多尿、烦渴的临床特点并与消渴病有某些相似之处的疾病或症状如尿崩症等，亦可参考本病辨证论治。

消渴发病常与血瘀有关。阴虚燥热即为其主要病机，亦是消渴血瘀的主要原因。阴虚内热，耗津灼液而成瘀血，或病损及阳，以致阴阳两虚，阳虚则寒凝，亦可导致血瘀。此外，也可有气阴两伤，阴阳俱虚，甚至变生他疾，尤以痈疽之类为常见，在治疗时除了滋阴治本，清热治标外，其他情况均当兼顾，还可以配合单方草药，结合生活调理，以提高疗效。

消渴是以口干多饮、多食、多尿、消瘦、乏力或尿有甜味为主要特征的病症。由于五脏虚弱，过食肥甘、情志失调引发消渴。古代医学又将其分为三类：口渴而喜多饮者为上消，多食易饥者为中消，口渴尿频，混浊如膏者为下消。故主要病变脏腑为肺、胃、肾，而肾尤为关键。

【病因病机】

禀赋不足、饮食失节、情志失调、劳欲过度等原因均可导致消渴。病变的脏腑主要在肺、胃、肾，病机主要是阴津亏损，燥热偏盛。

1. 禀赋不足

先天禀赋不足是引起消渴病的重要内在因素。《灵枢·五变》已经有“五脏皆柔弱者，善病消瘅”的描述，而其中阴虚体质最易罹患本病。

2. 饮食失节

《素问·奇病论》云：“此肥美之所发也，此人必数食甘美而多肥也，肥者令人内热，甘者令人中满，故其气上溢，转为消渴。”脾胃损伤可致运化失职，积热内蕴，化燥伤津，消谷耗液，进而发为消渴。饮食失节导致脾胃损伤常因长期过食肥甘、醇酒厚味、辛辣香燥之品所致。

3. 情志失调

长期过度的情志刺激，如郁怒伤肝，肝气郁结不得疏泄，或劳心竭虑，营谋强思等郁久化火，消灼肺胃阴津而发为消渴。正如《临证指南医案·三消》说：“心境愁郁，内火自燃，乃消证大病。”

4. 劳欲过度

《外台秘要·消渴消中》说：“房事过度，致令肾气虚耗故也，下焦生热，热则肾燥，肾燥则渴。”房劳过度，损伤肾精，可致虚火内生，火因水竭愈烈，水因火烈而易干，终致肾虚、肺燥、胃热俱现，发为消渴。

消渴病机主要在于阴津亏损，燥热偏盛，阴虚为本，燥热为标。两者互为因果，阴愈虚则燥热愈盛，燥热愈盛则阴愈虚。肺、胃、肾为主要病变脏腑，尤以肾为关键。

【辨证要点】

1. 辨病位

消渴病的“三多”症状，往往同时存在，但根据其程度的轻重不同，而有上、中、下三消之分，及肺燥、胃热、肾虚之别。通常以肺燥为主，多饮症状较突出者，称为上消；以胃热为主，多食症状较为突出者，称为中消；以肾虚为主，多尿症状较为突出者，称为下消。

2. 辨标本

本病以阴虚为主，燥热为标，两者互为因果。常因病程长短及病情轻重的不同，阴虚和燥热之表现各有侧重。一般初病多以燥热为主，病程较长者则阴虚与燥热互见，日久则以阴虚为主，进而由于阴损及阳，导致阴阳俱虚。

3. 辨本症与并发症

多饮、多食、多尿、乏力和消瘦为消渴病的基本临床表现，而易发生诸多并发症为本病的另一特点。本症与并发症的关系，一般以本症为主，并发症为次。多数患者，先见本症，随病情的发展而出现并发症。但亦有少数患者与此相反，如少数中老年患者，“三多”及消瘦的本症不明显，常由痈疽、眼疾、心脑病证等为线索，最后确诊为本病。

【辨病思路】

1. 口渴症

口渴症是指口渴饮水的一个临床症状，可出现于多种疾病过程中，尤以外感热病为多见。但这类口渴各随其所患病证的不同而出现相应的临床症状，不伴多食、多尿、尿甜、瘦削等消渴的特点。

2. 尿崩症

尿崩症以尿多如崩、尿清如水、烦渴多饮为主症，但尿糖阴性，血糖正常，尿比重低有别于消渴。禁水试验、禁水－加压素试验、高渗盐水试验、放射免疫法测加压素等可帮助诊断。

注意鉴别其他原因所致的尿糖阳性，如肾性糖尿、甲状腺功能亢进、胃空肠吻合术后、弥漫性肝病及急性应激状态。此外，服用大量维生素 C、水杨酸盐、青霉素、丙磺舒也可引起尿糖假阳性反应，但血糖及 OGTT 正常。

【鉴别诊断】

瘿病

瘿病之气郁化火、阴虚火旺证，以情绪激动、多食易饥、形体日渐消瘦、心悸、眼突、颈部一侧或两侧肿大为特征。其中多食易饥、消瘦，类似消渴病的中消，但眼球突出、颈前瘿肿有形则与消渴有别，且无消渴病的多饮、多尿、尿甜等症。

【辨证论治】

临症分型为：肺热津伤证、胃热炽盛证、气阴亏虚证、肾阴亏虚证、阴阳两虚证。

消渴的基本病机是阴虚为本，燥热为标，故清热润燥、养阴生津为本病的基本治疗原则。《医学心悟·三消》说："治上消者，宜润其肺，兼清其胃。""治中消者，宜清其胃，兼滋其肾。""治下消者，宜滋其肾，兼补其肺。"可谓深得治疗消渴之要旨。由于本病常发生血脉瘀滞及阴损及阳的病变，以及易并发痈疽、眼疾、劳嗽等症，故还应针对具体病情，及时合理地选用活血化瘀、清热解毒、健脾益气、滋补肾阴、温补肾阳等治法。

（一）上消

肺热津伤证

症状：口渴多饮，口舌干燥，尿频量多，烦热多汗，舌边尖红，苔薄黄，脉洪数。

治法：清热润肺，生津止渴。

方药：消渴方加减。若烦渴不止，小便频数，而脉数乏力者，为肺热津亏，气阴两伤，可选用玉泉丸或二冬汤。玉泉丸中，以人参、黄芪、茯苓益气，天花粉、葛根、麦冬、乌梅、甘草等清热生津止渴。二冬汤中，重用人参益气生津，天冬、麦冬、天花粉、黄芩、知母清热生津止渴。二方同中有异，前者益气作用较强，而后者清热作用较强，可根据临床需要选用。

（二）中消

1. 胃热炽盛证

症状：多食易饥，口渴，尿多，形体消瘦，大便干燥，苔黄，脉滑实有力。

治法：清胃泻火，养阴增液。

方药：玉女煎加减。大便秘结不行，可用增液承气汤润燥通腑，“增水行舟”，待大便通后，再转上方治疗。本证亦可选用白虎加人参汤。方中以生石膏、知母清肺胃，除烦热，人参益气扶正，甘草、粳米益胃护津，共奏益气养胃、清热生津之效。

2. 气阴亏虚证

症状：口渴引饮，能食与便溏并见，或饮食减少，精神不振，四肢乏力，体瘦，舌质淡红，苔白而干，脉弱。

治法：益气健脾，生津止渴。

方药：七味白术散加减。肺有燥热，加地骨皮、知母、黄芩清肺；口渴明显，加天花粉、生地养阴生津；气短汗多，加五味子、山萸肉敛气生津；食少腹胀，加砂仁、鸡内金健脾助运。

（三）下消

1. 肾阴亏虚证

症状：尿频量多，混浊如脂膏，或尿甜，腰膝酸软，乏力，头晕耳鸣，口干唇燥，皮肤干燥，瘙痒，舌红苔少，脉细数。

治法：滋阴固肾。

方药：六味地黄丸加减。阴虚火旺而烦躁，五心烦热，盗汗，失眠者，加知母、黄柏滋阴泻火；尿量多而混浊者，加益智仁、桑螵蛸等益肾缩尿；气阴两虚而伴困倦，气短乏力，舌质淡红者，加党参、黄芪、黄精益气；烦渴，头痛，唇红舌干，呼吸深快，阴伤阳浮者，用生脉散加天门冬、鳖甲、龟板育阴潜阳；见神昏、肢厥、脉微细等阴竭阳亡危象者，可合参附龙牡汤益气敛阴，回阳救脱。

2. 阴阳两虚证

症状：小便频数，混浊如膏，甚至饮一溲一，面容憔悴，耳轮干枯，腰膝酸软，四肢欠温，畏寒肢冷，阳痿或月经不调，舌苔淡白而干，脉沉细无力。

治法：滋阴温阳，补肾固涩。

方药：金匮肾气丸加减。尿量多而混浊者，加益智仁、桑螵蛸、覆盆子、金樱子等益肾收摄；身体困倦，气短乏力者，可加党参、黄芪、黄精补益正气；阳痿，加巴戟天、淫羊藿、肉苁蓉；阳虚畏寒者，可酌加鹿茸粉 0.5g 冲服，以启动元阳，助全身阳气之生化。

典型病例一：

患者高某，男，50 岁。

初诊：2018 年 11 月 10 日。

主诉：口干、多饮伴乏力 2 年余，加重 3 天。

现病史：患者 2 年前无明显诱因出现口干、多饮伴乏力，于当地医院门诊就诊，查随机血糖为 14.6mmol/L，诊断为 2 型糖尿病，予二甲双胍片口服（具体剂量不详）后症状缓解。近 3 天来，患者因不规律口服药物而出现口干、多饮伴乏力症状加重，纳可，寐差，小便频数，色黄，大便干，3 ~ 4 日 1 行。

门诊查体：舌质红，苔薄黄少津，脉细数。

辅助检查：空腹血糖 16.33mmol/L，血压 120/70mmHg。

中医诊断：消渴病（气阴亏虚证）。

西医诊断：2 型糖尿病。

治法：益气健脾，生津止渴。

方药：七味白术散加减。人参 6g，木香 10g，茯苓 15g，黄芪 30g，葛根 15g，地骨皮 30g，桑叶 30g，天花粉 20g，生地黄 15g，麦冬 15g，玉竹 15g，北沙参 15g ，知母 15g，首乌藤 20g，茯神 15g，玄参 15g，山药 15g，乌药 15g，五味子 6g，甘草 15g。7 剂，水煎服，日 1 剂，早晚饭后两次温服。

二诊：口干、多饮、乏力均明显缓解，寐尚可，小便次数较前减少，大便 1 ~ 2 日 1 行。原方继续服用 7 剂，嘱患者按时服药，节制饮食，调畅情志，起居规律。

三诊：诸症均缓解，寐可，二便调。嘱平日规律口服二甲双胍片。

典型病例二：

患者张某，男，63 岁。

初诊：2019 年 12 月 22 日。

主诉：发现血糖偏高，伴尿频量多 1 周。

现病史：患者 1 周前体检发现血糖偏高，伴尿频量多，口干多饮，心烦，寐差多梦，偶有头晕，腰膝酸软，手脚心热，纳尚可，大便溏。

门诊查体：舌质红，脉细数。

辅助检查：糖化血红蛋白：7.8mmol/L，空腹血糖 11.0mmol/L。

中医诊断：消渴（肾阴亏虚证）。

西医诊断：糖耐量异常。

治法：滋阴固肾。

方药：六味地黄丸加减。牡丹皮 15g，山茱萸 15g，生地黄

15g，女贞子 20g，黄精 15g，山药 15g，知母 15g，黄柏 15g，益智仁 15g，桑螵蛸 15g，生龙骨 15g，生牡蛎 15g，丹参 15g，枸杞子 15g，五味子 10g，首乌藤 15g，麦冬 15g，黄芪 30g。7 剂，水煎服，日 1 剂，早晚饭后两次温服。

二诊：排尿次数及尿量明显减少，口干多饮稍缓解，心烦减轻，睡眠改善，大便成形。予上方加天花粉 15g，继服 7 剂。

三诊：小便正常，口干多饮消失，手脚心热明显减轻。继续予上方 5 剂加以巩固，嘱患者节制饮食，调畅情志，起居规律。

消渴的其他治疗方法：

1. 中成药

消渴肺热津伤证可选用消渴丸、玉泉丸、参精止渴丸、玉兰降糖胶囊，胃热炽盛证可选用牛黄清胃丸、消渴安胶囊、金芪降糖片，气阴两虚证可选用十味玉泉胶囊、参芪降糖片、消渴灵片、养阴降糖片，肾阴亏虚证可选用六味地黄丸、麦味地黄丸、滋肾荣精丸，肾阴阳两虚证可选用金匮肾气丸、参鹿补片。

2. 单方验方

（1）猪胰 1 个，低温干燥，研成粉末，装入胶囊，每日 2 次，每次 3g，长期服用。适用于消渴各证型。

（2）炒黑豆、天花粉等份为末，面糊梧子大，用黑豆汤下 70 丸，每日 2 次。可清热生津，适用于肾虚消渴。

（3）新藕、梨、荸荠、芦根各 200g，麦冬 60g，切碎、捣烂，绞取汁液，和匀凉服或炖热服。适用于胃热炽盛之中消。

3. 耳针疗法

选渴点、饥点、内分泌、三焦、肾、脾、肺、胃等穴，以王不留行籽贴压，两耳交替，每侧 3 天。

4. 穴位敷贴疗法

用丁香、肉桂、细辛、姜汁、冰片等药物做成敷贴膏，贴于肾俞、脾俞、气海等穴，每次 3 天，每周 2 次，第 7 天停用，5 周为 1 个疗程。

汗证

出汗是人体的生理现象，在天气炎热、穿衣过厚、饮用热汤、情绪激动、劳动奔走等情况下，出汗量增加，此属正常现象。在感受表邪时，出汗又是驱邪的一个途径。多汗指大量出汗，有时每小时出汗多于 1 升，是由于自主神经对躯体及心理压力、发热及环境高温的反应，出汗可出现于全身或局限于手掌、足底、前额，由发热及环境高温引起的多为全身性的。多汗经常伴有自主神经的其他体征，如心动过速、血压升高等。中医学汗证是指由于阴阳失调，腠理不固，而致汗液外泄失常。本病病因病机复杂，多由邪客表虚、营卫不和，或肺气亏虚、卫表不固，或阳气虚衰、津液失摄，或阴虚火旺、虚火烁津，或热邪郁蒸、迫津外泄等所致。辨证要点应着重辨明阴阳虚实。汗证属虚者多，自汗多属气虚不固，盗汗多属阴虚内热。因肝火、湿热等邪热郁蒸所致者，则属实证，病程久者或病变重者阴阳虚实错杂。虚者治以益气、养阴、补血、调和营卫；实者当清肝泄热，化湿和营；虚实夹杂者，则根据虚实的主次而适当兼顾。西医学中的甲状腺功能亢进、植物神经功能紊乱、风湿热、结核病等所致的自汗盗汗可参考本病辨证论治。

汗证是指由于阴阳失调，腠理不固，而致汗液外泄失常的病证。正常的出汗，是人体的生理现象，在天气炎热、穿衣过厚、饮用热汤、情绪激动、劳动奔走等情况下，出汗量增加，此属正常现象。在感受表邪时，出汗又是驱邪的一个途径，外感病邪在表，需要发汗以解表。其中，不因外界环境因素的影响，而白昼时时汗出，动辄益甚者，称为自汗；寐中汗出，醒来自止者，称为盗汗，亦称为寝汗；大汗不止，息冷肢微者为脱汗；恶寒战栗后汗出者为战汗；汗色发黄而染衣者为黄汗。早在《内经》即对汗的生理及病理有了一定的认识。明确指出汗液为人体津液的一种，并与血液有密切关系，所谓血汗同源。故血液耗伤的人，不可再发其汗。并明确指出生理性出汗与气温高低及衣着厚薄有密切关系。如《灵枢·五癃津液别》说："天暑衣厚则腠理开，故汗出，……天寒则腠理闭，气湿不行，水下留于膀胱，则为尿与气。"在出汗异常的病症方面，谈到了多汗、寝汗、灌汗、绝汗等。《金匮要略·水气病脉证并治》首先记载了盗汗的名称，并认为由虚劳所致者较多。《三因极一病证方论·自汗论治》对自汗、盗汗作了鉴别："无论昏醒，浸浸自出者，名曰自汗；或睡着汗出，即名盗汗，或云寝汗。若其饮食劳役，负重涉远，登顿疾走，因动汗出，非自汗也。"朱丹溪对自汗、盗汗的病理属性作了概括，认为自汗属气虚、血虚、湿、阳虚、痰；盗汗属血虚、阴虚。《景岳全书·汗证》对汗证作了系统的整理，认为一般情况下自汗属阳虚，盗汗属阴虚。但"自汗盗汗亦各有阴阳之证，不得谓自汗必属阳虚，盗汗必属阴虚也"。

西医学中的甲状腺功能亢进、植物神经功能紊乱、风湿热、结核病等所致的自汗盗汗亦可参考本病辨证论治。

【病因病机】

本病病因病机复杂，多由邪客表虚，营卫不和，或肺气亏虚、卫表不固，或阳气虚衰、津液失摄，或阴虚火旺、虚火烁津，或热邪郁蒸、迫津外泄等所致。

1. 营卫不和

阴阳偏盛、偏衰之体，或表虚之人，卒感风邪，可使营卫不和，卫强营弱，卫外失司，营阴不能内守而汗出。

2. 肺气亏虚

素体虚弱，病后体虚，或久患咳喘之人，肺气不足，肌表疏松，腠理不固而汗自出。

3. 阳气虚衰

久病重病，脏气不足，阳气过耗，不能敛阴，卫外不固而汗液外泄，甚则发生大汗亡阳之变。

4. 虚火扰津

烦劳过度，精神过用，伤血失精，致血虚精亏，或邪热伤阴，阴液不足，虚火内生，心液被扰，不能自藏而外泄作汗。

5. 心血不足

劳心过度，或久病血虚，致心血不足，心失所养，心液不藏而外泄则盗汗。

6. 热邪郁蒸

风寒入里化热或感受风热、暑热之邪，热淫于内，迫津外泄则大汗出；或因饮食不节，湿热蕴结，熏蒸肝胆，胆汁随汗液外泄，见汗出色黄等。

综上所述，汗证的病位在卫表肌膜，其发生与肺、心、肾密切相关。病理性质有虚、实两端。由热邪郁蒸，迫津外泄者属实；由肺气亏虚、阳气虚衰、阴虚火旺所致者属虚。气属阳，血属阴，故总由阴阳失衡所导致；或为阴血不足，虚火内生，津液被扰而汗出；或为阳气不足，固摄无权，心液外泄而汗出；至于邪客表虚，营卫不和则为本虚标实之证。但临证每见兼夹错杂，须详加鉴别。

【辨病思路】

不因外界环境影响，在头面、颈胸、四肢，甚则全身出汗，昼日汗出溱溱，动则益甚为自汗；睡眠中汗出溱溱，醒后汗止为盗汗。作为其他疾病过程中出现的自汗、盗汗，因疾病的不同，各具有该疾病的症状及体征，且出汗大多不居于突出地位。

1. 甲状腺功能亢进

甲状腺功能亢进是指甲状腺腺体本身产生甲状腺激素过多，引起的神经、循环、消化等系统兴奋性增高和代谢亢进为主要表现的一组临床综合征，主要表现为失眠、心悸、心烦易怒、无法集中精神、情绪不稳、体重下降但食欲增加、震颤、紧张、多汗、怕热、甲状腺肿大、突眼等症状。患者以女性多见，女性的患病概率显著高于男性，以 20 ~ 40 岁的中青年多见，起病缓慢，仅少数急性起病。一般认为，本病主要是在遗传的基础上，因精神刺激、感染等应激因素而诱发的特异性自身免疫疾病。

2. 植物神经功能紊乱

植物神经功能紊乱是自律神经系统出现了功能变化，常常发生在青少年生长发育时期。可以是原发的植物神经功能紊乱，临床表现为颜面潮红、脖子粗、心慌、憋气、出汗或者是不出汗，还有消化道的症状等一系列的自律神经系统功能变化；也可以是情绪性疾病的症状，比如焦虑、抑郁情绪变化的病人，可能伴随心血管系统、消化系统等植物神经功能的变化，常见头痛头昏、失眠、记忆力减退以及心血管、胃肠神经系统功能失调的症状。植物神经功能紊乱患者自觉症状繁多、精神负担重，长期不愈而致情绪紧张、焦虑、免疫功能下降，常可并发其他疾病，严重地影响了学习工作和生活质量。因此，植物神经功能紊乱对人们的心身健康与正常生活的危害是严重的。

3. 风湿热

风湿热是一种咽喉部 A 组乙型溶血性链球菌感染后反复发作的全身结缔组织炎症，主要累及关节、心脏、皮肤和皮下组织，偶可累及中枢神经系统、血管、浆膜、肺肾等内脏。临床表现以关节炎和心肌炎为主，可伴有发热、皮疹、皮下结节、舞蹈病。

在典型症状出现前 1 ~ 6 周，常有咽喉炎或扁桃体炎等上呼吸道 GAS 感染表现，如发热、咽痛、颌下淋巴结肿大、咳嗽等。患者脉率加快，大量出汗。半数患者因前驱症状轻微或短暂而无此主诉。

4. 结核病

结核病是由结核分枝杆菌引起的慢性传染病，可侵及许多脏器。结核病中肺部感染者称为肺结核（pulmonary tuberculosis，TB），是临床最为常见的结核病。结核分枝杆菌（以下简称结核杆菌）还可侵袭浆膜腔、淋巴结、泌尿生殖系统、肠道、肝脏、皮肤、骨骼及关节等多种脏器和组织引起其他结核病。患者有较密切的结核病接触史，起病可急可缓，多为低热（午后为主）、盗汗、乏力、纳差、消瘦、女性月经失调等，呼吸道症状有咳嗽、咳痰、咯血、胸痛、不同程度胸闷或呼吸困难。出汗是肺结核常见的症状，特别是夜间盗汗更是结核患者常见的中毒症状，表现为熟睡时大量出汗，常湿透衣服和被褥。

【鉴别诊断】

1. 脱汗

脱汗发生于病情危重之时，正气欲脱，阳不敛阴，以致汗液大泄，表现为大汗淋漓或汗出如珠，常同时伴有声低息短、精神疲惫、四肢厥冷、脉微欲绝或散大无力等症状，为病势危急的征象，又称“绝汗”。其汗出的情况及病情的程度均较汗证为重。

2. 战汗

战汗发生于急性热病过程中，症见发热烦渴，突然全身恶寒战栗，继而汗出，热势渐退。此为正气拒邪的表现。若正胜邪退，则病趋好转。战汗与阴阳失调、营卫不和之汗证迥然有别。

3. 黄汗

黄汗则以汗出色黄如柏汁、染衣着色为特点，多因湿热内蕴所致。可以为汗证中的邪热郁蒸型，但汗出色黄的程度较重。

【辨证要点】

应着重辨明阴阳虚实。一般来说，汗证以属虚者居多，自汗多属气虚不固，盗汗多属阴虚内热。但因肝火、湿热等邪热郁蒸所致者，则属实证。病程久者或病情重者会出阴阳虚实错杂的情况。自汗久则可以伤阴，盗汗久则可以伤阳，而出现气阴两虚或阴阳两虚之证。

【辨证论治】

临证分型为肺卫不固证、营卫不和证、心血不足证、阴虚火旺证和邪热郁蒸证。

虚证当根据证候的不同而治以益气、养阴、补血、调和营卫之法，实证当清肝泄热，化湿和营，虚实夹杂者则根据虚实的主次而适当兼顾。此外，由于自汗、盗汗均以腠理不固、津液外泄为共同病变，故可酌加麻黄根、浮小麦、糯稻根、五味子、牡蛎等固涩敛汗之品，以增强止汗的功能。

1. 肺卫不固

症状：汗出恶风，稍劳汗出尤甚，易于感冒，体倦乏力，面色少华，脉细弱，苔薄白。

治法：益气固表。

方药：玉屏风散。

方药组成：黄芪、白术、防风。汗出多者，可加浮小麦、糯稻根、牡蛎固表敛汗。气虚甚者，加党参、黄精益气固摄。兼有阴盛而见舌红、脉细数者，加麦冬、五味子养阴敛汗。

2. 营卫不和

症状：汗出恶风，周身酸楚，时寒时热，或表现半身、某局部出汗，苔薄白，脉缓。

治法：调和营卫。

方药：桂枝汤。

方药组成：桂枝、白芍、生姜、大枣、甘草。汗出多者，酌加龙骨、牡蛎固涩敛汗。兼气虚者，加黄芪益气固表。兼阳虚者，加附子温阳敛汗。如半身或局部出汗者，可配合甘麦大枣汤之甘润缓急进行治疗。

3. 心血不足

症状：自汗或盗汗，心悸少寐，神疲气短，面色不华，舌质淡，脉细。

治法：补心养血。

方药：归脾汤。

方药组成：人参、黄芪、白术、茯苓、当归、龙眼肉、酸枣仁、远志、木香、甘草、生姜、大枣。汗出多者，加五味子、牡蛎、浮小麦收涩敛汗。血虚甚者，加制首乌、枸杞子、熟地补益精血。

4. 阴虚火旺

症状：夜寐盗汗或有自汗，五心烦热，或兼午后潮热，两颧色红，口渴，舌红少苔，脉细数。

治法：滋阴降火。

方药：当归六黄汤。

方药组成：当归、生地、熟地、黄连、黄芩、黄柏、黄芪。汗出多者，加牡蛎、浮小麦、糯稻根固涩敛汗。潮热甚者，加秦艽、银柴胡、白薇清退虚热。

5. 邪热郁蒸

症状：蒸蒸汗出，汗液易使衣服黄染，面赤烘热，烦躁，口苦，小便色黄，舌苔薄黄，脉弦数。

治法：清肝泄热，化湿和营。

方药：龙胆泻肝汤。

方药组成：龙胆草、黄芩、山栀子、泽泻、木通、车前子、当归（酒炒）、生地黄、柴胡、生甘草。郁热较甚，小便短赤者，加茵陈清解郁热。湿热内蕴而热势不盛，面赤烘热、口苦等症不显著者，可改用四妙丸清热除湿。

典型病例一：

患者刘某，女，38 岁。

主诉：遇风后汗出不止伴心悸不安 6 个月。

现病史：患者半年前出现白天遇风后汗出不止，自觉心悸，乏力，周身酸软无力，汗出后症状明显好转。曾经口服玉屏风散，有缓解，停药后复发。此次发病，因沐浴汗出感受风邪，周身酸痛，发热，口服速效伤风胶囊后汗出不止，肌肤发凉，恶风，乏力短气，夜寐易醒，纳可，大便结，小便少。

门诊查体：P：92 次 / 分，R：20 次 / 分，BP： 106/71mmHg，舌淡红，苔薄黄，脉弦细。发育营养中等，体质较消瘦，面色皖白，脉细数，舌质淡红，颈软，甲状腺不大，气管居中，胸廓对称，双肺呼吸音正常，未闻及啰音，心界不大，律整，未闻及杂音。无病理神经反射。甲功正常。

中医诊断：自汗（表虚、营卫不和）。

西医诊断：植物神经功能紊乱。

治法：调和营卫，益气固表。

方药：桂枝汤合玉屏风散加味：黄芪 30g，炒白术 10g ，防风 5g ，桂枝 5g ，白芍 15g，炙甘草 10g，大枣 5 枚 ，地骨皮 15g ，煅牡蛎 15g ，生姜 3 片。7 剂，日 1 剂，水煎分 3 次服。

二诊：症见好转，恶风，出汗已少，口干，便干，精神体力见佳，加北沙参 15g ，麦冬 15g， 葱白 15g，共服 7 剂。

按：《伤寒论》曰：“太阳病，发热汗出者，此为荣弱卫强，故使汗出。欲救邪风者，宜桂枝汤。”该患沐浴受风，发热恶风有汗，说明是太阳表虚证，营卫不合，用桂枝汤调和营卫。患者平素肺卫气虚，卫外不固，表虚失固，营阴不能内守，津液外泄，故汗出不止，《医方考》曰：“卫气一亏，则不足以固津液，而自渗泄矣，此自汗之由也。白术、黄芪所以益气，然甘者性缓，不能速达于表，故佐之以防风。东垣有言，黄芪得防风而功愈大，乃相畏相使者也。是自汗也，与伤风自汗不同，伤风自汗责之邪气实；杂证自汗责之正气虚，虚实不同，攻补亦异。”故以玉屏风散益气固表。本患次证属气虚感冒，二方合用以补虚固表，调和营卫，以达止汗之功效。

典型病例二：

患者齐某某，女，48岁。

初诊：2020年7月15日。

主诉：潮热，盗汗，伴手足心热40余天。

现病史：该患40天前无明显诱因出现夜间睡觉时出汗，前胸背部大粒如珠的汗冒出，早起发现头发衣服湿透。烘热胸闷，心烦。走路双腿颤抖，夜寐易醒，纳可，二便可。停经8个月。

门诊查体：体温：36.5℃，P：68次/分，R：18次/分，BP：115/80mmHg。舌质暗红苔少，脉弦细。双肺叩诊清音，双肺听诊未闻及干湿啰音，心脏听诊无异常。心电图及甲功正常。

中医诊断：盗汗（阴虚火旺）。

西医诊断：更年期综合征。

治法：滋阴降火，收敛止汗。

方药组成：当归六黄汤加减。当归15g，黄芪20g，生地黄15g，熟地黄15g，黄连10g，黄柏10g，知母15g，煅龙骨30g，煅牡蛎30g，醋龟板30g，地骨皮15g，甘草10g。7剂，日1剂，水煎分3次服。

二诊：2021年7月22日，患者诉服前方后夜间汗出较前明显减少，全身乏力较前改善，潮热程度较前减轻，晨起口干、口苦，纳尚可，睡眠欠佳，易惊醒，二便尚可。原方加柴胡10g，龙胆草15g，白芍20g。14剂，水煎服，每日2次，分早晚温服。

按：《素问·生气通天论》中记载：“阴平阳秘，精神乃治。”

寤而汗出曰自汗，寐而汗出曰盗汗。阴盛则阳虚不能外固，故自汗；阳盛则阴虚不能中守，故盗汗。惟阴虚有火之人，寐则卫气行阴，阴虚不能济阳，阳火因盛而争于阴，故阴液失守外走而汗出。方用当归六黄汤滋阴降火，收敛止汗。方中当归以养液，二地以滋阴，令阴液得其养也。女性绝经后，肾水虚衰，水不济火，相火妄动，阴虚燥热，以地黄、龟板滋肾水，以黄连、黄柏泻火。汗出较多，气随液脱，故用黄芪固表。二诊晨起口干、口苦，乃肝胆之火上炎，故加柴胡、龙胆草、白芍以柔肝泻火。

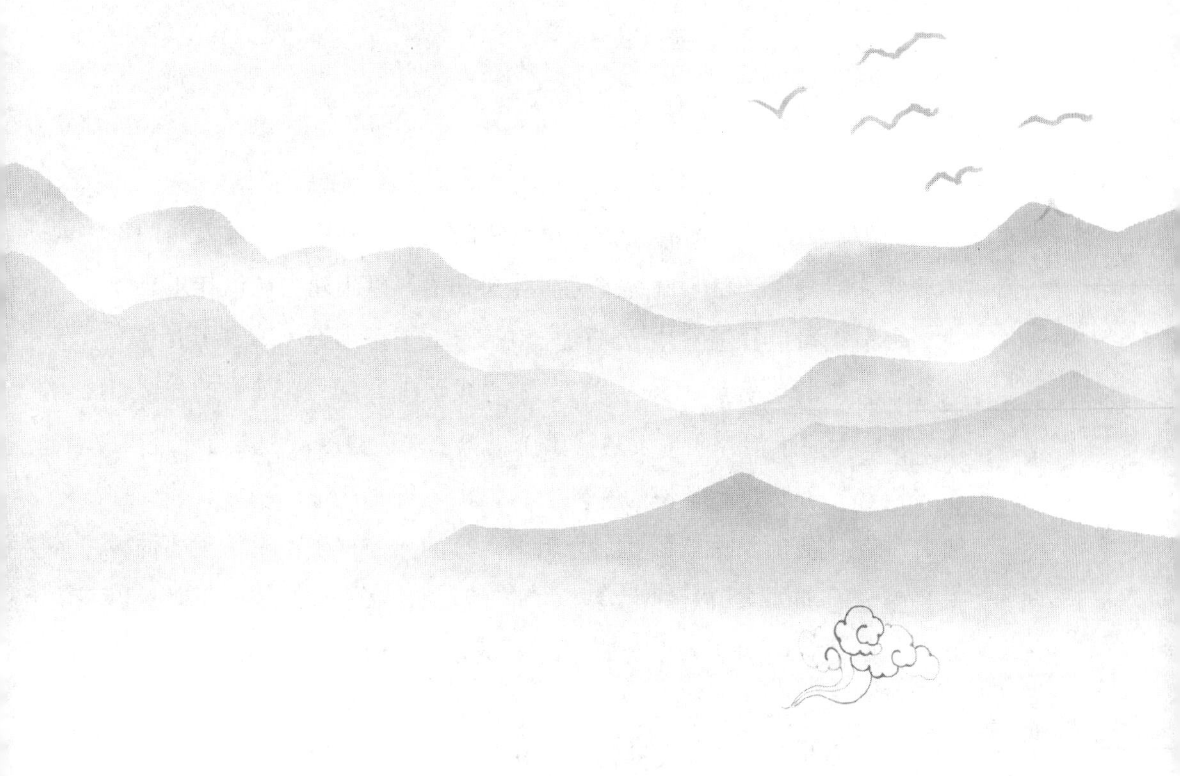

内伤发热

内伤发热是指以内伤为病因，以脏腑功能失调，气、血、阴、阳失衡为基本病机，以发热为主要临床表现的病证。一般起病较缓，病程较长，热势轻重不一，但以低热为多，或自觉发热而体温并不升高。明代秦景明《症因脉治·内伤发热》最先明确提出“内伤发热”这一病证名称，拟定的气虚柴胡汤及血虚柴胡汤，可供治疗气虚发热及血虚发热。清代李用粹《证治汇补·发热》将外感发热以外的发热分为郁火发热、阳郁发热、骨蒸发热、气虚发热、阳虚发热、阴虚发热，血虚发热、痰证发热、伤食发热、瘀血发热、疮毒发热共11种，对发热的类型进行了详细的归纳。

凡是不因感受外邪所导致的发热，均属内伤发热的范畴。西医学所称的功能性低热、肿瘤、血液病、结缔组织疾病、内分泌疾病及部分慢性感染性疾病所引起的发热，和某些原因不明的发热，具有内伤发热的临床表现时，均可参照本病辨证论治。

早在《内经》中即有关于内伤发热的记载，其中对阴虚发热的论述较详。《金匮要略·血痹虚劳病脉证并治》以小建中汤治疗手足烦热，可谓是后世甘温除热治法的先声。《太平圣惠方·第二十九卷》治疗虚劳热的柴胡散、生地黄散、地骨皮散等方剂，在处方的配伍组成方面，为后世治疗阴虚发热提供了借鉴。宋代钱乙《小儿药证直诀》在《内经》五脏热病学说的基础上，提出了五脏热证的用方，钱氏并将肾气丸化裁为六味地黄丸，为阴虚内热的治疗提供了一个重要的方剂。金元时期李东垣对气虚发热的辨证及治疗做出了重要的贡献，以其所拟定的补中益气汤作为治疗的主要方剂，使甘温除热的治法具体化。朱丹溪对阴虚发热有较多的论述，强调保养阴精的重要性。《景岳全书·寒热》对内伤发热的病因作了比较详细的论述，张景岳对阳虚发热的认识，足以补前人之所未及，其用右归饮、理中汤、大补元煎、六味回阳饮等作为治疗阳虚发热的主要方剂。

【病因病机】

引起内伤发热的病因主要是久病体虚、饮食劳倦、情志失调、外伤出血、阴阳亏虚以及气、血、湿等郁结壅遏而致发热。

一、病因

1. 久病体虚

由于久病或原本体虚，失于调理，以致机体的气、血、阴、阳亏虚，阴阳失衡而引起发热。若中气不足，阴火内生，可引起气虚发热；久病心肝血虚，或脾虚不能生血，或长期慢性失血，以致血虚阴伤，无以敛阳，导致血虚发热；素体阴虚，或热病日久，耗伤阴液，或治病过程中误用、过用温燥药物，导致阴精亏虚，阴衰则阳盛，水不制火，而导致阴虚发热；寒证日久，或久病气虚，气损及阳，脾肾阳气亏虚，虚阳外浮，导致阳虚发热。

2. 饮食劳倦

由于饮食失调，劳倦过度，使脾胃受损，水谷精气不充，以致中气不足，阴火内生，或脾虚不能化生阴血，而引起发热。若脾胃受损，运化失职，以致痰湿内生，郁而化热，进而引起湿郁发热。

3. 情志失调

情志抑郁，肝气不能条达，气郁化火，或恼怒过度，肝火内盛，导致气郁发热。《丹溪心法·火》认为“凡气有余便是火”。情志失调亦是导致瘀血发热的原因之一，在气机郁滞的基础上，日久不愈，则使血行瘀滞而导致血瘀发热。

4. 外伤出血

外伤以及出血等原因导致发热主要有两个方面：一是外伤以及出血使血循不畅，瘀血阻滞经络，气血壅遏不通，因而引起瘀血发热。二是外伤以及血证时出血过多，或长期慢性失血，以致阴血不足，无以敛阳而引起血虚发热。

二、病机

上述病因引起内伤发热的病机，大体可归纳为虚、实两类。由气郁化火，瘀血阻滞及痰湿停聚所致者属实，其基本病机为气、血、湿等郁结，壅遏化热而引起发热。由中气不足、血虚失养、阴精亏虚及阳气虚衰所致者属虚，其基本病机是气、血、阴、阳亏虚，或因阴血不足，阴不配阳，水不济火，阳气亢盛而发热，或因阳气虚衰，阴火内生，阳气外浮而发热。总属脏腑功能失调，阴阳失衡所导致。

本病病机比较复杂，可由一种也可由多种病因同时引起发热，如气郁血瘀，气阴两虚、气血两虚等。久病往往由实转虚，由轻转重，其中以瘀血病久，损及气、血、阴、阳，分别兼见气虚、血虚、阴虚或阳虚，而成为虚实兼夹之证的情况较为多见。其他如气郁发热日久伤阴，则转化为气郁阴虚之发热；气虚发热日久，病损及阳，阳气虚衰，则发展为阳虚发热。

内伤发热的预后，与起病的原因、患者的身体状况有密切关系。据临床观察，大部分内伤发热，经过适当的治疗及护理，均可治愈。少数患者病情缠绵，病程较长，需要经一定时间的治疗方能获得明显疗效。而兼夹多种病症，病情复杂，以及体质极度亏虚的患者，则其疗效及预后均较差。脉诊对病情的判断有较大的意义，如《张氏医通·热》说："热而脉静者难治，脉盛汗出不解者死，脉虚热不止者死，脉弱四肢厥，不欲见人，利下不止者死。"

【辨病思路】

1. 肿瘤性发热

以淋巴瘤、恶性组织细胞瘤、肾上腺瘤、肝脏肿瘤、肠道癌肿等较为常见。发热与肿瘤组织迅速生长造成的组织坏死、肿瘤细胞的浸润、人体白细胞对组织坏死与其他炎症刺激的反应，以及肿瘤组织本身释放内源性致热原等有关。

2. 自身免疫性（结缔组织）疾病

包括多发性肌炎、结节性多动脉炎、风湿热、药物热、混合性结缔组织病等。

3. 血液系统疾病

如各种临床类型的白血病、溶血性贫血等。

4. 药物热

药物热实系过敏性血管炎，在临床上相当普遍，据文献统计，此类病人约占所有发热查因病人的 2% ~ 9%，应该引起足够的重视。药物热一般有恒定的潜伏期，于给药后 7 ~ 10 天发生，热型无特异性，以弛张热、稽留热和低热多见，病人可有全身不适、畏寒及关节痛、皮疹、血管神经性水肿等血清病样反应，个别可有黄疸和肝脾肿大。药疹多为多形性、对称分布，往往有瘙痒感，以猩红热样皮疹、荨麻疹、固定性红斑常见，严重者可表现为剥脱性皮炎。病人一般情况较好，血常规嗜酸粒细胞增多，中性粒细胞减少或缺乏，停药后发热一般在 48 小时后消退，若患者再次服用同种药物，体温可在数小时内再度上升。一般来说，在药物治疗过程中，若病情改善，体温下降后再度上升，而中毒症状并不明显时，即应考虑药物热；此时若无新的感染或二重感染的证据，白细胞计数不高，无核左移及中毒颗粒存在，并经停药后体温下降，皮疹消退时，药物热的诊断基本成立。临床上能引起药物热的常见药物有：各种抗生素、磺胺类药物、异烟肼、丙硫氧嘧啶、对氨水杨酸、苯妥英钠。

【鉴别诊断】

内伤发热与外感发热：内伤发热的诊断要点已如上述，而外感发热表现的特点是：因感受外邪而起，起病较急，病程较短，发热初期大多伴有恶寒，其恶寒得衣被而不减。发热的热度大多较高，发热的类型随病种的不同而有所差异。初起常兼有头身疼痛，鼻塞、流涕、咳嗽、脉浮等表证。外感发热由感受外邪，正邪相争所致，属实证者居多。

【辨证要点】

应依据病史、症状、脉象等辨明证候的虚实，这对治疗原则的确定具有重要意义。由气郁、血瘀、痰湿所致的内伤发热属实，由气虚，血虚、阴虚、阳虚所致的内伤发热属虚。若邪实伤正及因虚致实，表现虚实夹杂证候者，应分析其主次。病程长久，热势亢盛，持续发热或反复发作，经治不愈，胃气衰败，正气虚甚，兼夹证多，均为病情较重的表现。反之病情较轻。若内脏无实质性病变，仅属一般体虚所致者，病情亦轻。

【辨证论治】

根据证候、病机的不同而分别采用有针对性的治法。属实者，治宜以解郁、活血，除湿为主，适当配伍清热。属虚者，则应益气、养血、滋阴、温阳，除阴虚发热可适当配伍清退虚热的药物外，其余均应以补为主。对虚实夹杂者，则宜兼顾之。正如《景岳全书·火证》说：“实火宜泻，虚火宜补，固其法也。然虚中有实者，治宜以补为主，而不得不兼乎清；……若实中有虚者，治宜以清为主而酌兼乎补。”

1. 阴虚发热证

症状：午后潮热，或夜间发热，不欲近衣，手足心热，烦躁，少寐多梦，盗汗，口干咽燥质红，或有裂纹，苔少甚至无苔，脉细数。

治法：滋阴清热。

方药：清骨散加减。本方具有清虚热，退骨蒸的功效，为治疗阴虚发热的常用方剂。方中银柴胡、知母、胡黄连、地骨皮、青蒿、秦艽清退虚热，鳖甲滋阴潜阳。盗汗较甚者，可去青蒿，加牡蛎、浮小麦、糯稻根固表敛汗；阴虚较甚者，加玄参、生制首乌滋养阴精；失眠者，加酸枣仁，柏子仁、夜交藤养心安神；兼有气虚而见头晕气体倦乏力者，加太子参、麦冬、五味子益气养阴。

2. 血虚发热证

症状：发热，热势多为低热，头晕眼花，身倦乏力，心悸不宁，面白少华，唇甲色淡，舌质淡，脉细弱。

治法：益气养血。

方药：归脾汤加减。方中黄芪、党参，茯苓、白术、甘草益气健脾，当归，龙眼肉补血养血，酸枣仁、远志养心安神、木香健脾理气。血虚较甚者，加熟地黄，枸杞子、制首乌补益精血；发热较甚者，可加银柴胡、白薇清退虚热；由慢性失血所致的血虚，若仍有少许出血者，可酌加三七粉、仙鹤草、茜草、棕榈炭等止血；脾虚失健，纳差腹胀者，去黄芪、龙眼肉，加陈皮、神曲、谷麦芽等健脾助运。

3. 气虚发热证

症状：发热，热势或低或高，常在劳累后发作或加剧，食少便溏，舌质淡，苔薄白，脉细弱。

治法：益气健脾，甘温除热。

方药：补中益气汤加减。本方益气升阳，是甘温除热的代表方剂。

适用于气虚发热证。方中黄芪、党参、白术、甘草益气健脾，当归养血活血，陈皮理气和胃，升麻、柴胡既能升举清阳，又能透泄热邪。自汗较多者，加牡蛎、浮小麦、糯稻根固表敛汗、调和营卫。

4. 阳虚发热证

症状：发热而欲近衣，形寒怯冷，四肢不温，少气懒言，面色㿠白，舌质淡胖，或有齿痕，苔白润，脉沉细无力。

治法：温补阳气，引火归原。

方药：金匮肾气丸加减。本方具有温补肾阳的功效，适用于阳虚发热证。方中附子、桂枝温补阳气，山茱萸、地黄补养肝肾，山药、茯苓补肾健脾，丹皮、泽泻清泄肝肾。短气甚者，加人参补益元气；阳虚较甚者，加仙茅、仙灵脾温肾助阳；便溏腹泻者，加白术、炮干姜温运中焦。

5. 气郁发热证

症状：发热多为低热或潮热，热势常随情绪波动而起伏，精神抑郁，胁肋胀满，烦躁易怒，口干而苦，纳食减少，舌红，苔黄，脉弦数。

治法：疏肝理气，解郁泻热。

方药：丹栀逍遥散加减。方中丹皮、栀子清肝泄热，柴胡、薄荷疏肝解热，当归、白芍养血柔肝，白术、茯苓、甘草培补脾土。气郁较甚者，可加郁金、香附、青皮理气解郁；热象较甚，舌红口干，便秘者，可去白术，加龙胆草、黄芩清肝泻火；妇女若兼月经不调，可加泽兰、益母草活血调经。

6. 痰湿郁热证

症状：低热，午后热甚，心内烦热，胸闷脘痞，不思饮食，渴不欲饮，呕恶，大便稀薄或黏滞不爽，舌苔白腻或黄腻，脉濡数。

治法：燥湿化痰，清热和中。

方药：黄连温胆汤合中和汤加减。前方理气化痰，燥湿清热，适用于痰湿郁而化热之证；后方清热燥湿，理气化痰，适用于痰湿郁热证。方中半夏、厚朴燥湿化痰，枳实，陈皮理气和中，茯苓、通草、竹叶清热利湿，黄连清热除烦。呕恶加竹茹，白蔻仁和胃泄浊、胸闷、苔腻加郁金、佩兰芳化湿邪，湿热阻滞，寒轻热重，口苦呕逆者，加青蒿、黄芩清解少阳。

7. 血瘀发热证

症状：午后或夜晚发热，或自觉身体某些部位发热，口燥咽干，但不多饮，肢体或躯干有固定痛处或肿块，面色萎黄或晦暗，舌质青紫或有瘀点、瘀斑，脉弦或涩。

治法：活血化瘀。

方药：血府逐瘀汤加减。本方具有活血化瘀，行气止痛的功效，适用于血瘀气滞所致的胸痛、头痛、发热等证。方中当归、川芎、赤芍药养血活血，桔梗理气行气。桃仁、红花、牛膝活血祛瘀，柴胡、枳丹皮清热凉血。肢体肿痛者，可加丹参、郁金、延胡索、活血散肿定痛。

典型病例：

患者郭某，女，40岁。因久患低热就诊。3年来下午低热，常达37.7℃～38.8℃，每到夜间两腿发麻，精神委顿不振，查原因未明，久治无效。舌无苔略红，脉细稍数，左关稍弦。

辨证为阴虚肝阳旺，经四诊合参，给予知柏地黄丸加柴胡、白芍，以滋肾调肝。

处方：生地黄24g，山茱萸12g，怀山药12g，丹皮12g，泽泻9g，茯苓9g，白芍9g，肉桂6g。7剂。每日1剂，水煎服。

一周后二诊：体温下降到37℃，嘱再服前方10余剂，以巩固疗效。

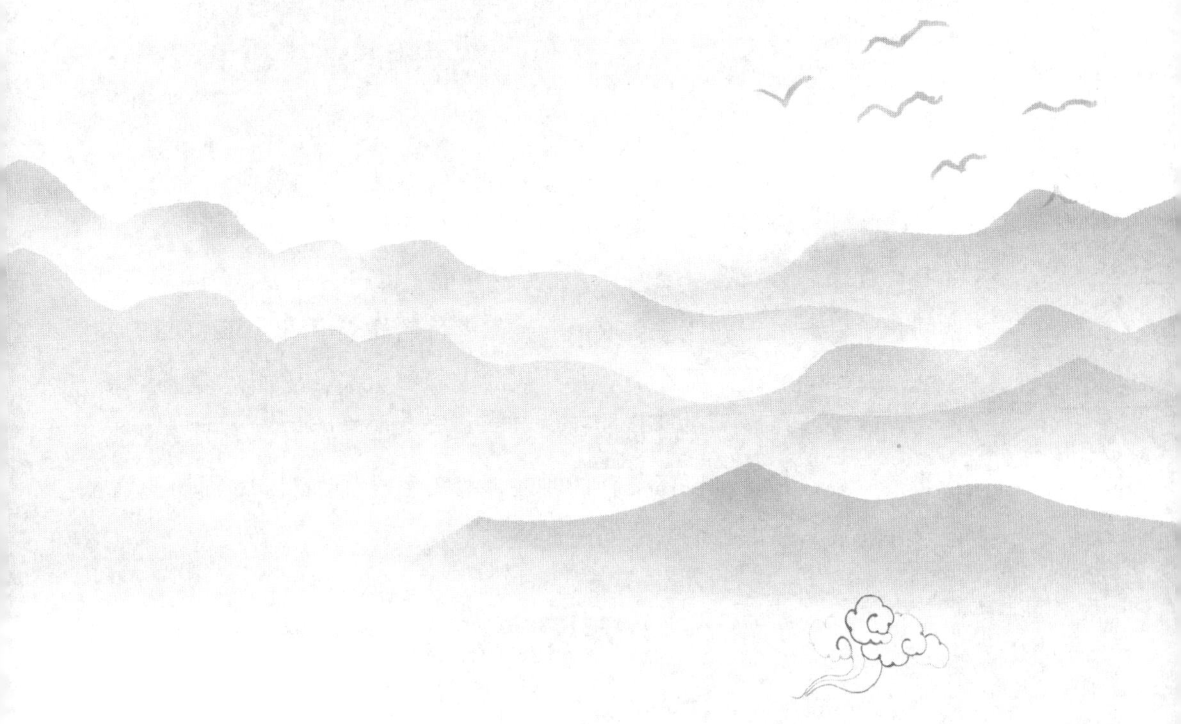

虚劳

虚劳又称虚损，是以脏腑亏损，气血阴阳虚衰，久虚不复而成劳为主要病机，以五脏虚证为主要临床表现的多种慢性虚弱证候总称。而中医诊断主要是针对症状，凡是有长期严重的虚弱、疲惫症状，都可以归在虚劳的中医诊断范畴之内。

虚劳可分为两类，一类是由各种器质性疾病导致的虚弱症状，比如心血管疾病、呼吸系统疾病、内分泌疾病，也包括肿瘤、各种癌症，时间长了以后对人的体质造成影响，患者长期处于虚弱、劳损状态。

另一类是由非器质性疾病所导致的虚弱和劳损，比如慢性疲劳综合征和纤维肌痛症，患者长期处于虚弱状态，即使没有体力活动也感觉非常劳累，并且难以恢复，同时还伴有关节疼痛、咽痛，部分患者还合并失眠、焦虑等情绪的问题。

【病因病机】

劳必因于虚，虚极必成劳。而致虚之因非常复杂，但究其最突出的因素而言，《景岳全书·杂证谟·虚损》认为有“色欲过度者多成劳损”“劳倦不顾者多成劳损”“少年纵酒者多成劳损”“疾病误治及失于调理者，病后多成虚损”等四端。清代绮石《理虚元鉴》则概括为六因：先天之因，后天之因，痘疹病后之因，外感之因，境遇之因，医药之因。不同的病因作用于不同的体质而形成虚损，其病机性质和传变趋向虽然异常复杂、多样，但总括起来其病机变化不外阴虚、阳虚、气虚、血虚四端。

1. 先天不足，体质薄弱

虚劳的形成与先天禀赋不足、体质衰弱、素体阴阳偏盛偏衰相关。如父母体虚、胎孕失养、生育过多、喂养不当等，使禀赋薄弱，精气不充，易患疾病，且患病后易致久病不复，使脏腑、气血、阴阳亏虚日甚，发为虚劳。如父母体虚、胎气不足，或胎中失养、临产受损等，使脏腑不健，气血不足，生机不旺，造成形气薄弱的体质，易于罹患诸病而终至虚损。清代徐灵胎在《元气存亡论》中强调禀赋在病变过程中的决定作用时说：“当其受生之时，已有定分焉。”明代龚居中《红炉点雪》也指出“禀赋素弱，复劳心肾”易患虚损，均系经验有得之言。

2. 重病久病，耗伤正气

罹患大病重病，邪气偏盛，耗伤脏气，气血阴阳亏损；或久病迁延不愈，精气耗伤；或病后失于调养，正气难复，均可演变为虚劳。久病而成虚劳者，可因病性差异造成不同损伤，如热病日久，耗伤阴血；寒病日久，伤气损阳；瘀结日久，新血不生，阴血暗耗；或因临产失血过多，气随血耗，导致脏腑损伤，也有产后调护不当、过于劳累形成劳损等。

3. 误治失治，损耗精气

辨治失误，或用药不当，可使精气损伤。如苦寒太过，损伤脾胃，耗伤阳气；燥热太过，损耗津液；攻伐太过，伤阴耗阳；反复泄下伤脾、通利无度伤肾以及误治失治等，都是致虚之因。误治失治亦延误救治时机，加重阴精、阳气耗损，更使正气难复。用药时，不当使用金石、虫类、有毒之品，或长期、过度接触化学有害物质，使阴精气血耗损，渐生虚损。

4. 烦劳过度，损伤五脏

此以劳神过度及房劳为多见。如忧郁思虑、积思不解、所欲未遂等过度劳神，易使心失所养，脾失健运，心脾两伤，气血亏损，久则成劳；或早婚多育、恣情纵欲、房事不节、频繁手淫等，易致肾精亏虚，肾气不足，阴阳两损，渐生虚劳。元代朱丹溪《格致余论》指出："心动则相火亦动，动则精自走，相火翕然而起，虽不交会亦暗流疏泄矣。"恣情纵欲，耗损真阴，积微成损，积损成衰，形成虚劳，乃为临床所常见。《素问·宣明五气篇》提出的"五劳所伤"，即久视、久卧、久坐、久立、久行，劳逸不均，而损伤形体之谓。《诊家四要》指出："曲运神机则劳心，尽心谋虑则劳肝，意外过思则劳脾，遇事而忧则劳肺，色欲过度则劳肾。"《素问·阴阳应象大论篇》所谓"怒伤肝""喜伤心""思伤脾""忧伤肺""恐伤肾"，均可造成脏腑亏损、神气过耗而致虚劳。

5. 饮食不节，气血匮乏

暴饮暴食，饥饱不调，饮食偏嗜，营养不良，或饮酒过度，均致脾胃损伤，不能化生水谷精微，气血来源不充，脏腑经络失于濡养，日久形成虚劳之病。《素问·五脏生成论篇》在讨论“五味之所伤”时说：“是故多食咸，则脉凝泣而变色；多食苦，则皮槁而毛拔；多食辛，则筋急而爪枯；多食酸，则肉胝皱而唇揭；多食甘，则骨痛而发落。”说明偏食是会损伤形脏而可能引起虚劳的。至若饮酒无度损伤真元，大量吸烟耗伤肺气，都属于致虚之因。

虚劳为因虚致病，因病致劳，或因病致虚，久虚不复成劳。幼年患虚劳者，常以先天为主因；成年以后患虚劳者，常以后天为主因。病性以本虚为主，表现为气血阴阳亏损。病位涉及五脏，尤以脾肾为要。由于虚劳的病因不一，常先发生某脏腑气血阴阳的亏损，但五脏相关，气血同源，阴阳互根，脏腑之间、气血阴阳病损可相互影响，所以在病变过程中会出现一脏受病，累及他脏，互为转化的状况。而且气虚日久阳也渐衰，血虚日久阴也不足，阳损日久累及于阴，阴虚日久累及于阳，以致病势日渐发展，病情趋于复杂。因病损的脏腑各有不同，相互之间的影响转化也因此而异，正如《医宗金鉴·杂病心法要诀》云：“阳虚外寒损肺经，阴虚内热从肾损，饮食劳倦自脾成。”多脏同病时，还有主次之分。但亦有始终仅见某一脏器病变，而不病及他脏者。另外，本病性质虽不外阴阳气血四类，而阳气、阴血总为脏腑功能活动的产物，所以阴阳气血的亏耗，又常由五脏损伤所致。《中藏经》云：“劳起于一，一起为二，二传于三，三通于四，四干于五，五复犯一，一至于五，邪乃深藏，真气自失。”说明虚劳虽可起于一脏，但由于脏腑间存在着生克制化的密切关系，互相影响，故往往同时伴随有数个脏腑、阴阳、气血的亏虚，这是本病病机演变的特点所在。脾胃为后天之本，水谷之海，能运化水谷之精微以化生气血、滋养脏腑；肾为先天之本，精血之海，藏真阴而寓元阳，为脏腑阴阳之根。所以，脾肾的功能是维持生命活动的根本因素；在虚劳的病机过程中，脾肾的虚损是病机演变的主导环节。故阴虚多见心肾阴虚、肝肾阴虚、肺肾阴虚，阳虚多见脾肾阳虚、心肾阳虚，气虚多见肺脾气虚、肺肾气虚，血虚多见肝脾血虚、心脾血虚等。

【辨证要点】

由于五脏相关，气血同源，阴阳互根，故病机上互相影响，辗转传变，其临床表现则彼此交错，或气血同病，或阴阳两虚，或五脏交亏，总宜分清主次、辨明顺逆、审证求因、立法遣方，才能有针对性地进行治疗。

1. 明确病位所在，辨清虚劳属性

虚劳多以两脏或多脏的气、血、阴、阳的虚损为主要表现，单脏虚损少见。故辨证时，首先应明确是哪些脏腑之虚损，是两脏还是多脏，然后再辨清是气血亏虚还是阴阳虚损。一般而言，病情单纯者，病变比较局限，容易辨清其气、血、阴、阳亏损的属性和脏腑所在，但两脏特别是多脏虚损或气、血、阴、阳亏虚兼夹时，则病情复杂，证候多样，故临证时务必辨明病位和虚损的属性。

2. 辨顺逆，知病势

虚劳的顺证表现为：形气未脱，元气未败，饮食尚佳，无大热，或虽有热，治之能解，无喘息不续，能受补益。虚劳的逆证表现为：肉脱骨痿，元气衰败；食欲不振，泄泻不止；发热不休，发热难解；气喘不续，声哑息微；失血，或鼻衄不止；精神委顿，心烦不宁，神思恍惚；或内有实邪，不任攻伐，诸虚并集，虚不受补；心烦急躁或悲观沮丧，神情淡漠；舌质淡胖无华或光红如镜，或有裂纹；脉来急促细弦，或浮大无根。大抵虚劳顺证病情较轻，元气未衰，尤其是脾肾功能尚无严重损害，只要诊治得法、调护得当，不难扭转病势而治愈；虚劳逆证病情严重，元气衰败，脾肾衰惫，只有谨守病机、积极调治，冀其生机渐复或可救治。

3. 明标本，察主次

虚劳的病机复杂多变，又多兼夹病证。故当明其所因，审其标本缓急，先其所主而调治之，才能收到事半功倍之效。一般说，如虚损不甚而又兼有积聚痰瘀等宿病者，则宿病为本，虚损为标。虚甚者则宜先补其虚，后图宿病，病缓者则先治宿病，后图虚损，或标本同治；虚劳复有新感外邪者，则新感为标，虚损为本，当急则先治标而后图本；虚损及于脾肾者，则脾肾之损为本，他脏之损为标，治疗重在脾肾；阴损及阳者，则阴虚为本，阳虚为标，当补阴为主，补阳为辅；阳损及阴者，阳虚为本，阴虚为标，当补阳为主，补阴为辅；气虚及血者，气病为本，血病为标，抑或血虚及气者，血病为本，气病为标，治宜先本而后标，或气血同治。总之，要辨明标本主次，分先后顺序进行治疗，才能针对病机的主导环节，逐步扭转其虚损病势。

【鉴别诊断】

1. 肺痨

肺痨系正气不足，由结核杆菌侵袭所致，病位主要在肺；虚劳系先天不足，或后天失养，病变位于多个脏腑，以脾肾为主，无传染性，以脏腑气血阴阳亏损、久虚不复为其基本病机，临床表现为脏腑气血阴阳亏虚的多种证候。

虚劳应与肺痨鉴别，列表如下。

虚劳与肺痨的鉴别

鉴别点	虚劳	肺痨
病因	多种原因	痨虫
病位	多个脏腑受累	肺（后期可及脾肾）
性质	多种病症后期的转归证候，原发性虚劳少见	是一个独立的病种
传染性	非传染	具传染性
基本病机	阳虚、阴虚、气虚、血虚	阴虚肺燥为主
临床特征	缺乏固定的脉症特征	以潮热、盗汗、胸痛、咳嗽、咳血、消瘦六大主症为特征
治疗	虚则补之，重在脾肾	杀虫补虚，着重治肺

2. 内科其他疾病虚证

内科其他病证中出现的虚证属“证”的范畴，为证候诊断，有其固定的主证，以脏腑气血阴阳某一部分的损害为主，病变脏腑单一，以该病的主要症状为突出表现。如泄泻病的脾胃虚弱证，虽有脾胃亏虚的症状，但以泄泻为最突出、最基本的表现，治疗相对容易，预后亦良好。虚劳属“病”的范畴，为病名诊断，无固定的主证，为脏腑气血阴阳多方位、多层次的损害，以出现一系列精气亏虚的症状为特征，往往呈慢性演变性发展，治疗难取速效，甚或难以取效。虚劳病的辨治以虚证为基础，虚证是组成虚劳病的基本单位，证与证之间的多种组合方式呈现虚劳病的本质。

【辨证论治】

虚劳的证候繁多，为便于学习掌握其中内容，以气、血、阴、阳为纲，五脏虚证为目，分类列述其证治。《素问・三部九候论》云：“虚则补之。”《素问・至真要大论》云：“劳者温之”“损者温之”《素问・阴阳应象大论》云：“形不足者，温之以气；精不足者，补之以味。”指出了治疗虚劳的基本原则。在具体应用时，当根据阴阳气血，脏腑病机生克制化及病势缓急，而施以不同的补虚方法。

一般说，阴虚补阴，阳虚补阳，气虚补气，血虚补血，这适用于虚损病机之比较单纯者。另外，利用脏腑间的生克制化关系，补其不足，益其虚损，即所谓“滋化源”之法，适用于多个脏腑虚亏、阴阳气血不足等病机比较复杂者。但补剂有大小，方药有峻缓，病重药轻则药不中病，病轻药重则药过病所，所以当酌情而制方。峻补法适用于阴阳气血耗损迅速、病势重险的证候，常选大剂功专效宏的方药，以期在短期内发挥补益作用；缓补法适用于病势迁延、进展缓慢或虚不受补的证候，目的在于纠正偏虚，缓图根治；平补法适用于一般虚损证候，因其偏虚不甚，常选药性平和之品，旨在避免补益中又造成偏盛的副作用。

在补法的配合应用上，由于阴阳互根、精气血同源，且在虚劳病中常见阳损及阴、阴损及阳和气伤及精、精伤及气的病机变化，故临床遣药组方应将养阴、补阳及补元气、养精血等法配合运用，即张景岳所说的阳中求阴、阴中求阳、精中生气、气中生精之法。此外，本病又常见虚而有邪、虚实夹杂、寒热并见等情况，治疗也当权衡标本轻重缓急，选用补中寓攻、攻中寓补、攻补兼施、寒温同用等法。总之，虚劳病情复杂多变，临床治疗也应灵活掌握。至于虚不受补者，为上下之损过于中的重证，治疗总应先取中州，扶养脾胃之气，遣药组方尤贵轻灵不滞、醒脾健运，使水谷精微不断化生，则阴阳气血逐渐恢复。

（一）气虚

气虚是气血阴阳亏虚中最常见的一类，其中尤以肺、脾气虚为多，而心、肾气虚亦不少见。主要证候有气短懒言，语声低微，面色白或萎黄，头昏神疲，肢体无力，舌淡，脉细弱。

1. 肺气虚

症状：短气自汗，声音低怯，咳嗽无力，痰液清稀，时寒时热，平素易于感冒，面白，舌质淡，脉弱。

治法：补益肺气。

方药：补肺汤。若气短、息促，加冬虫夏草，重用人参、黄芪；肺卫不固，易于感冒者，加防风、白术；自汗较多者，加牡蛎、麻黄根；若气阴两虚而兼见潮热、盗汗者，加鳖甲、地骨皮、秦艽；若兼卫阳不足，畏寒自汗，时时感冒的肺卫阳虚证者，当益气固表御风，用补肺汤合玉屏风散。

肺脾气虚证，多由肺虚日久、子盗母气或因脾气先虚、土不生金所致，用六君子汤加黄芪。肾不纳气证为肺气虚之重证，当着重治肾，补肾纳气。若偏于肺肾气阴亏损，痰黄而稠，上气喘满，烦热者，当补肾纳气佐以益气清肺，用人参蛤蚧散合人参胡桃汤。若肺肾气阴虚甚者，可酌加五味子、女贞子、枸杞子、紫河车、海参、淡菜、冬虫夏草等。若肺肾阳气偏亏引起气不归根而见咯痰清稀、肺气上逆、喘促不续、汗出肢冷、脉沉微，是肾不纳气之急证，当温壮下元、镇纳上逆之肺气，用黑锡丹。但黑锡丹温热燥烈，过用伤阴，故非久服之方，一俟气喘平和，即当改用右归饮等，缓图治本。

2. 心气虚

症状：心悸，气短，劳则尤甚，神疲体倦，自汗，舌质淡，脉弱。

治法：益气养心。

方药：七福饮。若气虚卫表不固，自汗较多者，加黄芪、五味子；食少便溏者，加砂仁、山药；舌暗或有瘀斑瘀点、舌下脉络瘀紫者，加丹参、川芎、三七。

3. 脾气虚

症状：饮食减少，食后胃脘不舒，倦怠乏力，大便溏薄，面色萎黄，舌淡，苔薄，脉弱。

治法：健脾益气。

方药：加味四君子汤。若胃脘满闷、恶心呕吐、嗳气者，加半夏、陈皮；食少纳呆、脘腹饱胀、食积不化者，加神曲、麦芽、山楂、鸡内金；若腹痛即泻、手足欠温者，加肉桂、炮姜；若有胃下垂、脱肛、腹部坠胀者，可改用补中益气汤；若伴各种出血，可用归脾汤。

4. 肾气虚

症状：神疲乏力，腰膝酸软，小便频数而清，白带清稀，舌质淡，脉弱。

治法：益气补肾。

方药：大补元煎。若神疲乏力甚者，加黄芪；尿频较甚及小便失禁者，加菟丝子、五味子、益智仁；脾失健运而兼见大便溏薄者，去熟地黄、当归，加肉豆蔻、补骨脂。

（二）血虚

以心、肝血虚为多，脾血虚常与心血虚并见。主要证候有面色淡黄或淡白无华，唇、舌、指甲色淡，头晕目花，肌肤枯糙，舌质淡红，苔少，脉细。

1. 心血虚

症状：心悸怔忡，健忘，失眠，多梦，面色不华，舌质淡，脉细或结代。

治法：养血宁心。

方药：养心汤。若失眠、多梦较甚者，加合欢花、夜交藤；心悸不安者，加磁石、龙骨。由于心血虚往往与脾血虚并存，称为心脾血虚，临证时可选用归脾汤加减治疗。

2. 肝血虚

症状：头晕，目眩，胁痛，肢体麻木，筋脉拘急，或肌肉瞤动，妇女月经不调甚则闭经，面色不华，舌质淡，脉弦细或细涩。

治法：补血养肝。

方药：四物汤。若血虚甚，可加制首乌、枸杞子、阿胶；若胁痛，加柴胡、郁金、香附、丝瓜络；若目失所养，视物模糊，加楮实子、枸杞子、决明子；若血瘀结，新血不生，羸瘦，腹部症块，肌肤甲错，经闭，舌紫暗有瘀点瘀斑，或舌下瘀脉者，可同服大黄䗪虫丸。

（三）阴虚

五脏均见阴虚，但以肺、肝、肾为主。主要证候有面颧红赤，唇红，低烧潮热，手足心热，虚烦不安，盗汗，口干，舌质光红少津，脉细数无力。

1. 肺阴虚

症状：干咳，咽燥，甚或失音，咯血，潮热，盗汗，面色潮红，舌红少津，脉细数。

治法：养阴润肺。

方药：沙参麦冬汤。若咳嗽甚者，加百部、款冬花；咳血者，加白及、仙鹤草、小蓟；潮热者，加地骨皮、秦艽、鳖甲；盗汗者，加牡蛎、浮小麦；若肺阴虚日久，出现肺肾阴虚，用麦味地黄丸。

2. 心阴虚

症状：心悸，失眠，烦躁，潮热，盗汗，或口舌生疮，面色潮红，舌红少津，脉细数。

治法：滋阴养心。

方药：天王补心丹。若口舌生疮、烦躁不安甚者，去当归、远志，加黄连、淡竹叶、莲子心；潮热者，加银柴胡、地骨皮、秦艽；盗汗者，加浮小麦、牡蛎；若心神症状严重者，酌加琥珀、龙齿、夜交藤之类安神定志；血虚症状严重者，酌加何首乌、白芍之类养血生血。

3. 脾胃阴虚

症状：口渴，唇舌干燥，不思饮食，甚则干呕，呃逆，大便燥结，面色潮红，舌红少苔，脉细数。

治法：养阴和胃。

方药：益胃汤。口干唇燥津亏甚者，加石斛、天花粉；不思饮食甚者，加麦芽、扁豆、山药；呃逆者，加刀豆、柿蒂；大便干结甚者，原方之冰糖改为蜂蜜。

4. 肝阴虚

症状：头痛，眩晕，耳鸣，目干畏光，视物不明，急躁易怒，或肢体麻木，筋惕肉瞤，面潮红，舌干红，脉弦细数。

治法：滋养肝阴。

方药：补肝汤。若风阳内盛，见头痛、眩晕、耳鸣，或筋惕肉瞤较甚者，加石决明、菊花、钩藤、刺蒺藜；若肝火亢盛，见急躁易怒，尿赤便秘，加夏枯草、牡丹皮、栀子；两目干涩畏光，或视物不明者，加枸杞子、女贞子、草决明；若肝络失养，胁痛隐隐、口燥咽干、烦热、舌红少苔者，可选用一贯煎加减。若肝阴虚于下、虚阳亢于上，出现头面烘热、眼膜干燥者，用杞菊地黄丸。若虚阳过亢，热动风生，表现严重眩晕、头痛、肢体麻木震颤、烦热上冲，形成肝风内动证者，用镇肝熄风汤以滋阴潜阳、柔肝熄风。

5. 肾阴虚

症状：腰酸，遗精，两足痿弱，眩晕，耳鸣，甚则耳聋，口干，咽痛，颧红，舌红少津，脉沉细。

治法：滋补肾阴。

方药：左归丸。若潮热、口干、咽痛等虚火甚者，去鹿角胶、山茱萸，加知母、黄柏、地骨皮；若腰酸、遗精甚者，加牡蛎、金樱子、芡实、莲须。若阴虚火旺之证明显者，可予大补阴丸或知柏地黄丸，两方皆以知母、黄柏泻火保阴，以六味地黄丸、龟板滋养肾水，使阴与阳济，则水能制火矣。

（四）阳虚

阳虚常由气虚进一步发展而成，以心、脾、肾的阳虚为多见。主要证候有面色苍白或晦暗，怕冷，手足不温，出冷汗，精神疲倦，气息微弱，或有浮肿，下肢为甚，舌质胖嫩，边有齿印，苔淡白而润，脉细微、沉迟或虚大。

1. 心阳虚

症状：心悸，自汗，神倦嗜卧，心胸憋闷疼痛，形寒肢冷，面色苍白；舌淡或紫暗，脉细弱或沉迟。

治法：益气温阳。

方药：保元汤。若心脉瘀阻而心胸疼痛者，酌加郁金、川芎、丹参、三七；若阳虚较甚，形寒肢冷者，加附子、巴戟天、仙茅、仙灵脾、鹿茸。

2. 脾阳虚

症状：面色萎黄，食少，形寒，神倦乏力，少气懒言，大便溏薄，肠鸣腹痛，每因受寒或饮食不慎而加剧，舌淡，苔白，脉弱。

治法：温中健脾。

方药：附子理中汤。若寒凝气滞，腹中冷痛较甚者，加高良姜、香附或丁香、吴茱萸；若食后腹胀及呕逆者，加砂仁、半夏、陈皮；若阳虚腹泻较甚，加肉豆蔻、补骨脂；腹中胀满者，为夹气滞，加枳实、厚朴；虚寒挟肠热而泄泻者，加黄连、乌梅，去附子。脾肾阳虚证，如偏于大肠传化失调，表现慢性久泄者，用桂附理中汤。若偏于津液运化失调，表现为浮肿、胀满者，用实脾散。

3. 肾阳虚

症状：腰背酸痛，遗精，阳痿，多尿或不禁，面色苍白，畏寒肢冷，下利清谷或五更泄泻，舌淡，舌边齿痕，脉沉迟。

治法：温补肾阳。

方药：右归丸。若遗精，加金樱子、桑螵蛸、莲须，或合金锁固精丸；下利清谷者，去熟地黄、当归，加党参、白术、薏苡仁；五更泄泻者，合用四神丸；阳虚水泛以致浮肿、尿少者，加茯苓、泽泻、白术、车前子；肾不纳气而见喘促、短气、动则更甚者，酌加补骨脂、五味子、蛤蚧。如肾气亏损太甚，形气瘦削，体力衰败者，酌加人参、鹿茸、紫河车等；若精冷或阳事不举者酌加淫羊藿、巴戟天、补骨脂、鹿茸之类。

典型病例：

患者矫某，女，23岁。

初诊：1959年9月10日。

症状：经常头昏、胸闷、气短四五年。有时轻微头痛，记忆力衰退，时有两眼发花，心慌心跳，烦躁，睡眠多梦，四肢酸软无力，皮肉发热，饮食减少，闭经已3年。经某医院检查，诊断为贫血。面色黯黄乏泽，消瘦，毛发枯燥，气略短，口唇焦燥，舌质淡红，苔薄白，脉沉细弱。

辨证：脾肾虚弱，气血不足。

治法：补肾健脾，益气养血，佐以活血。

方药：自拟验方。当归15g，生地黄12g，元胡9g，白术9g，鸡内金15g，木香9g，人参9g，枸杞子15g，菟丝子12g，炒酸枣仁36g，红花6g，生牡蛎12g，丹参25g。

9月15日二诊：药后诸症好转，饮食、睡眠均近正常，面色，舌、脉同前。前方加牛膝9g，肉桂6g，配服十珍益母膏，每日3次，每次1匙。

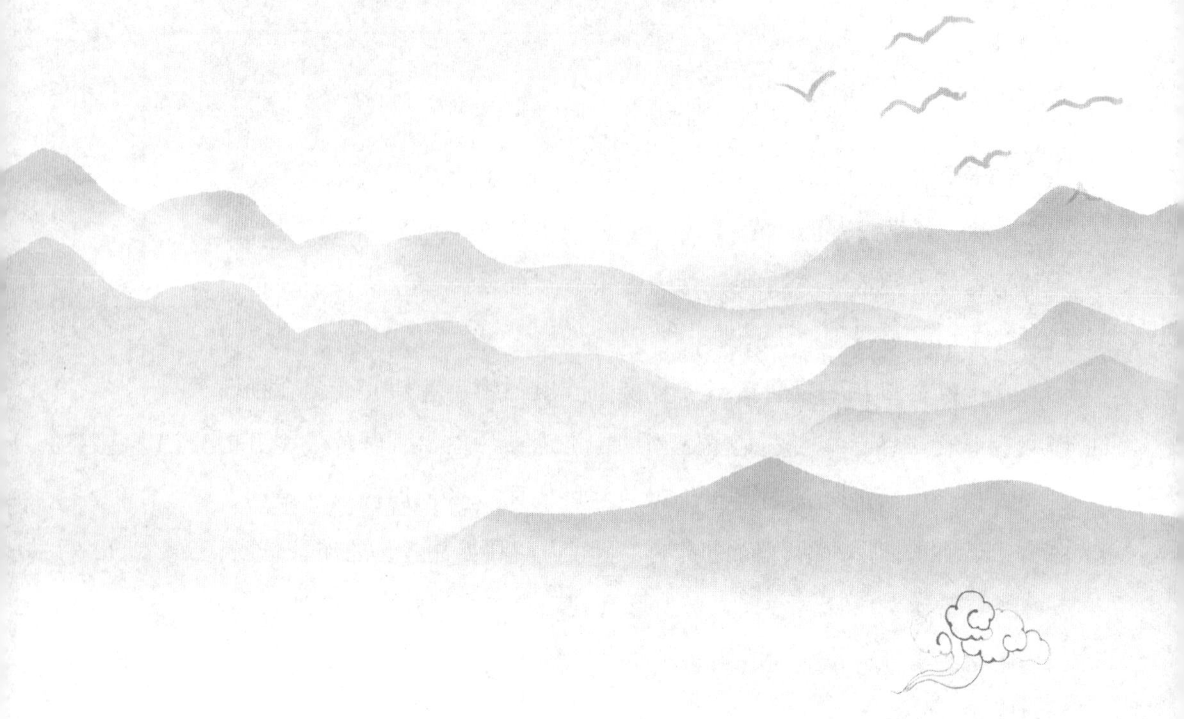

癌病

癌之名义本为岩，而癌之名字初作岩者，乃以癌字从嵒，而嵒即岩嵒字也。(《说文·山部》)岩，病症名。凡结块坚硬如石，表面高低凹凸不平，像山岩一样，溃后状如岩洞之体表恶性肿瘤者曰岩。癌病是多种恶性肿瘤的总称，是由于脏腑组织发生异常增生，以肿块逐渐增大、表面高低不平、质地坚硬、时有疼痛，常伴发热、乏力、纳差、消瘦并进行性加重为主症的疾病。现代医学中的各种恶性肿瘤可参照本病辨证论治，也可与积聚、噎膈、瘿病等互参。

根据肺癌的临床表现，中医古籍有关肺癌的论述散见于“肺积”“咳嗽”“咯血”“胸痛”等病证中。《难经·五十六难》最早提出“肺积”病名：“肺之积，名曰息贲，在右胁下，覆大如杯。久不已，令人洒淅寒热，喘咳，发肺壅。”《素问·奇病论篇》：“病胁下满气逆，二三岁不已，是为何病？病名曰息积，此不妨于食。”

【病因病机】

1. 正气亏虚

禀受父母之先天不足，或后天失养，肺气亏虚，宣降失常，邪毒乘虚而入，客邪留滞，肺气贲郁，脉络阻塞，痰擦互结面成肺积。如《活人机要》云：“壮人无积，虚人则有之。”《医宗必读》谓：“积之成也，正气不足，而后邪气踞之。”

2. 情志失调

七情内伤，气逆气滞，而气为血帅，气机逆乱，血行瘀滞；或思虑伤脾，脾失健运，聚湿生痰，痰贮于肺，肺失宣降，气滞血瘀，痰凝毒聚，局部结而成块。诚如《素问举·痛论篇》说：“悲则心系急，肺布叶举，而上焦不通，荣卫不散……思则心有所存，神有所归，正气留而不行，故气结矣。”

3. 外邪犯肺

肺为娇脏，喜润而恶燥，燥热之邪最易伤肺，加之长期吸烟，“烟为辛热之魁”，燥热灼阴，火邪刑金，炼液为痰，形成积聚；或邪毒侵肺，肺为气之主，通于喉，开窍于鼻，直接与外环境相通，如废气、矿尘、石棉和放射性物质等邪毒袭肺，则肺之宣降失司，肺气郁滞不行，气滞血瘀，毒瘀结聚，日久而成癌瘤。清代吴澄《不居集》云“金性喜清润，润则生水，以滋脏腑。若本体一燥，则水源渐竭，火无所制，金受火燥，则气自乱而咳嗽，嗽则喉干声哑，烦渴引饮，痰结便闭，肌肤枯燥，形神虚委，脉必虚数，久则涩数无神。”

4. 饮食所伤

《素问·痹论篇》曰：“饮食自倍，肠胃乃伤。”脾为生痰之源，脾虚则水谷精微不能生化输布，致湿聚生痰，肺为贮痰之器，痰浊留于水之上源，阻滞肺络，痰瘀为患，结于胸中，肿块渐成。

本病的发病与痰、热、虚密切相关。肺失宣降，脾失健运，痰浊内生；“肺为娇脏，喜润而恶燥”，肺肾阴虚，肺叶失润或“肺热叶焦”；肺气不足，肺脾肾虚，痰热互结，终成本病。

【辨证要点】

本病病位在肺，与脾肾密切相关，《素问·五脏生成篇》谓：“诸气者，皆属于肺。”或因禀赋，或因六淫，或因饮食，或因邪毒，导致肺失宣降，气机不利，血行瘀滞，痰浊内生，毒邪结聚而成。

【鉴别诊断】

1. 肺癌与肺痨

肺痨与肺癌均有咳嗽、咯血、胸痛、发热、消瘦等症状，两者很容易混淆，应注意鉴别。肺痨多发生于青壮年，而肺癌好发于 40 岁以上的中老年男性。部分肺痨患者的已愈合的结核病灶所引起的肺部瘢痕可恶变为肺癌。肺痨经抗痨治疗有效，肺癌经抗痨治疗病情无好转。借助肺部 X 线检查、痰结核菌检查、痰脱落细胞学检查、纤维支气管镜检查等进行鉴别。

2. 肺癌与肺痈

肺痈患者也可有发热、咳嗽、咳痰的临床表现，应注意与肺癌鉴别。典型的肺痈是急性发病，高热，寒战，咳嗽，咳吐大量脓臭痰，痰中可带血，伴有胸痛；肺癌发病较缓，热势一般不高，呛咳，咳痰不爽或痰中带血，伴神疲乏力、消瘦等全身症状。肺癌患者在感受外邪时，也可出现高热、咳嗽加剧等症，此时更应详细询问病史，四诊合参，并借助肺部X线检查、痰和血的病原体检查、痰脱落细胞学检查等实验室检查加以鉴别。

3. 肺癌与肺胀

肺胀是多种慢性肺系疾患反复发作、迁延不愈所致的慢性肺部疾病。多发生于40岁以上人群，病程长达数年，反复发作，以咳嗽、咳痰、喘息、胸部膨满为主症；肺癌则起病较为隐匿，以咳嗽、咯血、胸痛、发热、气急为主要临床表现，伴见消瘦、乏力等全身症状，借助肺部X线检查、痰脱落细胞学检查等不难鉴别。

【辨证论治】

肺癌的中医治疗应遵循辨证论治的原则，无论是肺癌的哪一阶段，或手术、放疗后，或复发的患者，根据患者的症状和体征去辨阴阳虚实、辨脏腑经络，也要参考西医检查的结果，了解肿瘤生长、转移、累及部位的状况，去判断患者整体的情况，然后去立法、选方、用药。肿瘤的治疗尤其要重视辨病与辨证、局部与整体相结合的问题。

1. 辨证分型

（1）肺气不足型

症状：咳嗽无力，痰液清稀，声低神疲，胸闷气短，自汗恶风。纳呆肢困，或时有便溏，面色无华，舌苔淡白或舌胖有齿痕，脉虚弱。

治法：益气补肺，健脾化痰。

方药：黄芪30g、太子参15g（或党参15g，或人参10g）、白术15g、茯苓10g、陈皮10g、半夏10g、杏仁10g、桔梗10g、山药10g、生薏仁15g、防风10g、猪苓10g、白花蛇舌草15g、半枝莲12g、夏枯草10g、藤梨根15g、甘草6g。

方解：此型在肺癌Ⅰ、Ⅱ期多见，病之早期，只见气虚症状，或轻微的咳嗽、咳痰之症状，并发症少。往往只有肺气虚，偶有表现脾虚的症状。方中黄芪、太子参益气，白术、茯苓、山药、生薏仁健脾，陈皮、半夏、茯苓、甘草、杏仁、桔梗理肺化痰，猪苓、白花蛇舌草、半枝莲、夏枯草、藤梨根、薏苡仁渗利解毒抗癌，防风、白术、黄芪益气固表，可防感冒等并发症。此型在术后复发初期也常见到。

（2）阴虚内热型

症状：干咳无痰，或痰少黏稠，或痰中带血，或口咽干燥，形体消瘦，午后潮热，五心烦热，盗汗颧红，便干尿黄，声音嘶哑，舌红少津，无苔或少苔，脉细数。

治法：滋阴润肺，清热散结。

方药：沙参12g、生地黄12g、元参10g、麦冬10g、百合10g、鳖甲20g、知母10g、青蒿12g、地骨皮10g、桑白皮10g、川贝母10g、杏仁10g、八月扎15g、草河车15g、半枝莲15g、白毛藤15g、生牡蛎15g、仙鹤草20g。

方解：此型多见于肺癌的Ⅱ期，偶见于Ⅲ期。方中沙参、元参、麦冬、百合养阴润肺，鳖甲、青蒿、地骨皮、桑白皮、知母清阴分之热，川贝、杏仁、仙鹤草化痰止血。草河车、半枝莲、白毛藤、生牡蛎、仙鹤草清热散结抗癌。

（3）气阴两虚型

症状：咳嗽有痰或无痰，神疲乏力，汗出气短，口干发热或午后潮热，手足心热，有时心悸，纳呆脘胀，便干或稀，舌质红苔薄，或舌质胖嫩有齿痕，脉细数无力。

治法：益气养阴，化痰散结。

方药：黄芪30g、太子参15g（或党参15g或人参10g）、沙参10g、麦冬10g、鳖甲15g、百合10g、生地12g、五味子5g、百部10g、全瓜蒌5g、川贝10g、白花蛇舌草15g、天南星10g、猪苓15g、鱼腥草15g、石上柏15g、蜂房15g、冬虫夏草3～6g。

方解：此型多见于Ⅲ期，也在Ⅱ、Ⅳ期可见。方中黄芪，太子参益气，沙参、麦冬、鳖甲、生地、五味子养阴，全瓜蒌、天南星、猪苓、钱腥草、石上柏、蜂房化痰利湿、清热解毒。气阴两虚型往往兼证较多，病情亦转化，应根据症状随证加减。如湿困脾胃加苍白术、防风，脾气不运，胃气不和加木香、砂仁、枳壳、陈皮；偏重气虚者多用益气药；偏重于阴虚有热，加重养阴清阴分之药。

（4）气滞血瘀型

症状：胸胁胀痛或刺痛，咳嗽气短而不爽，大便或干，舌质有瘀斑或暗紫，脉弦或涩。

治法：行气活血，化瘀解表。

方药：黄芪 30g、枳壳 10g、青皮 10g、赤芍 12g、郁金 10g、丹参 10g、白前 10g、莪术 15g、桃仁 10g、徐长卿 10g、鬼箭羽 10g、王不留行 10g、石见穿 12g、土鳖虫 5g、桔梗 10g、败酱草 12g、三七粉 3g（冲服）。

方解：此型多见于Ⅱ，Ⅲ期。方中枳壳、青皮、郁金行气，赤芍、丹参、莪术、徐长卿、桃仁、石见穿活血化瘀止痛，鬼箭羽、王不留行、土鳖虫，活血消肿抗癌，黄芪益气而助活血，桔梗引药入肺，以防穿行他脏，损伤其他脏腑。

（5）痰湿瘀阻型

症状：咳嗽，痰多，气憋胸闷，或胸胁疼痛，或胁下痞块，刺痛拒按，或发热，痰黄黏稠，舌质暗或有瘀斑，或胖，苔厚腻，或白，或黄，脉弦滑，或兼数。

治法：祛湿化痰，化瘀解表。

方药：全瓜蒌 20g、冬瓜子 10g、陈皮 10g、法半夏 10g、苇茎 15g、天南星 10g、桃仁 10g、红花 10g、威灵仙 10g、丹参 10g、山慈菇 10g、僵蚕 10g、杏仁 10g、全蝎 3g、铁树叶 20g、龙葵 10g、黄芪 20g、太子参 20g、桔梗 10g。

方解：此型多见于Ⅳ期。患者已属晚期，肿块增大，侵袭范围广，又有远处脏器转移，脏器功能衰竭甚至受损者多，所以合并症状繁杂。但最终以痰湿凝聚，气滞而血瘀为主，当然还是本在虚，治疗上要虚实兼顾，或先祛实邪。方中全瓜蒌、冬瓜子、陈皮、法夏、天南星、苇茎祛湿化痰，桃仁、红花、威灵仙、丹参活血化瘀，山慈姑、僵蚕、杏仁、全蝎、铁树叶、龙葵化痰散结、化瘀消肿抗癌，黄芪、太子参益气而助药力，桔梗引经入肺。

以上五型，基本上根据卫生部新药审评中心主持制定的方案为准，加以修订。分型以中医理论为指导，但很多复杂因素，因此在治疗中应重视患者的个体性。

2. 肺癌常用抗癌中草药及古方

肺癌常用抗癌中草药：薏苡仁、僵蚕、土贝母、土茯苓、夏枯草、山海螺、前胡、瓜蒌、马兜铃、草河车、白花蛇舌草、龙葵、白英、石上柏、莪术、土鳖虫、石见穿、八月扎、藤梨根、紫草、仙鹤草、守宫、全蝎、蜂房、干蟾皮。

肺癌常用古代方剂：

（1）息贲汤（《济生方》）：半夏、吴茱萸、桂心、人参、桑白皮（炙）、葶苈（炒）。治肺之积，在右胁下，大如覆杯，久久不愈，气逆喘咳，发为肺痈。

（2）定喘丹（《济生方》）：杏仁、马兜铃、蝉蜕。上药为末，蒸枣肉为丸，如葵子大，每服六七丸，临睡用葱白泡茶放冷送下。治男子妇人久患咳嗽，肺气喘促，倚息不得睡卧。

（3）经效阿胶丸（《苏沈良方》）：阿胶、生地黄、卷柏叶、山药、大蓟根、五味子、鸡苏、柏子仁、人参、茯苓、百部、防风、远志、麦门冬。上为细末，炼蜜为丸，如弹子大，每服一丸，细嚼，浓煎小麦汤或麦门冬汤咽下。治劳嗽，并咳血唾血。

（4）息贲丸（《证治准绳·类方》）：厚朴、黄连、干姜、白茯苓、川椒、紫菀、川乌、桔梗、白豆蔻、陈皮、京三棱、天门冬、人参、青皮、巴豆霜。上除茯苓、巴豆霜各另研旋入外，为细末和匀，炼蜜丸，梧桐子大。治肺积，名息贲，在右胁下，大如覆杯，喘息气逆，背痛少气，喜忘目瞑，皮寒时痛。久不已，令人洒淅寒热喘嗽，发为肺壅，其脉浮而毛。

3. 肺癌术后中医药治疗

中医治疗与手术治疗相结合，解决手术、术后化疗、术后放疗中存在的许多问题。遵循辨证与辨病相结合的原则，因人、因病、因体质进行辨证、立法、用药。根据我们临床观察和有关统计分析，肺癌患者气虚、阴虚、气阴两虚者多，而肾虚、血虚患者很少见；到晚期出现痰湿瘀阻时，实际上是在阴虚、气虚的基础上产生的，这与一般肺部感染不同，应顾及它的阴虚和气虚的问题。

（1）益气固表法：手术后伤元气，肺气不畅，卫外不固而气短、乏力、汗出、恶风、神疲、乏力等。以益气固表，选用玉屏风散加味，加速恢复体力，防止感冒、感染的可能性。

方药：黄芪 30 ~ 60g，白术 20g，防风 12g，煅龙骨 20g，煅牡蛎 20g，浮小麦 10g。若脾肾阳虚，汗出恶寒重表，可加制附子 6 ~ 10g，甘草 6g。

（2）健脾和胃法：手术可伤脾胃，使纳呆少食，神疲乏力，大便不快或燥结，拟以益气健脾、消食和胃之法，以助进食，早日恢复，有可能早日加用其他如放疗、化疗的机会，并减少其副作用，选补中益气汤加参苓白术散。

方药：黄芪 30 ~ 60g，人参 10g（或党参 20g），白术 12g，山药 12g，白扁豆 12g，莲子肉 10g，砂仁 6g，白豆蔻 3g，炒三仙 30g，陈皮 10g，升麻 6g，当归 12g。若大便干结，可加麻仁 10g，淡苁蓉 20g。

（3）补气养气法：若手术中伤气血（如出血过多或心、肺功能受损），出现心悸、气短、失眠、头晕目眩等，拟补气养血、以助心肺之法。选用十全大补汤加生脉散。

方药：黄芪 30 ~ 60g，人参 10g（或党参 20g），当归 15g，生地黄 12g，白芍 12g，白术 12g，茯苓 10g，肉桂末 1g（冲服）（或桂枝 6g），川芎 6g，麦冬 15g，五味子 6g，酸枣仁 10g，炙甘草 6g。

（4）益气养阴、活血化瘀、清热解毒法（或益气活血法）：手术后长期服药，以防复发及转移。实验及临床研究证明，可以改善机体免疫功能，降低血液黏度，防止血小板凝聚，实验研究有抗病灶转移作用。

①黄芪 30g，西洋参 10g，沙参 10g，麦冬 10g，冬虫夏草 3g（冲服），

三七粉3g（冲服）。赤芍12g，桃仁10g，桔梗10g，苡仁10g，草河车10g，白花蛇舌草15g，仙鹤草15g，莪术10g，甘草6g。每日1剂，水煎早晚各服1次。也可以服中药肺瘤平膏，每日3次，每次15～20g，30～60天为1个疗程。

②黄芪60g，当归20g，苏木10g，川芎10g，没药10g，三七粉6g，水蛭粉1.5g，血竭粉1.5g，生大黄粉6g，白术12g，苡仁20g，冬虫夏草6g。以此比例，制成水丸或胶囊。水丸每次2克，每日3次；胶囊每次4～6个，每日3次。

（5）手术前用中药：术前用药，在一些临床研究中证明，病理观察到用药后肿瘤周围淋巴细胞浸润增加的现象。到底这一些现象对抗肿瘤方面有什么影响，尚待进一步研究。但有些术前患者发现时体力下降，或由于其他疾病使肝功能、肺功能等有损伤者，可以用中药给予调理，对手术有帮助。

临证加减用药：

咳嗽：杏仁、桔梗、川贝、紫苑、款冬、前胡、全瓜蒌、马兜铃，无痰而剧烈咳嗽可以适当用罂粟壳。

痰多或黏稠难以咳出：海浮石、海蛤壳、竹茹、白芥子、天竺黄、桑白皮、天南星、法夏、蛇胆、陈皮末。

血痰或咯血：白及、仙鹤草、藕节炭、大蓟小蓟、生地炭、大黄炭、生地榆、花蕊石、黛蛤散、白茅根、三七粉、云南白药。

低热：青蒿、地骨皮、白薇、元参、丹皮、知母。

高热：生石膏、寒水石、黄芩、金银花、野菊花、牛黄、羚羊角粉、紫雪散。

胸背疼痛：威灵仙、元胡、三七、徐长卿、望江南、土鳖虫、赤芍、白芍、乌头、白屈菜。

自汗：生黄芪、白术、防风、炒龙骨、炒牡蛎、浮小麦。

胸腔积液：葶苈子、桑白皮、椒目、夏枯草、龙葵、猪苓。

大便燥结：麻仁、郁李仁、大黄、生白术、山药、肉苁蓉、何首乌。

典型病例：

患者刘某，女， 81 岁

初诊：2019 年 3 月。

主诉：咳痰带血，气短胸闷时痛，腰酸消瘦。乏力咽干，多汗，心悸。

望诊：年老体弱，舌紫暗，舌腹下静脉怒张。

脉诊：沉弦。

听诊：呼吸音右肺稍弱，叩诊稍浊，听心尖一音分裂，律正，杂音不奢，P2 ↑，剑突下无抬举性冲动。

叩诊：左心四五肋间 C 线内 0.2cm。

肺 CT：低剂量 CT 发现右肺上叶 2.5 ~ 3.0cm 边不规则，有毛刺，磨玻璃影，块内血流多，左肺上叶小结节。

病理：纤支全镜超声取病理：腺癌（大连市肿瘤医院）。

中医诊断：癌病（肺积）。

西医诊断：肺腺癌。

治则：扶正祛邪，软坚化结，抗癌。

方药：自拟验方。鸡内金 10g，黄芩 15g，山楂 15g，八月扎 10g，石见穿 15g，干蟾皮 10g，丹参 15g，西洋参 10g，红花 5g，山豆根 10g，黄芪 15g，瓜蒌 5g，薤白 10g，猪苓 15g，莪术 10g。每日 1 剂，水煎分 3 次服。

该患是医生的亲属，患病期间进行了不规则化疗，但没作靶向治疗，中药调治为主，至今仍存活。

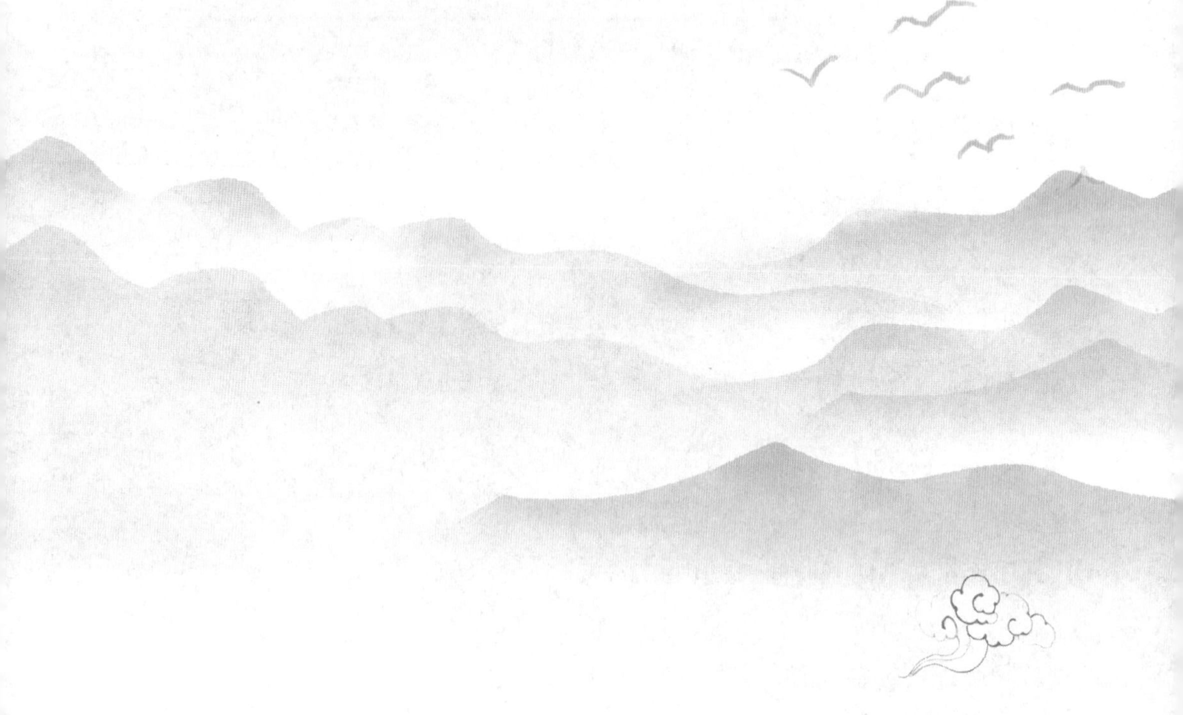

痹证

痹证是由于风、寒、湿、热等邪气闭阻经络，影响气血运行，导致肢体筋骨、关节、肌肉等处发生疼痛、重着、酸楚、麻木，或关节屈伸不利、僵硬、肿大、变形等症状的一种疾病。轻者病在四肢关节肌肉，重者可内舍于脏。

中医文献中有关痹证的论述相当丰富。《内经》不仅提出了痹之病名，而且对其病因病机、证候分类以及转归、预后等均作了较详细的论述。历代医家还根据疾病的不同症状特点，赋予不同的病名。本病的临床表现多与西医学的结缔组织病、骨与关节等疾病相关，常见疾病如风湿性关节炎、类风湿性关节炎、反应性关节炎、肌纤维炎、强直性脊柱炎、痛风等，其他如增生性骨关节炎等出现痹证的临床表现时，均可参考本病辨证论治。

《素问·痹论》指出：“风，寒，湿三气杂至，合而为痹。其风气胜者为行痹，寒气胜者为痛痹，湿气胜者为着痹也。”《素问·四时刺逆从论》云：“厥阴有余病阴痹，不足病生热痹。”因感邪季节、患病部位及临床症状的不同，《内经》又有五痹之分。《素问·痹论》曰：“以冬遇此者为骨痹，以春遇此者为筋痹，以夏遇此者为脉痹，以至阴遇此者为肌痹，以秋遇此者为皮痹。”《素问·痹论》还以整体观阐述了痹与五脏的关系：“五脏皆有合，病久而不去者，内舍于其合也。故骨痹不已，复感于邪，内舍于肾。筋痹不已，复感于邪，内舍于肝。脉痹不已，复感于邪，内舍于心。肌痹不已，复感于邪，内舍于脾。皮痹不已，复感于邪，内舍于肺。”并在预后方面指出：“其人脏者死，其留连筋骨者痛久，其留连皮肤者易已。”

【病因病机】

痹证的发生与体质因素、气候条件、生活环境及饮食等有密切关系。正虚卫外不固是痹证发生的内在基础，感受外邪是痹证发生的外在条件。邪气痹阻经脉为其病机根本，病变多累及肢体筋骨、肌肉、关节，甚则影响脏腑。

一、病因

1. 外因

外因为痹证发生的条件。

（1）感受风寒湿邪：久居潮湿之地，严寒冻伤，贪凉露宿、睡卧当风，暴雨浇淋、水中作业或汗出入水等，外邪注于肌腠经络，滞留于关节筋骨，导致气血痹阻而发为风寒湿痹。由于感受风寒湿邪各有所偏盛，而有行痹、痛痹、着痹之别。若素体阳气偏盛，内有蓄热，复感风寒湿邪，可从阳化热；或风寒湿痹经久不愈，亦可蕴而化热。

（2）感受风湿热邪：久居炎热潮湿之地，外感风湿热邪，袭于肌腠，壅于经络，痹阻气血经脉，滞留于关节筋骨，发为风湿热痹。

2. 内因

内因为发病的基础。

（1）劳逸不当：劳欲过度，将息失宜，防御机能降低，汗出肌疏，外邪乘袭；精气亏损，卫外不固；激烈活动后体力下降。

（2）久病体虚：老年体虚，肝肾不足，肢体筋脉失养；或病后、产后气血不足，腠理空疏，外邪乘虚而入。如《济生方·痹》所云："皆因体虚，腠理空疏，受风寒湿气而成痹也。" 此外，恣食甘肥厚腻或酒热海腥发物，导致脾运失健，湿热痰浊内生；或跌仆外伤，损及肢体筋脉，气血经脉痹阻，亦与痹证发生有关。

二、病机

风、寒、湿、热、痰、瘀等邪气滞留肢体筋脉、关节、肌肉，经脉闭阻、不通则痛是痹证的基本病机。平素体虚，阳气不足，卫外不固，腠理空虚，易为风、寒、湿、热之邪乘虚侵袭，痹阻筋脉、肌肉、骨节，而致营卫行涩，经络不通，发生疼痛、肿胀、酸楚、麻木，或肢体活动不灵。外邪侵袭机体，又可因人的禀赋素质不同而有寒热转化。素体阳气偏盛，内有蓄热者，感受风寒湿邪，易从阳化热，而成为风湿热痹。阳气虚衰者，寒自内生，复感风寒湿邪，多从阴化寒，而成为风寒湿痹。痰浊、瘀血、水湿在疾病的发生发展过程中起着重要作用。邪痹经脉，脉道阻滞，迁延不愈，影响气血津液运行输布。血滞而为瘀，津停而为痰，酿成痰浊瘀血，阻痹经络，可出现皮肤瘀斑、关节周围结节、屈伸不利等症；痰浊瘀血与外邪相合，阻闭经络，深入骨骱，导致关节肿胀、僵硬、变形。痹证日久，影响脏腑功能，津液失于输布，水湿停聚局部，可致关节肢体肿胀。痰瘀水湿可相互影响，兼夹转化，如湿聚为痰，血滞为瘀，痰可碍血，瘀能化水，痰瘀水湿互结，旧病新邪胶着，而致病程缠绵，顽固不愈。

病初邪在经脉，累及筋骨、肌肉、关节，日久耗伤气血，损及肝肾，虚实相兼；痹证日久，也可由经络累及脏腑，出现相应的脏腑病变，其中以心痹较为多见，《素问·痹沦》："心痹者，脉不通，烦则心下鼓，暴上气而喘。"临床常见心烦、惊悸，动则喘促，甚则下肢水肿、不能平卧等症状。

【辨病思路】

1. 三叉神经痛

（1）原发性三叉神经痛：系三叉神经分布区内的一种阵发性、短暂、剧烈的疼痛。病因尚不明。发病多在40～50岁左右，女多于男。疼痛位于三叉神经感觉支的分布范围内，多见于第二、三支。讲话、进食、咀嚼、洗脸、刷牙等都可诱发。每次发作历时仅数秒或一分钟，又突然消失。疼痛犹如刀割、针刺或钻刻。间歇期完全正常。初起时可数日一次，以后逐渐增多至每日数十次。

诊断的主要依据是疼痛的部位、性质及发作表现。神经系统检查可无阳性发现，或疼痛支神经穿出骨孔处有压痛，即眼支的眶上切迹、上颌支的眶下孔和下颌支的颏孔。

原发性三叉神经痛须与牙痛、鼻窦炎及眼病所致的疼痛鉴别，这些疾病的疼痛都呈持续性，疼痛的部位与头部器官病灶的部位一致，局部可有压痛，并可发现有局部病灶，如龋齿或牙龈炎症等。

（2）继发性三叉神经痛：各种病变侵及三叉神经根、神经节或神经干而引起其支配区的疼痛称为继发性三叉神经痛。与原发性三叉神经痛的不同点是疼痛往往呈持续性，同时伴有三叉神经感觉及运动麻痹的症状与体征，或并发有其他颅神经受损的表现。常见的原因有转移性肿瘤（其中尤以鼻咽癌为常见）、脑桥小脑角肿瘤（如听神经瘤）、颅中窝的神经纤维瘤、脑膜瘤、胆脂瘤、动脉瘤等的压迫及颅底脑膜炎等。一般通过详尽询问病史、体检和适当的辅助检查，都可明确诊断。例如鼻咽癌转移患者，常有鼻衄、鼻咽部新生物、颈部淋巴结肿大、病侧阻塞性耳聋，可合并有颅神经的损害，可通过颅底摄片、鼻咽部或颈部淋巴结的活组织检查等进一步确诊。

2. 舌咽神经痛

原发性舌咽神经痛为舌咽神经感觉分布区的发作性剧烈疼痛，病因尚未完全明确。其疼痛位于一侧舌根、咽峡、扁桃体或咽腔侧后壁，并可向同侧外耳道与颈部扩散。疼痛也是间歇性发作，每次仅数秒或数十秒钟，如刀割或针刺，吞咽、谈话、咳嗽等动作常可诱发，无神经系统阳性体征。

鼻咽癌、扁桃体肿瘤、耳咽管肿瘤或颅底蛛网膜炎等可引起继发性舌咽神经痛。疼痛部位同上，与吞咽等动作亦有密切关系，但疼痛一般为持续性，且可有颅神经合并损害的体征。检查时需要注意肿瘤及淋巴结转移。必要时可进行颅底 X 线摄片及活组织检查。

3. 枕神经痛

枕大神经、枕小神经和耳大神经分别来自颈 2 ~ 3 的神经根。分布于后枕部，在其分布范围内的神经痛总称为枕神经痛。疼痛可为一侧或双侧，起于后枕部，可向顶部（枕大神经）、乳突部（枕小神经）或外耳（耳大神经）放射。疼痛可以是持续性钝痛而有阵发性加剧，也可是间歇性发作，头颈部活动、咳嗽、打喷嚏等可加剧疼痛。局部肌肉可有痉挛而呈现强迫头位。在枕外隆突下，枕神经自深层穿出至皮下处（枕大神经在乳突与第一颈椎后面中点连线的中点、枕小神经和耳大神经在胸锁乳突肌附着点的后上缘）常有压痛。枕神经分布的区域可有感觉减退。有的病例病因不明，有的可由上颈段的颈椎病、脊柱结核、骨关节炎、脊髓肿瘤、硬脊膜炎、后枕部的转移性肿瘤等引起，也可由于感染，如上呼吸道感染、扁桃体炎等引起。必要时可作脑脊液及上颈椎 X 线检查。

4. 臂丛神经痛

臂丛主要分布于肩部及上肢，当臂丛受损时产生在此范围内的疼痛，称为臂丛神经痛。绝大多数为继发于邻近组织的病变压迫或刺激臂丛神经根或神经干所致。根性臂丛神经痛的原因有颈椎病、颈椎结核、肿瘤、骨折、脱位、颈髓肿瘤、蛛网膜炎等，干性臂丛神经痛的原因有胸廓入口综合征、颈部肿块、腋窝淋巴结肿大（如转移性癌肿）、臂丛外伤、锁骨骨折、锁骨上窝血肿、肺沟瘤（Pancoast 瘤）、臂丛神经炎、肩神经炎等，其中以颈椎病最为常见，其他病因也大多与颈椎等骨关节病变有关。现将神经系统病变引起的臂丛神经痛介绍如下。

（1）臂丛神经炎：多见于成人。急性或亚急性起病。临床表现为肩部疼痛，向下传至臂及手。疼痛初为间歇性，不久转为持续性。由于疼痛，肘关节常屈曲，睡眠时不能向病侧侧卧，牵引臂丛（如上肢外展或上举）即发生疼痛。臂丛及其神经干有压痛。早期即可出现手和臂的肌力减退、腱反射减低或消失，但肌肉萎缩及皮肤感觉障碍多不明显。严重病例有手指发肿及皮肤菲薄光滑。臂丛神经炎可见于病灶感染或其邻近组织的炎症，亦可见于流行性感冒及其他病毒感染。

（2）肩神经炎（神经痛性肌萎缩、急性臂神经根炎）：大多为单侧发病，也可为双侧，以肩及上臂痛开始。疼痛可轻可重，重者呈深戳痛或灼痛，持续数天至数周。继则有肌肉麻痹及萎缩，较常受累的是三角肌和冈上、冈下肌，其次是斜方肌、大圆肌、菱形肌、胸锁乳突肌、胸大肌，较少受累的是肱二头肌、肱三头肌、肱桡肌。感觉障碍较轻的，常为肩、上臂外侧、前臂桡侧。病因尚不明了，或与病毒感染和过敏反应有关。

通过病史、体格检查，必要时辅以脑脊液和X线等检查，臂丛神经痛一般不难诊断。本病须与肩部外伤、肩关节周围炎等鉴别，肩关节病变的疼痛及压痛位于肩关节区域，肩关节运动时疼痛加剧，但颈部活动不受限制也不加重疼痛，神经系统检查无异常。

5. 肋间神经痛

本病系肋间神经支配区内的疼痛综合征。疼痛位于一个或几个肋间，常呈持续性，时有阵发性加剧，呼吸、咳嗽、打喷嚏等可加重。疼痛剧烈时可放射至同侧肩部或背部，有时呈束带状分布。可有相应肋间皮肤区的感觉过敏和肋骨边缘压痛。

原发性肋间神经痛不多见，本病大多继发于邻近器官或组织的病变，如胸腔疾病（胸膜炎、慢性肺部感染、主动脉瘤等），脊柱、肋骨的损伤（继发的骨痂形成和骨膜炎），胸椎肿瘤、侧凸及畸形等，胸髓肿瘤、脊髓空洞症、脊髓炎等也可引起。带状疱疹性肋间神经节炎除有肋间神经痛外，并于该神经的皮肤支配区出现带状疱疹。由于肋间神经痛大多属继发性，检查时应注意各种原发病变的症状和体征。

肋间神经痛须与各种疾病引起的胸痛特别是肋软骨炎鉴别，后者是痛性非化脓性肋软骨肿大，其病变及疼痛多位于胸骨旁的肋软骨，该处肿大而有压痛。

6. 坐骨神经痛

本病系沿坐骨神经通路及其分布区的疼痛综合征。坐骨神经系由腰4～骶3神经根组成，经臀部而分布于整个下肢。因此其疼痛位于腰部、臀部并向股后及小腿后外侧、足外侧放射，行走、活动及牵引坐骨神经等可使疼痛加剧。直腿高举试验阳性（病人仰卧，两下肢伸直，检查者将患者一侧下肢抬起，使髋关节屈曲，但膝关节仍伸直，如沿坐骨神经通路有疼痛而上抬受限，不能达90°者），沿坐骨神经走行方向有压痛。有的病例可有组成坐骨神经的部分神经根或坐骨神经干受损的体征，如感觉及肌力的减退、踝反射减低或消失等。

臀部纤维织炎、腰腿肌肉劳损、髋关节炎等都可引起臀部及下肢疼痛，须与坐骨神经痛鉴别，但其疼痛及压痛都在局部，无感觉障碍，无肌力、腱反射减退等神经体征。

7. 感觉异常性股痛（股外侧皮神经炎）

主要表现为大腿前外侧下2/3部位的蚁走、麻刺等感觉异常，亦可有疼痛，行走及站立时可加剧。检查时可在上述部位出现大小不等的感觉减退或过敏区，有时有压痛点。中年男性较多见，也常见于妊娠妇女。病因尚不明，有人认为是股外侧皮神经通过腹股沟韧带或穿出大腿阔筋膜时受压所引起。常呈慢性病程。预后良好。

8. 灼性神经痛

周围神经特别是富有交感神经纤维的正中神经、胫神经或坐骨神经的不完全损伤后，少数病人不久可发生灼性神经痛。其特点是手或足出现烧灼样剧烈疼痛，以指（趾）端、手（脚）掌为最甚。局部皮肤菲薄光亮，出汗增多。血管舒缩障碍显著，局部发热、红肿或发冷、紫绀。疼痛部位异常敏感，轻触衣裤或微动患肢，甚至微风吹拂、外界嘈杂吵声、强光等也可激发或加剧疼痛。

灼性神经痛须与红斑性肢痛症鉴别，后者多见于双侧下肢，无周围神经外伤史，亦无神经系统体征。

【鉴别诊断】

痹证与痿证的鉴别：痹证是由风、寒、湿、热之邪流注肌腠经络、痹阻筋脉关节而致。鉴别要点首先在于痛与不痛，痹证以关节疼痛为主，而痿证则为肢体力弱，无疼痛症状；其次要观察肢体的活动障碍，痿证是无力运动，痹证是因痛而影响活动；再者，部分痿证病初即有肌肉萎缩，而痹证则是由于疼痛甚或关节僵直不能活动，日久废而不用导致肌肉萎缩。

【辨证要点】

痹证的辨证，一是要辨邪气的偏盛，二是要辨别虚实。临床痹痛游走不定为行痹，属风邪盛；痛势较甚，痛有定处，遇寒加重为痛痹，属寒邪盛；关节酸痛、重着、漫肿者为着痹，属湿邪盛；关节肿胀，肌肤鲜红，灼热疼痛为热痹，属热邪盛。关节疼痛日久，肿胀局限，或见皮下结节者为痰；关节肿胀，僵硬，疼痛不移，肌肤紫暗或瘀斑等为瘀。一般说来，痹证新发，风，寒、湿、热，痰，瘀之邪明显者为实；痹证日久，耗伤气血，损及脏腑，肝肾不足为虚；病程缠绵，日久不愈，常为痰瘀互结，肝肾亏虚之虚实夹杂证。

【辨证论治】

痹证以风、寒、湿、热、痰、瘀痹阻气血为基本病机，其治疗应以祛邪通络为基本原则，根据邪气的偏盛，分别予以祛风、散寒、除湿、清热、化痰、行瘀之法，兼顾“宣痹通络”。痹证的治疗，还宜重视养血活血，即所谓“治风先治血，血行风自灭”；治寒宜结合温阳补火，即所谓“阳气并则阴凝散”；治湿宜结合健脾益气，即所谓“脾旺能胜湿，气足无顽麻”。久痹正虚者，应重视扶正，补肝肾，益气血是常用之法。

1. 行痹

症状：肢体关节酸痛，游走不定，不拘上、下、左、右肢体关节，病或数时，或一二日，或三五天，日轻夜重，急性期者亦红亦肿，触之热感，恶风或恶寒，喜暖，颜面淡清而两颧微红，舌质红，苔白微厚，脉多浮紧，也可有沉紧之象。

治法：宣痹通络为主，佐以疏风之品。

方药：宣痹达经汤或防风汤。方中以蜂房、乌蛇、土鳖虫、螳螂通经活络以宣痹，威灵仙、羌活、防风、秦艽、稀莶草、清风藤疏风祛邪，当归养血活血，穿山甲化瘀导滞。

2. 痛痹

症状：肢体关节紧痛不移，局限一处，遇寒则痛甚，得热则痛缓，甚至关节屈伸不利，皮色不红，关节不肿，触之不热，舌质红润，苔白而薄腻，脉多沉弦而紧，或沉迟而弦。

治法：温经散寒为主，佐以和营之品。

方药：乌头汤。方中川乌、生麻黄温经散寒，生黄芪益气固表、升阳通痹，生白芍、甘草缓急止痛，白术健脾祛湿，羌活祛风胜湿、姜黄、当归活血通络兼养血之功。

3. 着痹

症状：肢体关节沉重酸胀、疼痛，重则关节肿胀，重着不移，但不红，甚至四肢活动不便，颜面苍黄而润，舌质红，苔白厚而腻，为寒湿之象；若肩背沉重，肢体疼痛，下注足胫而肿热，苔厚腻而黄者，属湿热之征。

治法：渗湿通经活络为主，佐以健脾之品。

方药：薏苡仁汤加减。若痛甚者，可用《医学心悟》蠲痹汤治之。方中薏苡仁、苍术健脾渗湿，羌活、独活、防风祛风胜湿，川乌、麻黄、桂枝温经散寒除湿，当归、川芎养血活血，生姜、甘草健脾和中。若见寒湿甚者，加附子、干姜、细辛等少许温阳通经之品以强化祛寒湿之力；若见湿热者，加黄柏与苍术，取二妙之功以祛湿热。

4. 热痹

症状：肢体关节疼痛，痛处鲜红灼热，肿胀疼痛剧烈，得冷稍舒，筋脉拘急，日轻夜重者多兼有发热、口渴、心烦、喜冷恶热、烦闷不安等症状，舌质红，苔黄燥，脉滑数。

治法：清热解毒通络，佐以疏风之品。

方药：白虎加桂枝汤加减。方中以白虎汤清热除烦、养胃生津，桂枝疏风通络，加银花藤、连翘、黄柏清热解毒，海桐皮、姜黄、威灵仙、防己、桑枝活血通络、祛风除湿。

本证湿热胜者亦可选用宣痹汤加减。若热痹化火伤津，症见关节红肿，疼痛剧烈，入夜尤甚，壮热烦渴，舌红少津，脉弦数者，治以清热解毒，凉血止痛，可用犀角散加减。

5. 尪痹

症状：肢体关节疼痛，屈伸不利，关节肿大、僵硬、变形，甚则肌肉萎缩，筋脉拘紧，肘膝不得伸，或尻以代踵，舌质暗红，脉细涩。

治法：补肾祛寒为主，佐以活血通络之品。

方药：补肾祛寒治尪汤。方中以川续断、补骨脂补肾壮筋骨，制附片补肾阳除寒邪，熟地填精补血滋养肝肾为主药；以骨碎补、淫羊藿温补肝肾强壮筋骨，桂枝、独活、威灵仙搜散筋骨风寒湿邪，白芍养血缓急舒筋为辅药。

肢体关节刺痛，屈伸不利，多个关节漫胀，重则关节肿大，顽麻顽痛，久而不除，舌质红赤，两侧有瘀斑，治以通经活络化瘀为主，方以宣痹化瘀涤痰汤加减。方中蜂房、乌蛇、䗪虫、羌活、伸筋草、稀莶草活络通经以宣痹，当归养血和营，制南星、白芥子豁痰，生姜、片姜黄舒筋散结止痛。瘀血证明显者加血竭、皂刺、乳香、没药；骨质变形严重者，可加透骨草、寻骨风、自然铜；兼有低热，或自觉关节发热，去淫羊藿，加黄柏、地骨皮；脊柱僵化变形者，可加金狗脊、鹿角胶、羌活。

方药：气血并补荣筋汤。方中生薏苡仁、茯苓、生白术、首乌、当归、砂仁、熟地黄、黄精益气补血而荣筋，蜂房、乌蛇、稀莶草、络石藤、狗脊、秦艽活络导滞通经、宣痹止痛，菟丝子补肝肾、强筋骨、暖腰膝。全方共用，则气血得补，诸筋以荣，经络通畅，而病痛缓解。

典型病例：

患者任某，男，48岁，工人。

初诊：2019年10月28日。

主诉：关节疼痛，肿大变形，僵化，肢体不能自由活动已1年有余。

病史：2018年9月间，因挖地道而长时间在地下劳动。某日，突然高烧40℃以上，继而出现左膝、左踝关节红肿疼痛，行走不便。虽经治约半年，但病情日渐加重。两手腕、食指关节亦相继红肿疼痛，变形，僵化，活动严重受限，晨起伸不开。两膝关节肿大、变形，不能自由屈伸，左腿较重，两踝关节肿大如脱。经某医学院附属医院检查，诊断为类风湿性关节炎，即转该院中医科诊治，服中药80剂，症状未见改善，遂来我院就医。

现症：除上述两膝，两踝及两手腕，指关节肿大、变形、疼痛，不能自由活动外，两髋关节亦强直僵化，两肩、肘关节亦僵化，不能活动，故来诊时需要人背抬。间断发热，身体畏冷，心中烦热，食欲不振，时有恶心，大便每日1～2次，小便黄赤。舌苔白腻，脉象弦数。经我院放射科X线拍片，仍诊断为类风湿性关节炎。

辨证：地下环境寒湿，久处其地，而风寒湿之邪侵袭致痹。寒湿最易伤肾，肾虚不能御邪，寒湿乘袭深侵，肾主骨，寒邪入骨，久久留舍，骨失所养，则可致骨质变形，节挛筋缩，肢体不能屈伸，脚肿如脱，温温欲吐，而呈现尪羸之状。脉证合参，诊为尪痹。目前虽有标热之象，但实质仍为寒。

治法：补肾祛寒，散风活络。

处方：补肾祛寒治尪汤加减。制附片10g，骨碎补12g，桂枝10g，赤、白芍各10g，麻黄6g，知母10g，防风12g，威灵仙12g，白术10g，炙山甲10g，生姜10g，甘草6g。水煎服，6剂。

药后诸症均减轻，仍守上方又加伸筋草30g，嘱患者常服。

至2019年3月10日来诊时，已能自己行走，不用拄杖。两手腕及指关节虽仍有变形，但可用力活动，手按之亦无疼痛，膝关节尚有肿胀，上方加黄芪30g。

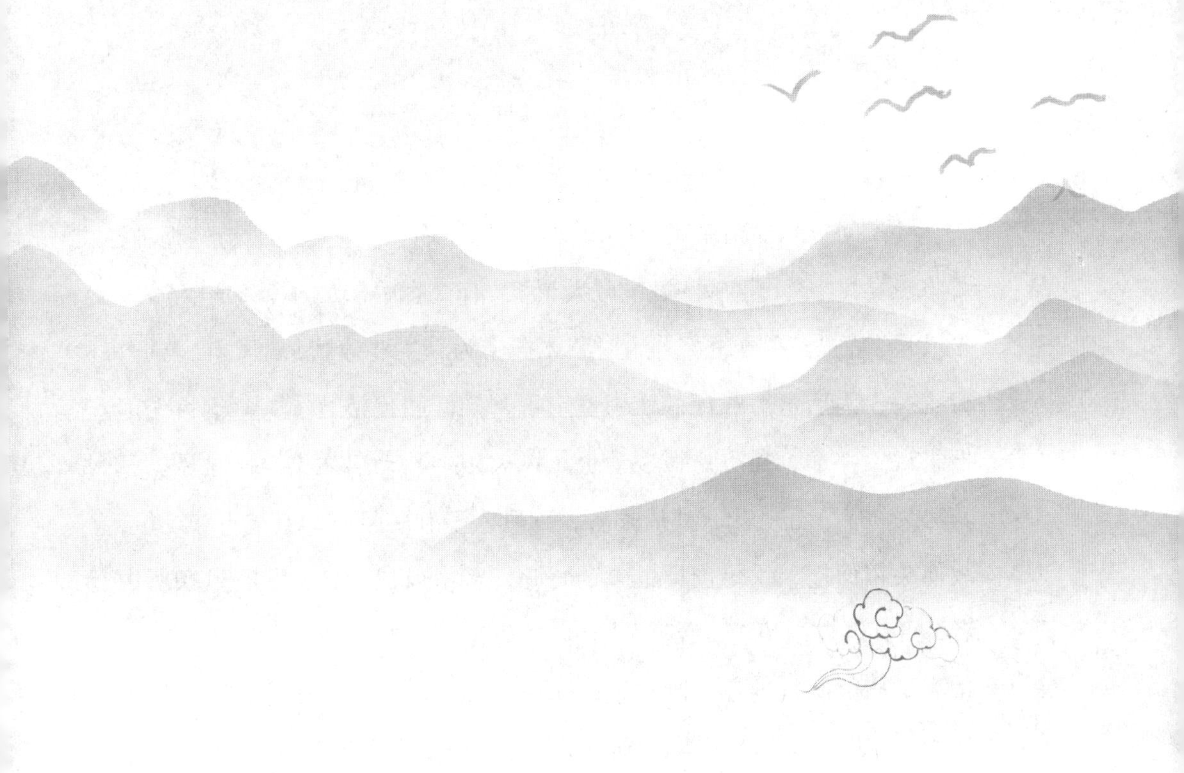

颤证

颤证是以头部或肢体摇动颤抖，不能自制为主要临床表现的一种病症，轻者表现为头摇动或手足微颤，重者可见头部振摇，肢体颤动不止，甚则肢节拘急，失去生活自理能力。本病又称“振掉”“颤振”“震颤”。

《内经》对本病已有认识。《素问·至真要大论》曰：“诸风掉眩，皆属于肝。”其“掉”字，即含震颤之义。根据本病的临床表现，西医学中震颤麻痹，肝豆状核变性，小脑病变的姿位性震颤、发性震颤，甲状腺功能亢进等，凡具有颤证临床特征的锥体外系疾病和某些代谢性疾病，可参照本病辨证论治。

《素问·脉要精微论》有“骨者，髓之府，不能久立，行则振掉，骨将惫矣”之论，《素问·五常政大论》又有“其病摇动”“掉眩巅疾”“掉振鼓栗”等描述，阐述了本病以肢体摇动为其主要症状，属风象，与肝、肾有关，为后世对颤证的认识奠定了基础。明代楼英《医学纲目·颤振》说：“颤，摇也；振，动也。风火相乘，动摇之象，比之瘛疭，其势为缓。”还指出：“风颤者，以风入于肝脏经络，上气不守正位，故使头招面摇，手足颤掉也。”“此证多由风热相合，亦有风寒所中者，亦有风夹湿痰者，治各不同也。”肯定了《内经》肝风内动的观点，扩充了病因病机内容，阐明了风寒、热邪、湿痰均可作为病因而生风致颤，并指出本病与瘛疭有别。王肯堂《证治准绳·颤振》进而指出：“此病壮年鲜有，中年以后乃有之，老年尤多。夫老年阴血不足，少水不能制盛火，极为难治。”“病之轻者，或可用补金平木，清痰调气之法，在人自斟酌之。中风手足弹拽，星附散，独活散，金牙酒，无热者宜之；摧肝丸，镇火平肝，消痰定颤，有热者宜之；气虚而振，参术汤补之；心虚而振，补心丸养之；夹痰，导痰汤加竹沥；老人战振，宜定振丸。”中肯地论述了本病的发病特点、预后和治疗。孙一奎《赤水玄珠·颤振门》又提出气虚、血虚均可引起颤证，治法为“气虚颤振，用参术汤”“血虚而振，用秘方定心丸”。此外又指出：“木火上盛，肾阴不充，下虚上实，实为痰火，虚则肾亏。”治法宜“清上补下”。至今上述治法仍有临床价值。迨至清代，张璐《张氏医通·颤振》在系统总结了前人经验的基础上，结合临床实践，对颤证的病因病机，辨证治疗及其预后有了较全面的阐述，认为本病多因风、火、痰、虚所致，并载列相应的治疗方药十余首，使本病的理法方药认识日趋充实。

【病因病机】

一、病因

1. 年老体虚

中年之后，脾胃渐损，肝肾亏虚，精气暗衰，筋脉失养；或禀赋不足，肾精虚损，脏气失调；或罹患沉疴，久病体弱，脏腑功能紊乱，气血阴阳不足，筋脉失养，虚风内动。

2. 情志过极

情志失调，郁怒忧思太过，脏腑气机失于调畅。郁怒伤肝，肝气郁结不畅，气滞而筋脉失养；或肝郁化火生风，风阳暴涨，窜经入络，扰动筋脉；若思虑太过，则损伤心气血化源不足，筋脉失养；或因脾虚不运，津液失于输布，而聚湿生痰，痰浊流窜，扰动筋脉。

3. 饮食不节

恣食膏粱厚味或嗜酒成癖，损伤脾胃，聚湿生痰，痰浊阻滞经络而动风；或滋生内热，痰热互结，壅阻经脉而动风；或因饥饱无常，过食生冷，损伤脾胃，气血生化乏源，致使筋脉失养而发为颤证。

4. 劳逸失当

行役劳苦，动作不休，使肌肉筋膜损伤疲极，虚风内动；或贪逸少动，使气缓脾滞而气血日减；或房事劳欲太过，肝肾亏虚，阴血暗损，筋脉失于调畅而不得任持自主，发为颤证。

二、病机

颤证病在筋脉，与肝、肾、脾等脏关系密切。上述各种原因，导致气血阴精亏虚，不能濡养筋脉；或痰浊、瘀血壅阻经脉，气血运行不畅，筋脉失养；或热甚动风，扰动筋脉，而致肢体拘急颤动。

本病的基本病机为肝风内动，筋脉失养。肝主身之筋膜，为风木之脏，肝风内动，筋脉不能任持自主，随风而动，牵动肢体及头颈颤抖摇动。其中又有肝阳化风、血虚生风、阴虚风动、瘀血生风、痰热动风等不同病机。肝肾乙癸同源，若水不涵木，肝肾交亏，肾虚髓减，脑髓不充，下虚则高摇。若脾胃受损，痰湿内生，土不栽木，亦可致风木内动。

本病的病理性质总属本虚标实。本为气血阴阳亏虚，其中以阴津精血亏虚为主；标为风、火、痰、瘀为患。标本之间密切联系，风、火、痰、瘀可因虚而生，诸邪又进一步耗伤阴津气血。风、火、痰、瘀之间也相互联系，甚至也可以互相转化，如阴虚、气虚可转为阳虚，气滞、痰湿也可化热等。颤证日久可导致气血不足，络脉瘀阻，出现肢体僵硬，动作迟滞乏力现象。

颤证的病理因素为风、火、痰、瘀。风以阴虚生风为主，也有阳亢风动或痰热化风者。痰或因脾虚不能运化水湿而成，或热邪煎熬津液所致，多与肝风或热邪兼夹为患，闭阻气机，致使肌肉筋脉失养，或化热生风致颤。火有实火、虚火之分，虚火为阴虚生热化火，实火为五志过极化火，火热耗灼阴津，扰动筋脉不宁。久病多瘀，瘀血常与痰浊并病，阻滞经脉，影响气血运行，致筋脉肌肉失养而病颤。

【辨病思路】

1. 戒酒综合征

长期酒精依赖在急性酒精撤退后，首要的表现为饮酒后 7 小时内出现意向性震颤。其他的早期症状和表现包括发汗、心动过速、血压升高、焦虑、烦躁、易怒、失眠、头痛、恶心和呕吐。严重戒酒综合征可能出现更为严重的震颤、情绪激动、意识错乱、幻觉、癫痫发作等。

2. 碱中毒

重度碱中毒可以引起严重的意向性震颤，伴随抽搐、手足痉挛、狂躁、出汗、换气过度。患者可能表现为头晕、耳鸣、心悸、肢体末梢和口周的感觉异常。

3. 良性原发性家族遗传性震颤

未成年人发病，出现两侧特发性震颤，这种震颤先从手指和手开始，可能蔓延到头部、上颌、嘴唇和舌头。喉部受累可出现声嘶。

4. 小脑肿瘤

意向性震颤是小脑肿瘤的主要表现。该病还可能出现共济失调、眼球震颤、肌无力、肌萎缩、深反射减弱或消失。

5. 全身麻痹性痴呆

本病由神经梅毒引起的可能导致意向性震颤，并伴随肌阵挛、共济失调、巴宾斯基征阳性、弥漫的钝性头痛。

6.Graves 病

本病的典型症状和体征有手微震颤、焦虑、体重下降、疲乏无力、心悸、呼吸困难、怕热。甲状腺肿和突眼也是其表现。

7. 低血糖症

急性低血糖也可导致短暂而轻微的意向性震颤，并伴随意识混乱、乏力、心动过速、冷汗、畏寒、皮肤黏膜苍白。早期患者的典型表现包括轻微的弥漫性头痛、饥饿、烦躁、视物模糊和复视。随着低血糖加重震颤症状可消失，肌肉松弛和意识丧失则成为主要的表现。

8. 恶性营养不良症

进展期可出现意向性和静息状态下的粗颤。体格检查可发现肢体末端的肌阵挛，肌强直，反射亢进，肝脏肿大及手、足、骶部的凹陷性水肿。其他体征包括情感贫乏、显著脱发、皮肤干燥、脱屑。

9. 多发性硬化

意向性震颤可能是多发性硬化的早期表现，但视觉及感觉的异常可能是更早的症状。其伴随症状复杂多变，包括眼球震颤、肌无力、瘫痪、肌痉挛、反射亢进、共济失调步态、吞咽困难、构音困难。另外可能伴有便秘、尿频、尿急、大小便失禁、阳痿、情绪不稳。

10. 帕金森病

震颤为该病早期典型的表现，从双手开始，逐渐影响到足、眼睑、颌、口唇及舌。这种缓慢、规律、节律的静止性震颤，表现为手指或手的伸展屈曲或内收外展，或手的旋前旋后。手指的伸展屈曲伴有大拇指的内收外展为特征性的“搓丸样震颤”。下肢受累可使足部伸展屈曲运动。轻微闭合眼睑可导致其震颤，下颌可上下运动，口唇缩拢，当舌头伸出时，出现身体其他部位的频率一致的伸缩运动。震颤速率会保持不变，但其波幅可发生变化。

其他特征性表现包括齿轮样或铅管样强直、运动迟缓、前冲步态、伴有身体前倾、话语单音调、面具脸、流涎、吞咽困难、构音困难，有时可出现眼动危象（眼球固定前视）或者眼睑痉挛（眼睑完全闭住）。

【鉴别诊断】

颤证与瘛疭的鉴别：瘛疭即抽搐，多见于急性热病或某些慢性疾病急性发作，抽搐多呈持续性，有时伴短阵性间歇，手足屈伸牵引，弛纵交替，部分病人可有发热，两目上视，神昏等症状；颤证是一种慢性疾病过程，以头颈，手足不自主颤动、振摇为主要症状，手足颤抖动作幅度小，频率较快，而无肢体抽搐牵引和发热、神昏等症状，再结合病史分析，二者不难鉴别。

颤证首先要辨清标本虚实。肝肾阴虚，气血不足为病之本，属虚；风，火、痰、瘀等病理因素多为病之标，属实。一般震颤较剧，肢体僵硬，烦躁不宁，胸闷体胖，遇郁怒而发者，多为实证；颤抖无力，缠绵难愈，腰膝酸软，体瘦眩晕，遇烦劳而加重者，多为虚证。但病久常标本虚实夹杂，临证须仔细辨别其主次偏重。

【辨证论治】

本病的初期，本虚之象并不明显，常见风火相煽、痰热壅阻之标实证，治疗当以清热、化痰、熄风为主；病程较长，年老体弱，其肝肾亏虚、气血不足等本虚之象逐渐突出，治疗当以滋补肝肾、益气养血、调补阴阳为主，兼以熄风通络。由于本病多发于中老年人，多在本虚的基础上导致标实，因此治疗更应重视补益肝肾，治病求本。

1. 风阳内动证

症状：肢体颤动粗大，程度较重，不能自制，眩晕耳鸣，面赤烦躁，易激动，心情紧张时颤动加重，伴有肢体麻木，口苦而干，语言迟缓不清，流涎，尿赤，大便干。舌质红，苔黄，脉滑数。

治法：镇肝熄风，舒筋止颤。

方药：天麻钩藤饮合镇肝熄风汤加减。前方具有平肝熄风、清热安神作用，适用于肝阳上亢所致震颤、烦躁、眩晕者；后方具有镇肝熄风、育阴潜阳、舒筋止颤作用，适用于水不涵木、阳亢化风、风阳扰动筋脉之颤证。

方中天麻、钩藤、石决明、代赭石、生龙骨、生牡蛎镇肝熄风止颤，生地黄、白芍、玄参、龟板、天门冬育阴清热、潜阳熄风、怀牛膝、杜仲、桑寄生滋补肝肾，黄芩、栀子清热泻火，夜交藤、茯神宁心安神。

肝火偏盛致焦虑心烦者，加龙胆草、夏枯草；痰多者加竹沥、天竺黄以清热化痰；肾阴不足，虚火上扰，眩晕耳鸣者，加知母、黄柏、牡丹皮；心烦失眠者，加炒枣仁，柏子仁、丹参养血补心安神；颤动不止者，加僵蚕、全蝎，增强熄风活络止颤之力。

2. 痰热风动证

症状：头摇不止，肢麻震颤，重则手不能持物，头晕目眩，胸脘痞闷，口苦口黏，甚则口吐痰涎。舌体胖大，有齿痕，舌质红，舌苔黄腻，脉弦滑数。

治法：化痰清热，熄风止颤。

方药：导痰汤合羚角钩藤汤加减。

前方祛痰行气，后方清热平肝熄风，二方合用热化痰，平肝熄风，适用于痰热内蕴，扰动肝风之颤证。方中半夏、胆南星、竹茹、川贝母、黄芩清热化痰，羚羊角、桑叶、钩藤、菊花平肝熄风止颤，生地黄、生白芍、甘草育阴清热、缓急止颤，橘红、茯苓、枳实健脾理气。若痰湿内聚，症见胸闷恶心，咯吐痰涎，苔厚腻，脉滑者，加煨皂角、白芥子以燥湿豁痰；震颤较重者，加珍珠母、生石决明、全蝎；心烦易怒者，加天竺黄、牡丹皮，郁金；胸闷脘痞者，加瓜蒌皮，厚朴、苍术；肌肤麻木不仁者，加地龙，丝瓜络、竹沥；神志呆滞者，加石菖蒲、远志。

3. 气血亏虚证

症状：头摇肢颤，面色皖白，表情淡漠，神疲乏力，动则气短心悸健忘，眩晕，纳呆。舌体胖大，舌质淡红，舌苔薄白滑，脉沉濡无力或沉细弱。

治法：益气养血，濡养筋脉。

方药：人参养荣汤加减。本方益气养血，补益心脾，用于气血不足，心脾两虚，虚风内动之颤证。方中熟地黄、当归、白芍、人参、白术、黄芪、茯苓、炙甘草健脾益气养血；肉桂助阳，鼓舞气血生长；天麻、钩藤、珍珠母平肝熄风止颤；五味子、远志养心安神。

气虚运化无力，湿聚成痰，应化痰通络止颤，加半夏、白芥子、胆南星；血虚心神失养，心悸，失眠，健忘，加炒枣仁、柏子仁；气虚血滞，肢体颤抖，疼痛麻木，加鸡血藤、丹参、桃仁、红花。

4. 髓海不足证

症状：头摇肢颤，持物不稳，腰膝酸软，失眠心烦，头晕痴傻。舌质红，舌苔薄白，或红绛无苔，脉象细数。

治法：填精补髓，育阴熄风。

方药：龟鹿二仙膏合大定风珠加减。前方重在益气，填补精髓，适用于肾精亏损，神机失用，肢体震颤伴有智能障碍者；后方增液滋阴熄风，用于热盛耗伤阴液，或肝肾阴虚，筋脉失养，虚风内动证。方中龟板、鳖甲、生牡蛎、钩藤、鸡子黄、阿胶育阴潜阳，平肝熄风；枸杞子、鹿角、熟地黄、生地黄、白芍、麦冬、麻仁补益肝肾，滋阴养血润燥；人参、山药、茯苓健脾益气，化生气血；五味子、甘草酸甘化阴以安神。若肝风甚，肢体颤抖，眩晕较著，加天麻、全蝎、石决明；阴虚火旺，兼见五心烦热，躁动失眠，便秘溲赤，加黄柏、知母、丹皮，元参；肢体麻木，拘急强直，加木瓜、僵蚕、地龙，重用白芍、甘草以舒筋缓急。

典型病例：

患者张某，男，73 岁。

主诉：右手震颤 2 年余，伴反应迟钝半年。患者来诊时右手不停振掉，如搓丸数票。平时不能持筷拿物，经常打碎碗碟，步态不稳，起步维艰，两年来逐渐加重。精神不振，反应迟钝，近事过目即忘。腰酸足麻，小便淋沥，夜尿频多，面色黯红而枯槁。舌质暗红，苔薄黄，脉细滑。脑 CT 提示：脑萎缩、腔隙性脑梗死；脑血流图示：两侧供血不平衡，左侧血流速度及流量下降，脑血管外周阻力增大。患者既往有高血压、高脂血症、糖尿病、腰椎病多年。

辨证论治：此乃高年体虚，多病交织，肝肾亏虚为本，风痰阻络为标。

治法：熄风潜阳，化痰祛瘀，兼顾培补肝肾。

方药：炙鳖甲 15g（先煎），生石决明 30g（先煎），牡蛎 25g（先煎），炮山甲 10g（先煎），炙水蛭 5g，赤白芍各 12g，炙僵蚕 10g，广地龙 10g，制首乌 12g，大生地 12g，制黄精 12g，川石斛 10g，怀牛膝 12g。服药 7 剂有效。

服 2 个月再诊：原方去炮山甲，加枸杞子 10g，加重培本之效。

又诊：服药 4 月来，精神良好，反应灵敏，舌色改善，面容亦稍丰泽，右手震颤明显减轻，有时已可不抖，生活亦已自理，唯有下肢仍有时麻木，两便正常，苔薄舌淡红，脉细滑。原法有效，因风象大减，转以培补肝肾为主，方用：大生地 15g，制首乌 15g，制黄精 10g，枸杞子 10g，赤白芍 12g，潼刺蒺藜各 10g，黄芪 15g，炙鳖甲 15 克（先煎），生石决明 30g（先煎），制南星 10g，水蛭 5g，川芎 10g，丹参 12g。又服 2 月后，症状明显控制。

鼓胀

鼓胀指肝病日久，肝脾肾功能失调，气滞、血瘀、水停于腹中所导致的腹部胀大如鼓的一类病症，临床以腹大胀满，绷急如鼓，皮色苍黄，脉络显露为特征，故名鼓胀。根据本病的临床表现，类似西医学所指的肝硬化腹水，包括病毒性肝炎、血吸虫病及胆汁性、营养不良性等多种原因导致的肝硬化腹水。至于其他疾病出现的腹水，如结核性腹膜炎腹水、丝虫病乳糜腹水、腹腔内晚期恶性肿瘤、肾病综合征等，符合鼓胀特征者，亦可参照本病辨证论治，同时结合辨病处理。

鼓胀属重症，如能及早治疗，辨证用药，效果尚好。本病肝脾肾功能彼此失调，病机复杂，根据正邪关系和病机演变，在辨证方面虽分为六类，但在临证时，往往不能截然分开，如湿热蕴结或肝肾阴虚等证，亦可同时出现肝脾血瘀证的某些证候，故治疗时宜权衡主次和轻重，随证治之。在病机上由于本病本虚标实，虚实夹杂，所以在治疗过程中，应注意不宜攻伐过猛。对湿热蕴结，肝脾血瘀两证，如病机上出现水液过盛，或热结于里，形证俱实，正气未衰，可暂用逐水峻剂，但中病即止，切勿多用，免伤脾胃。本病在药物治疗的同时，还必须注意精神和生活上的调摄。食盐有凝涩助水之弊，临床上一般采用低盐饮食。在尿量特别少时，给予无盐饮食，待腹胀消除，经过一段时间，酌情逐渐增加食盐量。其次要安心静养，解除顾虑，注意保暖，防止正虚邪袭，发生他变。

【病因病机】

鼓胀病因比较复杂，概言之，有酒食不节、情志刺激、虫毒感染、病后续发四个方面。形成本病的机理，主要在于肝、脾、肾受损，气滞血结，水停腹中。

1. 酒食不节

如嗜酒过度，或恣食肥甘厚味，酿湿生热，蕴阻中焦，清浊相混，壅阻气机，水谷精微失于输布，湿浊内聚，脾土壅滞则肝之疏泄失常，气血郁滞，湿邪与气血交阻日久，便成鼓胀。

2. 情志刺激

忧思郁怒，损伤肝脾。肝为藏血之脏，性喜条达，若情志不舒，肝失疏泄，气机不利，则血液运行不畅，致肝脉瘀阻；另一方面，肝气郁结不舒，气机不畅，气不行水，或横逆犯脾胃，脾胃受克，运化失司，以致水湿停留，水湿与血瘀蕴结，日久不化，痞塞中焦，便成鼓胀。

3. 虫毒感染

多因血吸虫感染，虫毒阻塞经隧，脉道不通，久延失治，肝脾两伤，形成症积；气滞络瘀，清浊相混，水液停聚，乃成鼓胀。

4. 病后续发

凡因他病损伤肝脾，导致肝失疏泄，脾失健运者，均有续发鼓胀的可能。如黄疸日久，湿邪（湿热或寒湿）蕴阻，肝脾受损，气滞血瘀；或症积不愈，气滞血结，脉络壅塞，正气耗伤，痰瘀留着，水湿不化；或久泻久痢，气阴耗伤，肝脾受损，生化乏源，气血滞涩，水湿停留等，均可形成鼓胀。

本病的病机主要是肝、脾、肾功能受损，气滞、血瘀、水停腹中。病位主要在肝、脾，久则及肾。肝主疏泄，疏泄不利，气滞血瘀，进而克伐脾胃，脾运化失健，水湿内聚，终致肝脾俱病；病久及肾，肾主水道，开阖不利，水湿不化，则胀满愈甚。病理因素主要有气滞、血瘀、水湿。病理性质总属本虚标实。初起以肝脾失调失主，导致气滞湿阻，以实为主；进而湿可化热为湿热蕴结，亦可湿从寒化而为寒湿困脾；久则气血凝滞，水道壅塞，出现肝脾血瘀，水留更甚；肝脾日虚，病及于肾，若肾阳虚而脾失温养，则出现脾肾阳虚，肾阴虚而肝失滋养，则出现肝肾阴虚。

【辨病思路】

鼓胀为本虚标实之证，初期以实为主，其标实又有气滞、血瘀、水停的侧重，同时又有肝、脾、肾脏腑之不同；晚期以虚为主，同时可兼见出血、昏迷等危重证候。

（一）鼓胀早期

1. 辨病性

腹部膨隆，腹皮绷急，按之空空然，叩之如鼓，喜太息、嗳气，嗳气或矢气后胀减，口苦脉弦，病性偏于气滞；腹部胀大，如蛙状，按之如囊裹水，尿少肢肿，周身困乏无力，苔白腻者，病性偏寒湿；脘腹撑急，灼热口苦，小便短赤，大便秘结，苔黄腻者，病性偏湿热；腹大坚满或脐心外突，脉络怒张，面色黧黑，面、胸、臂红痣血缕，手掌赤痕，舌质暗或有瘀斑者，病性偏血瘀。

2. 辨病位

鼓胀主要涉及肝、脾、肾三脏。腹大胀满，按之不坚，胁部或胀或痛，攻窜不定，病变及肝；腹大胀满，食少脘痞，四肢困重，疲倦无力，病变及脾；腹大胀满，精神委顿，肢冷怯寒，下肢浮肿，尿少，病变及肾。

（二）鼓胀晚期

1. 辨阴阳

腹胀满不舒，朝宽暮急，面色苍黄，神疲乏力，四肢不温，舌淡紫，脉沉细者，病性偏阳虚；腹大胀满，心烦失眠，口燥，衄血，形体消瘦，小便短赤，舌红绛少津，脉弦细数，病性偏阴虚。

2. 辨危候

鼓胀后期，常并发危重证候，预后不佳。如骤然大量呕血，血色鲜红，大便下血，暗红或油黑，伴手足震颤、狂躁、神志昏迷及尿闭，脉数不静或脉大弦紧者，证属浊毒闭窍、生风动血；若神志昏迷，烦躁不安，甚则怒目狂叫，四肢抽搐颤动，口臭便秘，溲赤尿少，舌红苔黄，脉弦滑，证属痰热扰神；若神志昏迷，汗出肢冷，气促，撮空，两手抖动，脉细弱，证属正气衰败，真阳欲脱之危候。

【鉴别诊断】

肝硬化病人因为存在门静脉高压、低白蛋白血症，所以容易出现腹水，如果出现了腹水，需要与其他可能引起腹水的病因相鉴别。

1. 肝静脉阻塞综合征

有时并有下腔静脉阻塞，为血栓形成所致，多为继发，常由栓塞性静脉炎、肝周围炎、肝癌或肝硬变压迫或侵蚀所致。可分急性和慢性两型，急性型表现剧烈腹痛，进行性肝肿大及腹水。慢性型除腹痛及肝大外，腹水进行性增多，为蛋白量很高的漏出液，治疗效果不好。上腹部及下胸部出现明显静脉曲张。如并有下腔静脉阻塞，下腹部静脉亦呈曲张，血流方向自下而上。下腔静脉造影可显示阻塞部位。

2. 结核性腹膜炎

一般来说，它也可以引起大量的腹水，但是一般会有腹部的疼痛，可以出现结核中毒症状，表现为发热、盗汗、乏力、消瘦，一般会有肺部的结核。这种情况就需要进行结核相关的检查，包括淋巴细胞斑点实验、PDD 实验和血液的结核抗体检查。

3. 腹腔内的肿瘤

包括肝脏的恶性肿瘤、其他部位的肿瘤都可能出现腹水，所以有腹水的病人要进行诊断性穿刺。如果抽取到血性的腹水，就需要高度警惕因肿瘤引起的腹水的可能性。

4. 肾病综合征

肾病综合征会引起低白蛋白血症，出现大量腹水，进行尿液检查的时候可以发现其中有大量的蛋白质。

5. 缩窄性心包炎或缩窄性心肌炎

前者有颈静脉怒张、奇脉、脉压减小、心电图异常，放射线检查可见心脏边缘有钙质沉着等。后者无奇脉，常有房室瓣关闭不全的体征，心电图有左心室增大及左束支传导阻滞，以及右房 - 左房压力梯度升高等。

【辨证论治】

临症分型可为：气滞湿阻证、寒水困脾证、水热蕴结证、瘀结水留证、阳虚水盛证、阴虚水停证及变证。

标实为主者，当根据气、血、水的偏盛，分别采用行气、活血、祛湿利水或暂用攻逐之法，同时配以疏肝健脾之法治疗；本虚为主者，当根据阴阳的不同，分别采取温补脾肾或滋养肝肾法，同时配合行气活血利水之法治疗。由于本病总属本虚标实错杂，故治当攻补兼施，补虚不忘实，泻实不忘虚。

1. 气滞湿阻证

症状：腹胀按之不坚，胁下胀满或疼痛，饮食减少，食后胀甚，嗳气、矢气后稍减，小便短少，舌苔薄白腻，脉弦。

治法：疏肝理气，运脾利湿。

方药：柴胡疏肝散合胃苓汤加减。胸脘痞闷，腹胀，噫气为快，气滞偏甚，可酌加佛手、沉香、木香调畅气机；如尿少，腹胀，苔腻，加砂仁、大腹皮、泽泻、车前子以加强淡渗利湿作用；若神倦，便溏，舌质淡，宜酌加党参、附片、干姜、川椒以温阳益气，健脾化湿；如兼胁下刺痛，舌紫，脉涩，可加延胡索、莪术、丹参等活血化瘀药物。

2. 寒水困脾证

症状：腹大胀满，按之如囊裹水，甚则颜面微浮，下肢浮肿，脘腹痞胀，得热则舒，周身困倦，怯寒懒动，小便短少，大便溏薄，舌苔白腻，脉弦迟。

治法：温中健脾，行气利水。

方药：实脾饮加减。浮肿较甚，小便短少，可加肉桂、猪苓、车前子温阳化气，利水消肿；如兼胸闷咳喘，可加葶苈子、苏子、半夏等泻肺行水，止咳平喘；如胁腹痛胀，可加郁金、香附、青皮、砂仁等理气和络；如脘闷纳呆，神疲，便溏，下肢浮肿，可加党参、黄芪、山药、泽泻等健脾益气利水。

3. 水热蕴结证

症状：腹大坚满，脘腹胀急，烦热口苦，渴不欲饮，或有面目，皮肤发黄，小便赤涩，大便秘结或溏垢，舌边尖红，苔黄腻或兼灰黑，脉象弦数。

治法：清热利湿，攻下逐水。

方药：中满分消丸合茵陈蒿汤加减。热势较重，常加连翘、龙胆草、半边莲清热解毒；小便赤涩不利，加陈葫芦、蟋蟀粉（另吞服）通利小便；如腹部胀急殊甚，大便干结，可用舟车丸行气逐水，但其作用峻烈，不可过用。

4. 瘀结水留证

症状：脘腹坚满，青筋显露，胁下症结，痛如针刺，面色晦暗黧黑，或见赤丝血缕，面、颈、胸、臂出现血痣或蟹爪纹，口干不欲饮水，或见大便色黑，舌质紫黯或有紫斑，脉细涩。

治法：活血化瘀，行气利水。

方药：调营饮加减。胁下症积肿大明显，可选加穿山甲、地鳖虫、牡蛎，或配合鳖甲煎丸内服，以化瘀消症；如瘀血内停，腹部肿块，肌肤甲错，目眶黯黑，潮热羸瘦，经闭不行，中成药可服大黄䗪虫丸以活血破瘀，通经消痞；如病久体虚，气血不足，或攻逐之后，正气受损，宜用八珍汤或人参养荣丸等补养气血；如大便色黑，可加三七、茜草、侧柏叶等化瘀止血；如病势恶化，大量吐血、下血，或出现神志昏迷等危象，当辨阴阳之衰脱而急救之。

5. 阳虚水盛证

症状：腹大胀满，形似蛙腹，朝宽暮急，面色苍黄，或呈㿠白，脘闷纳呆，神倦怯寒，肢冷浮肿，小便短少不利，舌体胖，边有齿痕，质紫，苔白滑，脉沉细无力。

治法：温补脾肾，化气利水。

方药：附子理苓汤或济生肾气丸加减。偏于脾阳虚弱，神疲乏力，少气懒言，纳少，便溏，可加黄芪、山药、苡仁、扁豆益气健脾；偏于肾阳虚衰，面色苍白，怯寒肢冷，腰膝酸冷疼痛，酌加肉桂、仙茅、仙灵脾等，以温补肾阳。

6. 阴虚水停证

症状：腹大胀满，形体消瘦，或见青筋暴露，面色晦滞，唇紫，口干而躁烦失眠，时或鼻衄，牙龈出血，小便短少，舌质红绛少津，苔少或光剥，脉弦细数。

治法：滋肾柔肝，养阴利水。

方药：六味地黄丸合一贯煎加减。津伤口干明显，可酌加石斛、玄参、芦根等养阴生津；如青筋显露，唇舌紫暗，小便短少，可加丹参、益母草、泽兰、马鞭草等化瘀利水；如腹胀甚，加枳壳、大腹皮以行气消胀；兼有潮热，烦躁，酌加地骨皮、白薇、栀子以清虚热；齿鼻衄血，加鲜茅根、藕节、仙鹤草之类以凉血止血；如阴虚阳浮，症见耳鸣，面赤，颧红，宜加龟板、鳖甲、牡蛎等滋阴潜阳；湿热留恋不清，溲赤涩少，酌加知母、黄檗、六一散、金钱草等清热利湿。

7. 变证

（1）大出血

骤然大量呕血，血色鲜红，大便下血，暗红或油黑。多属瘀热互结，热迫血溢，治宜清热凉血，活血止血，方用犀角地黄汤加三七、仙鹤草、地榆炭、血余炭、大黄炭等；若大出血之后，气随血脱，阳气衰微，汗出如油，四肢厥冷，呼吸微弱，脉细微欲绝，治宜回阳固脱，益气摄血，方用大剂独参汤加山萸肉。

（2）昏迷

痰热内扰，蒙蔽心窍，症见神志昏迷，烦躁不安，甚则怒目狂叫，四肢抽搐颤动，口臭便秘，溲赤尿少，舌红苔黄，脉弦滑数，治当清热豁痰，开窍息风，方用安宫牛黄丸合龙胆泻肝汤加减，亦可用醒脑静注射液静脉滴注。若痰浊壅盛，蒙蔽心窍，症见静卧嗜睡，语无伦次，神情淡漠，舌苔厚腻，治当化痰泄浊开窍，方用苏合香丸合菖蒲郁金汤。煎剂中酌选石菖蒲、郁金、远志、茯神、天竺黄、陈胆星、竹沥半夏等豁痰开窍。热甚加黄芩、黄连、龙胆草、山栀；动风抽搐加石决明、钩藤；腑实便闭加大黄、芒硝；津伤，舌质干红，加麦冬、石斛、生地。病情继续恶化，昏迷加深，汗出肤冷，气促，撮空理线，两手抖动，脉细微弱，为气阴耗竭，正气衰败，急予生脉散、参附龙牡汤以敛阴回阳固脱。

典型病例一：

患者冯某，女，63岁。

初诊：2021年4月24日。

主诉：间断腹部胀满、右胁隐痛2年，加重3天。

现病史：患者2年前未见明显诱因出现间断腹部胀满、右胁隐痛，于哈尔滨医科大学附属第一医院系统治疗后好转。3天前因劳累后病情加重，现腹大如鼓，面色萎黄，双下肢水肿，乏力，右胁隐痛，纳差，大便溏，日行2～3次，小便少（约200mL/日）。

门诊查体：可见移动性浊音（+），伴中度双下肢指压性水肿。舌质淡，苔薄白，脉沉细。

消化系超声示：肝硬化，脾大，大量腹水。

肝功能：ALT 53 U/L，AST 57 U/L。

中医诊断：鼓胀（脾阳不足，水湿内停）。

西医诊断：肝硬化腹水。

治法：健脾温阳，活血利水。

方药：苓桂术甘汤加味。炒白术40g，茯苓30g，泽泻10g，干姜10g，金钱草20g，桂枝6g，厚朴15g，泽兰20g，桑白皮10g，防己10g，白芍30g，甘草6g，醋鳖甲15g，龟甲15g，茵陈15g，郁金15g，鸡内金30g，延胡索15g。7剂水煎服，日1剂，早晚饭后两次温服。

二诊：腹大稍缓解，右胁隐痛偶发，双下肢水肿减轻，纳差，二便调。舌质淡，苔薄白，脉弦细。

方药：上方加柴胡15g，焦山楂15g，炒麦芽15g，炒神曲15g。14剂。

三诊：复查彩超显示为肝硬化，脾大，腹水未探及。肝功值正常。右胁隐痛及双下肢水肿均消失，精神可，纳可，二便调，舌质淡，苔薄白，脉弦。

方药：予前方加丹参15g，继续服用14剂。

用药后随访三个月，病情稳定。

典型病例二：

患者张某，男，52岁。

初诊：2020年11月13日。

主诉：间断腹部胀满、胁肋部不适5年，再发伴乏力14天。

现病史：患者5年前无明显诱因出现腹部胀满、胁肋部不适，于当地医院就诊，被诊断为隐源性肝硬化，期间ALT、AST反复升高，经常规保肝、降酶、利尿等对症治疗好转后出院。14天前患者因受凉及饮食不慎，出现腹部胀满撑大，右胁部隐痛不适，双下肢轻度浮肿，伴口干，乏力身困，平素畏寒怕冷，近来精神较差，食欲不振。大便溏稀，日行2～4次，无黏液脓血，小便量少，每天900 mL左右。

门诊查体：可见移动性浊音（+），腹围119 cm，伴轻度双下肢指压性水肿。舌淡，苔白滑，脉沉细。

肝功能：ALT 50 U/L，AST 55 U/L。

消化系超声示：肝硬化，巨脾，少量至中量腹水。

中医诊断：鼓胀（阳虚寒湿证）。

西医诊断：利水渗湿，温阳化气。

治法：利水渗湿，温阳化气。

方药：五苓散合真武汤加减。茯苓25g，猪苓20g，生白术15g，泽泻25g，肉桂5g，陈皮15g，槟榔皮15g，干姜10g，麻黄6g，香附15g，苦杏仁10g，黄芪40g，泽兰15g，郁金15g，延胡索15g，柴胡15g，制附子（先煎）15g，石榴皮15g。7剂水煎服，日1剂，早晚饭后两次温服。

二诊：腹胀、右胁部隐痛减轻，双下肢浮肿减轻，口干缓解，气短乏力改善，畏寒，纳差，小便量增多，每天1800mL左右，大便次数减少，日行1～2次。舌淡，苔白滑，脉沉细。

方药：上方加焦山楂15g，炒麦芽15g，炒神曲15g。14剂。

三诊：复查消化系彩超显示为肝硬化，巨脾，无腹腔积液。腹胀、胁痛较前明显减轻，双下肢浮肿及口干均消失，气短乏力、畏寒明显改善。精神尚可，纳可，二便正常。舌淡，苔白，脉沉细。

方药：上方加丹参 15g。继续服 14 剂加以巩固疗效。

用药后随访二个月，患者病情稳定。

鼓胀的其他治疗方法：

1. 单方验方

（1）泽兰 12g，黑豆 15g，路路通 12g，楮实子 15g，水煎服。适用于肝硬化。

（2）马鞭草、半边莲、石打穿、陈葫芦瓢，任选 1 ~ 2 味，每味 30g，煎汤服。适用于各类型鼓胀。

2. 中成药

鳖甲煎丸、大黄䗪虫丸可用于鼓胀肝脾血瘀证；济生肾气丸等可用于鼓胀脾肾阳虚证。

3. 外敷疗法

阿魏、硼砂各 30g，共为细末，用白酒适量调匀，敷于患者脐上，外用布带束住，可软坚散结。

麝香 0.1g，白胡椒粉 0.1g，拌匀，水调呈稠糊状，敷脐上，用纱布覆盖，胶布固定，2 日更换一次。温中散寒，理气消胀，适用于鼓胀寒湿困脾证。

甘遂 20g，研成细末，每次 3g，和适量葱白捣烂，涂敷于神阙穴，敷料覆盖，胶布固定，每日更换。主治鼓胀。

4. 饮食疗法

（1）鲤鱼赤小豆汤：鲤鱼 500g，去鳞及内脏，赤小豆 30g，煎汤服。适用于鼓胀虚证。

（2）泥鳅 250g，煎汤，食肉饮汤。适用于低蛋白腹水。

5. 艾灸疗法

灸神阙、关元、水分，注意防止烫伤。适用于各类鼓胀。

6. 针灸治疗

主穴：脾俞、三焦俞、中脘、足三里、阴陵泉。气滞湿阻者加章门、肝俞；寒湿困脾者加天枢、气海、公孙；肾虚者加涌泉、三阴交；腹水重者加水道、水分、阴郄、曲泉；衄血者加尺泽、鱼际。选 3 ～ 4 穴，每日 1 次，平补平泻，2 ～ 3 周为 1 个疗程。

参考文献

[1] 陈灏珠, 钟南山, 陆再英. 内科学 [M]. 北京: 人民卫生出版社,2013.

[2] 张伯礼, 吴勉华. 中医内科学 [M]. 北京: 中国中医药出版社,2018.

[3] 李生绍, 陈心智点校. 黄帝内经素问 [M]. 北京: 中医古籍出版社,1997.

[4] 唐宗海. 血证论 [M]. 上海: 上海人民出版社,1977.

[5] 王清任. 医林改错 [M]. 北京: 人民卫生出版社,2005.

[6] 张伯臾, 董建华. 中医内科学 [M]. 上海: 上海科学技术出版社,1983.

[7] 王永炎, 严世芸. 实用中医内科学 [M]. 上海: 上海科学技术出版社,1985.

[8] 毛静远, 朱明军. 慢性心力衰竭中医诊疗专家共识 [J]. 中医杂志,2014:1258-1260.

[9] 王迪, 魏庆双, 王德军, 等. 近 10 年针刺治疗抑郁症机制研究概况 [J]. 针灸临床杂志,2019:78-81.

[10] 单柏溪, 苏丹, 艾志福, 等. 脑 - 肠轴与抑郁症相关性的研究进展 [J]. 江西中医药,2020:74-76.

[11] 马燕, 郭莉娜, 刘漪沦. 肠道菌群与抑郁症发生的研究进展 [J]. 实用医学杂志,2018:324-327.

[12] 王建康, 孙常波.《伤寒杂病论》通阳法则探讨 [J]. 新中医,2014:06-07.

[13] 谢春光, 李应东. 中西医临床内科学 [M]. 北京: 中国医药科技出版社,2019.

[14] 梁宏正, 孙晓生. 梁剑波老中医治郁经验介绍 [J]. 新中医,1992:02-04.

[15] 陈建平, 陈明华. 陈苏生老中医经验拾零 [J]. 新中医,1992:04-06.

[16] 陈志强，杨关林等. 中西医结合内科学（新世纪第三版）[M].

北京：中国中医药出版社，2016.

[17]Marsha L.Conroy 等 . 临床症状与体征诊断指南（原书第三版）[M]. 北京：科学出版社，2010.

[18] 张伯臾，董建华，周仲瑛 . 中医内科学 [M]. 上海：上海科学技术出版社，2018.

[19] 林果为，王吉耀，葛均波，等 . 实用内科学（第 15 版）[M]. 北京：人民卫生出版社，2017.

[20] 林梅等 . 中医内科学（十二五规划教材）[M]. 北京 : 中国中医药出版社 ,2015.

[21] 陈志强 , 杨关林 . 中西医结合内科学（十三五规划教材）[M]. 北京 : 中国中医药出版社 ,2019.

[22] 王成林 , 林贵 . 罕见病少见病的诊断与治疗 [M]. 北京 : 人民卫生出版社 ,1999.

[23] 王士雯 , 钱方毅 , 周玉杰 . 老年心脏病学 [M]. 北京 : 人民卫生出版社 ,1990.

[24] 罗云坚 , 黄穗平 . 消化科专病中医临床诊治 [M]. 北京 : 人民卫生出版社 ,1990.（2013 年）

[25] 周英信 . 中医内科学（十三五规划教材）[M]. 湖南 : 湖南科学技术出版社 ,2015.

[26] 赵水平 , 赵延恕 . 疑难内科学 [M]. 北京 : 科技文献出版社 ,2005.

[27] 崔祥瑸 , 王鸣岐 , 萨藤三 . 实用肺脏病学 [M]. 上海 : 上海科学技术出版社 .1991.

[28] 彭成等 . 中药药理学（第十版）（全国中医药行业高等教育十三五规划教材）[M]. 北京 : 中国中医药出版社 ,2016.

[29] 杨水祥、胡大一 . 心血管热点荟萃 [M]. 北京 : 人民卫生出版社 .2012.

[30] 王本祥等 . 现代中药药理学 [M]. 天津：天津科学技术出版社 .1995.

[31] 胡大一、刘梅林 . 老年心血管病学（国家级继续医学教育项目教材）[M]. 人民军医出版社 .2011.

[32] 田德禄等 . 中医内科学（十三五规划教材、新世纪第四版）[M]. 北京 : 人民卫生出版社 ,2002.

[33] 单书健等 . 古今名医临证金鉴 · 肿瘤卷 [M]. 北京 : 中国中医药出版社 ,1999.

[34] 董建华等 . 中国现代名中医医案精华 [M]. 北京 : 北京出版社 ,1990.

[35] 陈镜合等 . 当代名老中医临证荟萃 [M]. 广东 : 广东科学技术出版社 ,1987.

[36]Sielgenler.W. 内科鉴别诊断学 [M]. 北京 : 中国医药科技出版社 ,2011.

[37] 马青平 . 实用男性学 [M]. 天津 : 天津科学技术出版社 ,1988.

[38] 吴阶平 . 吴阶平泌尿外科学 [M]. 济南：山东科学技术出版社 ,2009.

[39]MarshaL.Cohroy 等 . 症状鉴别诊断学 [M]. 北京：科学出版社 .2010.

[40] 艾福欣等 . 勃起功能障碍诊断学 [M]. 哈尔滨：黑龙江科学技术出版社 .2003.

后记

本书的编者承担着中医传承创新的责任，积累了许多经典案例，学以致用。本书病症编写分工如下：王殿祥主要编写胸痹、咳血、水肿、腹痛部分；蔡宏波主要编写胁痛、鼓胀、黄疸、咳嗽部分；徐京育主要编写郁病、心悸、眩晕、心衰部分；陈波主要编写汗证、胃痞、不寐部分；蔡宏宇主要编写消渴、痰饮、积聚部分；殷越主要编写虚劳、癌病、胃痛部分；王若晖主要编写颤证、痹证、内伤发热、中风部分；王刚主要编写头痛、喘证、遗精、淋证部分；王俅俅主要编写阳痿、早泄部分；李昊霖主要编写便秘、泄泻、感冒部分；张雨蝶主要编写吞酸、嘈杂部分；此外王彦智、王超、 赵文卓、 凌璐也参与了相关编写工作。

用医如用将，用药如用兵，古方今用特有疗效，现代验方也可把中药学做强。根据古今药学，中西医结合是将两种医学相互补充，融会贯通，协调发展。中医药可引用其他学科为我所用，中国的医师亦应成为中医会西医、西医会中医的国医，大步走向世界！

王殿祥